American Chinese Medicine IPA
美国中医药学会

128 Mott St. Ste 606, New York, NY 10013 Tel: (212) 334-9117 Fax: (212) 334-9347 ACMIPA@gmail.com

喜闻叶玲主任大作问世

承闽派之精髓

扬岐黄之华彩

世界中医药学会联合会 副主席
世界针灸学会联合会 副主席
美国中医药学会董事局 主席

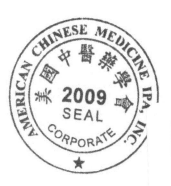

林榕生博士
二零年秋·美国 纽约

U0289566

叶玲学术经验集

——闽派中医肛肠名医传薪录

叶 玲 主编

科学出版社

北京

内 容 简 介

本书分为学术思想篇、临床篇、病案篇、研究篇，共四篇十章，文中内容包括闽派中医肛肠名医叶玲学术思想，中医四大经典理论对肛肠病的临床指导作用，叶玲教授在长期临床实践中形成的中医肛肠病经验方，主持制定的中医肛肠病诊疗方案，总结的叶玲肛门坠胀诊疗思路，以及收集了古代名医名家医案，邓氏痔科流派名医名家病案精选，记录了大量的叶玲中医肛肠病病案，在基础临床研究与科研思路、院内制剂研究与开发中记载了从事研究的方法与思路。书中既突出中医治疗肛肠病的特色，又介绍临证经验与感悟，还学习总结历代医家临床病案，编写注重先进性、实用性，结合笔者的临床心得体会，体现肛肠病治疗的经验与特色。

本书可作为从事中医、中西医结合肛肠专科医师及有关教学、科研人员和医学生的参考用书，亦适用于广大肛肠疾病患者阅读学习。

图书在版编目（CIP）数据

叶玲学术经验集：闽派中医肛肠名医传薪录 / 叶玲
主编. —北京：科学出版社，2021.7
ISBN 978-7-03-069258-0

Ⅰ. ①叶… Ⅱ. ①叶… Ⅲ. ①肛门疾病-中医临床-经验-中国-现代②直肠疾病-中医临床-经验-中国-现代 Ⅳ. ①R266

中国版本图书馆 CIP 数据核字（2021）第 118062 号

责任编辑：陆纯燕 / 责任校对：谭宏宇
责任印制：黄晓鸣 / 封面设计：殷 靓

科学出版社 出版
北京东黄城根北街 16 号
邮政编码：100717
http://www.sciencep.com

南京文脉图文设计制作有限公司排版
广东虎彩云印刷有限公司印刷
科学出版社发行 各地新华书店经销

＊

2021 年 7 月第 一 版 开本：B5（720×1000）
2025 年 3 月第四次印刷 印张：12 1/2
字数：245 000
定价：90.00 元
（如有印装质量问题，我社负责调换）

精研岐黄施医术 情倾杏林写春秋

——记福建中医药大学附属第二人民医院肛肠科主任医师叶玲

叶玲,女,主任医师,硕士生导师,1957年生。作为1977年恢复高考后的第一届考生,当时还是上山下乡知青的她,每天白天下地劳动,晚上自习功课,她紧紧抓住这一来之不易的机会,勤奋刻苦自学,于当年考进了福建医科大学中医系,开启了她与中医一生的故事。1979年福建中医学院恢复举办后,福建医科大学中医系整体转入福建中医学院,她是恢复高考后福建中医学院培养毕业的第一批本科大学生,1982年毕业后分配到福州市中医院工作,2003年按照引进人才政策调入福建中医药大学附属第二人民医院。坐落于闽都福州屏山的福建中医药大学附属第二人民医院给了她施展才华的平台,在中医传承与发展的道路上不断前行。

矢志不移精研岐黄医术,情倾杏林写春秋。叶玲教授热爱中医肛肠事业,在做学问的道路上,她仰望星空,作为第二批全国老中医药专家学术经验继承工作指导老师谢宝慈学术经验继承人、闽派中医邓氏痔科流派第五代主要传承人、第一批福建省优秀中医临床人才,她刻苦钻研名家医术,四处拜师,向前辈学习,同时脚踏实地,兢兢业业,每到一处开会学习,总是登门求教,观摩手术,从中汲取精髓,领悟真谛,从而不断增长理论知识,丰富临床工作经验,三年的继承人跟师学习,三年的优秀中医临床人才培养学习,不断加深自己的中医临床思维,在承袭导师诊治专长的基础上,融汇了其临床经验与感悟,兼收并蓄,汲取国内外的先进经验,创新性地自成一格,对痔、瘘、裂、便秘等肛肠疾病的诊治颇具特色。

探索创新建设品牌科室,在医院领导的大力支持下,其带领全科同事经过10多年的努力,将福建中医药大学附属第二人民医院肛肠科建设成为国家级与省级中医重点专科,并设有福建省级肛肠疾病诊疗实验室,此是一个具有独特专科疗法、中医特色鲜明的肛肠专科。叶玲教授深耕中医肛肠事业,在临证、科研的道路上,善于探索总结,勇于创新实践,她从事中医肛肠专科临床工作近40年,形成了独特的中医肛肠病学术见解和临床诊疗思维,在治疗方案与术式设计上均有显著的个人特色,尤其是对直肠脱垂、出口梗阻性便秘的治疗有独到的见解,积累了丰富的临床经验,是国家中医药管理局重点专病(脱肛病)与国家中医药管理局中医医疗技术注射固脱技术组副组长,国家中医药管理局重点专科与福建省中医重点专科(肛肠科)学术带头人。在长期的临床实践中发明了系列中医肛肠病经验方,如紫芨、苦参洗剂、桃红系列方等,并创制福建中医药大学附属第二人民医院院内制剂苦参清热洗剂、紫芨清解灌肠液等，主持制定了《中医肛肠病诊疗方案》，同时擅长采用中医特色疗法治疗各种常见及复杂疑难肛肠疾病，熟练应用灌肠、熏洗、贴敷、针灸、结扎、挂线、热疗等中医特色外治疗法，并参以现代医疗仪器如生物反馈测评与治疗仪等，对各种肛肠疾病进行治疗。手术方面，以中西医结合手术方式为主，不断改进传统手术方式，注重研究无创、微创疗法，提倡人性化的无痛、微痛手术。多年来注重研究直肠脱垂，作为国家中医药管理局重点专病（脱肛病）副组长协助韩宝组长制定直肠脱垂诊疗方案，其学术地位和专业技术达到省内领先水平，同时在国内肛肠学术界亦有较高的声望和影响力，担任中国女医师协会肛肠专业委员会副主任委员、中华中医药学会肛肠学会原常务理事、世界中医药学会联合会肛肠病专业委员会常务理事、中国中医药研究促进会肛肠分会常务理事、中医药高等教育学会临床教育研究会肛肠分会常务理事、世界中医药学会联合会盆底医学专业委员会理事，设有福建省叶玲名医工作室、全国中医肛肠学科叶玲名医工作室。作为学术思想带头人带领科研团队，立项了数个国家级与省厅级科研课题，叶玲教授是福建肛肠领域第一位获得国家自然科学基金项目立项者，亦是全国肛肠领域排名前十位的国家自然科学基金项目立项者，同时是国家自然科学基金委员会同行通讯评议专家、中华医学科技奖评审委员会委员、《福建中医药》杂志审稿专家。她主持、参与国家自然科学基金与省自然科学基金等省部级课题 4 项，参与制定《功能性便秘中西医结合诊疗共识专家意见》《2017 版便秘的分度与临床策略专家共识》，主持制定《痔病加速康复专家共识》，主编及参编医学专著 11 部，发明专利 2 项，发表学术论文 60 余篇，其中以第一作者、通讯作者发表的近 40 篇。

正因为叶玲教授热爱中医肛肠学科，深耕中医肛肠事业，作为第六批全国老中医药专家学术经验继承工作指导老师、第四批全国中医肛肠学科名专家、第二批福建省名中医、第二批福建省基层中医药师承带徒工作专家指导老师、美国中医药学会高级顾问、福建中医药大学"海丝"肛肠研究所顾问、福建中医药大学附属第二人民医院特聘专家的她，深知中医传承的重要性，科室的发展、学术的传承更离不开对人才的培养，她指导培养了国家级师承弟子 2 名，名中医访问学者 1 名，省级基层师承弟子 2 名，传统师承弟子 1 名；培养硕士研究生 16 名，在职研究生 3 名，目前培养毕业的弟子在各自的工作岗位上都已成为骨干力量。同时常年举办各种国家级与省级肛肠病新技术学习班、传承与发展学习班，广泛邀请国内著名肛肠专家，以及美国、新加坡中医专家来传经送宝，获得了参会专家与学员的认可与赞扬，提高了医院科室的知名度。她是福建省具有浓厚中医特色的著名肛肠病专家，她多次应邀到美国、加拿大、日本等进行学术交流，作为访问学者到世界著名的肛肠病专科医院英国圣马克医院访学，并受邀为福建中医药大学海外中医博士班中医外治法开课传授中医外治法，为中医走向世界贡献了自己的力量！

精诚为医做患者贴心人，叶玲教授是一位乐于助人的好医生、好党员。她不仅勤于业务、技术过硬，更有一颗仁爱的心，立足于把爱心传递给每一个需要她的人，时刻想患者之所想，急患者之所急，千方百计为患者解除痛苦。在自己平凡的工作岗位上，用自己所学的知识，用自己的爱心、耐心、努力和汗水减轻患者的疾苦，面对患者她总是不厌其烦、反反复复地为患者解答问题。她经常加班加点，常常是一日数台手术，从早上7时30分到晚上9时连续工作，体力、脑力严重透支却仍无怨无悔，尤其是那些年老病重的患者更是时时牵动着她的心。她以身作则、严于律己，在手术技术和医疗质量上严格把关，充分发挥党员和学科带头人的模范作用。以良好的医德医风，造就了良好的医患关系，她成了患者的好朋友，不管患者贫富贵贱，都能设身处地为其着想，以最精湛的技术服务患者，得到了患者的赞誉与爱戴，赢得了同道的口碑与尊重。

光阴荏苒，日月如梭，伴随着中医药事业的发展，福建中医药大学附属第二人民医院肛肠科也不断发展壮大，叶玲教授无论是临床工作，还是科研探索，无论是科室管理，还是学术攀登，她都始终视事业高于一切，而自己却身先士卒、甘为人梯，在平凡而神圣的岗位上践行着她的从医理念"大医精诚，德泽苍生"，与此同时，她对祖国医学事业所付出的一切也被患者、同行、学生默默地看在眼里、铭记在心上。

治学，勤求古训，博览众方；精益求精，撷采众长。

行医，大医精诚，济世为怀；弘扬国粹，造福众生。

这是叶玲教授近40年来与中医相识、相爱的写照，值得吾辈习之、传之！

写于庚子年初秋

《叶玲学术经验集——闽派中医肛肠名医传薪录》
编辑委员会

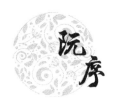

中医药学博大精深，是中华优秀传统文化的瑰宝，在中国五千多年的文明史中，其为中华民族的繁衍昌盛做出了不可磨灭的贡献。中医药学是长期以来中国人民与疾病作斗争实践经验的结晶，是由历代医家临证经验及感悟思辨日积月累、代代相传而形成的。薪火传承的关键在于不断地整理和总结好每一位名老中医的临证经验及其学术思想。

八闽大地，钟灵毓秀，地灵人杰，耕读风行，名医辈出，源远流长。福建名中医在不同的专科领域各有建树，在长期的临床中以独特的中医诊疗特色和精湛的临证医术享誉海内外。名中医工作室作为培养高级中医药人才的基地，对名中医的学术思想和临床经验进行收集、整理、研究、继承，其目的是使名老中医丰富的临床经验得到总结并升华，让优秀的临床经验代代相传，把中医药事业发扬光大。

叶玲教授是全国老中医药专家学术经验继承工作指导老师、福建省名中医、国内知名肛肠病专家、福建省优秀中医临床人才、闽派中医邓氏痔科流派第五代主要传承人，她从事中医肛肠病专科工作近 40 年，在长期的临床实践中不断总结、提升，从而形成了自己独特的学术见解和临床诊疗思维，在省内外肛肠学术界享有盛誉。即将出版的《叶玲学术经验集——闽派中医肛肠名医传薪录》分为学术思想篇、临床篇、病案篇、研究篇四篇，全方位地整理总结了叶玲教授运用中医药治疗肛肠领域常见病、疑难病的学术思想和诊疗思路，体现了她立足中医、兼容并蓄、传承精华、守正创新的为医之道，以及授业解惑、诲人不倦、扶掖后学、春满杏林的为师风采。这正是当代中医人应有的精神，故乐为之序。

福建省政协副主席

阮诗玮

庚子年仲秋之月于闽都福州

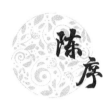

叶玲主任从事中医临床近 40 载,作为全国老中医药专家学术经验继承工作指导老师、福建省名中医、国内知名肛肠病专家、福建省优秀中医临床人才、闽派中医邓氏痔科流派第五代主要传承人潜心钻研,博采众长,矢志弘扬岐黄之术,在中医治疗肛肠病临床实践方面学验俱丰。

中医学的传承和发展,正是一代代中医人的薪火相传。《叶玲学术经验集——闽派中医肛肠名医传薪录》一书全方位地介绍总结了叶玲主任运用中医药治疗肛肠领域常见病、疑难病的学术思想和诊疗思路,体现了她保持中医特色、兼容并蓄、守正创新的为医之道,以及授业解惑、传承薪火、春满杏林的为师风采。该书的出版,有利于促进闽派中医药学术经验的传承创新发展,对助力"健康福建 2030"建设具有积极的意义。

"芳林新叶催陈叶,流水前波让后波",在党和国家高度重视中医药事业发展的新形势下,深入贯彻全国中医药大会精神,传承精华,守正创新,积极挖掘和继承福建省名老中医学术经验,为中医药事业的传承与发展不懈努力。

福建中医药大学党委书记

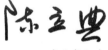

庚子年初冬

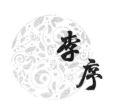

　　薪火传承，守正创新，传承与发展名老中医的临证经验和学术思想是中医药事业的重要核心内容。叶玲教授是全国老中医药专家学术经验继承工作指导老师，福建省名中医，国内知名肛肠病专家，福建省优秀中医临床人才，闽派中医邓氏痔科流派第五代主要传承人。叶玲教授从医近 40 年，在长期的临床中，立足于中医，在肛肠病学术领域中不断实践、总结、提升，从而形成了独特的学术见解和临床诊疗思维，在省内外肛肠学术界享有很高的声誉。近年来，她潜心于中医肛肠病的诊疗研究，将其临床经验与心得，编撰成《叶玲学术经验集——闽派中医肛肠名医传薪录》一书。该书深入浅出，贴近临床，既突出中医治疗肛肠病的特色，又介绍她的临证经验与感悟，还学习总结了历代医家临床病案。她勤于实践，勇于创新，承先启后，为中医药事业的传承与发展做出了不懈的努力。

福建中医药大学校长

李灿东

庚子年初冬

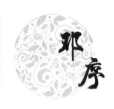

邓序

据《闽台历代中医医家志》记载，福建邓氏痔科流派始于清末民国初，传承至今已历七代。

叶玲教授是闽派中医邓氏痔科流派第五代主要传承人，福建省优秀中医临床人才，福建省名中医，她天资聪慧，思维敏捷，勤学好问，善于总结，在近40载的临床生涯中，始终不忘初心、立足于中医事业，在承袭邓氏中医痔科流派与其导师诊疗专长的基础上，兼收并蓄国内外先进经验并予以吸收同化，从而形成了独特的临床思维与学术见解。

近年来，叶玲教授与她的弟子们将她的临床经验与心得，进行了精心的整理与总结，编撰成《叶玲学术经验集——闽派中医肛肠名医传薪录》一书，手稿初成，本人先睹为快。

该书对总结整理名老中医学术思想与经验及流派的传承研究，意义深远，是一本值得推荐的好书，当该书出版之际，承叶玲教授的嘱托，故乐为之序。

福建邓氏痔科流派第四代代表性传承人

邓正明

庚子年初秋于闽都

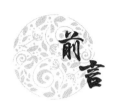

随着我国肛肠专科的发展,肛肠疾病治疗手段不断更新,肛肠病治疗学已成为肛肠专科的一个极为重要的组成部分。祖国医学研究肛肠病历史悠久、内容丰富。近年来,肛肠病工作者根据中医理论,运用现代科学的先进技术和方法,深入开展了中医药治疗肛肠病的临床和实验研究,取得了良好的成效,积累了丰富的经验,体现了中医治疗肛肠病的临床优势。为了进一步提高肛肠病的科学研究和临床诊治水平,总结肛肠病治疗的研究成果,推广中医药治疗肛肠病的临床经验,遂编写了本书。本书以实用为主,注重先进性、实用性,贴近临床,深入浅出,文字力求简明扼要,突出了中医的特色、优势及最新研究进展,内容既有传统疗法,又有现代新疗法;既有手术疗法,也有非手术疗法,尤其突出中医特色外治疗法。

福建中医药大学附属第二人民医院肛肠科是国家中医药管理局中医肛肠重点专科,尤其在脱肛病的科研、教学、临床医疗等方面享有盛誉。笔者叶玲是第六批全国老中医药专家学术经验继承工作指导老师、福建省名中医、国家中医药管理局重点专病(脱肛病)与国家中医药管理局中医医疗技术注射固脱技术组副组长、国家中医药管理局重点专科与福建省中医重点专科(肛肠科)学术带头人,本书总结了笔者近40年的临床经验,以中西医诊断和治疗为重点,立足中医临床,侧重治疗方法和临床经验的系统总结,遵循临床诊疗思维,结合临床心得体会,体现了笔者治疗肛肠病的经验与特色。本书内容包括学术思想篇,主要阐述闽派中医肛肠名医叶玲学术思想、中医四大经典理论对肛肠病的临床指导作用;临床篇,主要阐述叶玲中医肛肠病经验方、中医肛肠病诊疗方案、叶玲肛门坠胀诊疗思路;病案篇,主要阐述古代名医名家病案、邓氏痔科流派名医名家病案精选、叶玲中医肛肠病病案;研究篇,主要阐述基础临床研究与科研思路、院内制剂研究与开发。

本书编委在编写过程中经过反复编校,力求做到精益求精,但由于笔者水平有限,如有疏漏之处,敬请读者批评指正。

本书在编写过程中得到了第三届中华中医药学会肛肠分会副会长兼副秘书

长、福建邓氏痔科流派第四代代表性传承人邓正明教授,第七届中华中医药学会肛肠分会副秘书长、福建省中医药学会肛肠分会主任委员石荣教授的大力支持,在此谨致以衷心的感谢!

叶 玲

庚子年初秋于闽都福州屏山

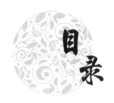

◎ 学术思想篇 ◎

◎ 临　床　篇 ◎

◎ 研 究 篇 ◎

学术思想篇

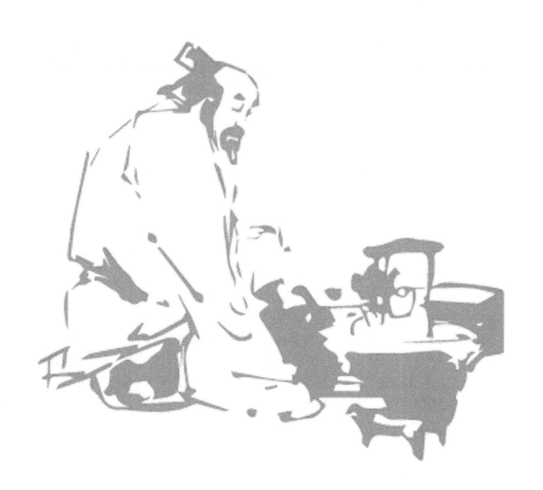

第一章

闽派中医肛肠名医叶玲学术思想

第一节 注重整体观，强调辨证论治、内外治并举的重要性

一、注重整体观

整体观念是中医学的核心精髓，正如《丹溪心法》云："有诸内者，必形诸外。"叶玲教授认为在治疗肛肠疾病的临床实践中，首先要注重整体观，用整体观念去认识肛肠疾病，以中医整体观为指导进行辨证论治，注意患病机体整体与局部相结合、机体与环境相结合，注意辨证与辨病相结合，注意内治与外治相结合、扶正与祛邪相结合。此外，肛肠外科疾病的手术治疗，同样强调以整体观为指导，重视"微创、微痛、少损伤"，强调"保形态、保功能"，保护手术部位形态及功能的完整性。

注重整体观，体现在强调详细询问病史，重视全身体检，必要的理化检查，肛门局部的指诊、镜检等，从中了解有无其他全身性疾病，并判断其与肛肠疾病的关系。临床辨证时，既要重视全身脏腑、经络、气血功能失调在疾病发病中的作用，又要注意局部病变对全身脏腑、经络、气血的影响，整体与局部辨证并重。例如，肛痈的辨证，除遵循八纲辨证和脏腑、经络、气血等辨证方法外，还需结合局部肿、痛、脓、溃的形色等特征进行辨证。肛肠疾病的局部病灶虽然表现在肛门部位，但常常是全身疾病的局部表现，故在临证中不拘泥于局部病灶的治疗，注重审证求因，对证用药才能疗效显著。例如，糖尿病或肺结核活动期等引起的继发性肛痈、肛瘘，白血病、糖尿病、红斑狼疮、慢性肾炎、白细胞减少症等疾病并发的肛门周围炎性反应等，直肠癌、肛管癌伴有的内痔出血等，特殊性肛瘘如溃疡性结肠炎、克罗恩病并发的肛瘘等，正是"有诸内者，必形诸外"的典型表现，此类情形更见整体与局部辨证相结合的重要性。

二、强调辨证论治的重要性

肛肠疾病在发病过程中,其局部必有不同程度的体征及症状出现,产生这些症状的原因各不相同,程度也不一。因此在临床上应重视中医辨证论治,审证求因,对不同的症状进行逐一分析,辨别它们的性质、程度及其与肛肠疾病的关系,再结合患者的全身表现,就能做出正确的诊断与治疗。

（一）辨证重视四诊

以问诊为第一应诊方式,围绕主诉问,理清本次就诊的目的;从整体观问,了解与主证相关的生活质量;从患者的情志、睡眠问,观察患者的心理变化。例如,问排便,应注意询问大便的次数、性质、颜色、气味、时间、量及伴随症状。问便血,应询问便血量、出血方式、颜色、质地及持续时间。若先血后便,颜色鲜红,为"近血",常见于肛门直肠疾病的出血,实证多见;若先便后血,颜色暗紫,为"远血",多为肛管直肠以上部位的出血,虚证多见。问脱出,必须询问脱出肿物的大小、诱发因素、与排便的关系和伴随症状。若经常脱出,脱出后不能自行回纳,常为中气不足;若偶尔脱出,脱出时伴肛门剧痛,常为湿热下迫大肠;若脱出物嵌顿于肛缘,不能自行纳入,疼痛较甚者,多为气血瘀滞。疼痛是肛肠疾病常见症状之一,引起疼痛的病因、病机不同,疼痛的性质特点也不同,因此询问疼痛性质的特点有助于对疼痛的辨证施治。

临证必究触诊,这对判断疾病的性质,了解肛门功能状态十分重要。直肠指诊对判断肛门括约肌功能及有无直肠中下段肿瘤十分重要,指诊时应注意观察手套有无血染,便血颜色,脱出是否能回纳,肿物大小、质地、光滑度等。例如,肛周有溃口,触之有索状硬结通向肛内,常为肛痈溃后成瘘;肛周红肿,触痛明显,为热毒蕴结,气血运行不畅,属阳证实证;若肿处触之应指,为热毒炽盛酿腐成脓;若肛痈溃破之后,触痛仍明显,且有脓水溢出系余毒未净;若局部触及肿块界线不清,不热或微热,隐隐压痛,多为阴证、虚证。

（二）辨证与辨病相结合,先辨病后辨证

辨证论治是中医的灵魂,只有准确把握疾病的证才能把握疾病的本质,才能在临床中取得好的疗效。辨病的目的是认识和掌握疾病的现象、本质及其发生发展的规律,肛肠外科疾病先辨病以利于了解疾病,使治疗更有针对性。肛肠疾病大部分需手术治疗,术前术后疾病的邪正胜衰随着手术方式、患者体质的差异等的不同,均会有不同的表现,临床需辨证与辨病相结合,重视个体差异,因病、因证、因人而治。

例如,肛周脓肿,切开排脓后大多肿消痛减,脉静身凉,但一些特殊患者在排脓后仍有午后低热,形体瘦弱,伴有腹痛,便次增多,大便带有黏液,对这样的脓肿患者要考虑有特异性感染或炎症性肠病并发脓肿的可能,单纯予以切开引流,伤口往往不易愈合，且易复发，只有在积极治疗特异性感染及炎症性肠病的基础上加以切开引流，方能获效。但本病多为本虚标实，故治疗后期必须固本健脾，以扶正祛邪。

部分肛瘘患者手术后伤口久不愈合的原因，系湿毒不净，正虚邪恋，治当扶正祛邪，内外并治。例如，手术清创、拔根塞源治疗的同时，结合患者体质，进行辨证诊治，手术后期通常都为正虚邪恋，治疗应扶正祛邪，包括现代医学的营养支持，都是扶正的具体体现。肛瘘术后肛门括约肌受损，肛门收缩无力致肛门失禁，肾主二便，脾主肌肉，治疗当从补肾健脾升提入手。

（三）辨病主张中西医结合

中医着眼于宏观，是在系统论指导下的整体医学，强调天人合一，重视人体功能状态，强调个体差异，全面分析疾病的病邪性质和邪正盛衰状况，其不足是缺少利用科学手段对疾病内涵的病理生理分析。中医和西医是两种站在不同角度和层次把握人体健康的医学，具有等同的科学价值，有很强的互补性，临床上两者相结合，取长补短，可达到更好的诊疗效果。现代中医人也要对现代医学（科学）非常重视，只要对诊断和治疗有用，就积极吸收引进，把经验的诊断和现代仪器的检查结合起来，才能提高诊断水平。例如，慢性便秘的诊断，把中医的辨证和现代医学的结肠传输试验、排粪造影、3D直肠测压、盆底肌电检查等肛肠影像学、肛肠动力学检查相结合，明显提高了诊断水平；又如，对肛门直肠的肿物，强调做病理检查，以明确性质。临床遣方用药时，除了以中医传统理论为指导，采用中医的望、闻、问、切四诊手段对疾病进行辨证论治外，有些疾病往往还需结合辨病，根据疾病的基本病理和中药传统药性与现代药理学来遣方用药。例如，治疗溃疡性结肠炎时，除了辨证施治外，还应根据电子结肠镜检查是否伴肠黏膜的溃疡、出血点等，选用具有改善肠黏膜血液循环、消除炎症细胞浸润、防止组织异常增生的中药。辨证论治与辨病选药相结合绝不是按照西医的诊断来选用中药治疗，而是立足于中医的理论，遵循中医整体观念和辨证论治原则，吸收西医对病因、病理的认识，按中医方剂君、臣、佐、使的组方配伍原则选药组方。

三、内治与外治相结合

肛肠病的治疗方法可归纳为内治与外治两大治法，应用时须根据患者体质情况与不同的致病因素，辨别阴阳寒热虚实，确定疾病的性质，然后制订内治和外治的法则。内治法是从整体观念出发，遵循审证求因、辨证施治原则进行处方用药。内治法一般应用于初期内痔肛痛、内痔出血、外痔感染、肛窦炎、直肠脱垂、直肠炎、结肠炎及肛肠疾病兼有其他严重疾病或年老体弱的患者。外治法是指运用各种手段直接作用于病变部位，从而达到治疗疾病或缓解症状的方法。中医整体观强调治病求本，外治是直取病灶，但内治则可以消除病理因素，弃内治外是"舍本求末"，弃外治内是"舍近求远"。根据肛肠疾病的特点，疾病所处阶段的不同，内外治兼用则可提高疗效,防止并发症、后遗症。应用外治手段,配合内治,能巩固临床疗效。例如,在治疗肛痈方面,十分注重内外兼治,并根据疾病的不同发展阶段,采用不同的治疗方法。在肛痈初起阶段,用清热解毒之剂内服外敷,强调以内治为主,外治为辅;在肛痈的脓成熟期应根据"急则治其标"原则,以外治为主行切开排脓术,配合内治法服用托脓排毒之剂减轻全身症状。例如,直肠脱垂的中医外治法首选注射术配合熏洗疗法,同时采用中药口服。熏洗坐浴疗法借助药力和热力的综合作用,发挥药效功用;中药保留灌肠可使药力直达病处,使药物的有效成分不被消化液破坏,且药物的吸收总量、吸收速度、生物利用度均比口服明显提高,使药力直接发挥作用。在治疗直肠脱垂全过程中应遵循"急则治标""缓则治本"的原则,注重采用中医中药标本同治,达到内治固本、外治固脱、术后防复的目的,可根据不同病情采用不同内外治疗结合的方案以达到理想的治疗效果。

第二节　秉承"加速康复外科"理念,重视"微创、微痛、少损伤",强调"保形态、保功能"

一、秉承"加速康复外科"理念,提高诊疗效果和患者满意度

加速康复外科(enhanced recovery after surgery, ERAS)是指采用循证医学证据证明有效的围术期处理措施,降低手术创伤的应激反应,减少并发症,提高手术安全性和患者满意度,从而达到加速康复的目的。其重点在于提高和优化手术方案的选择及围术期的管理,包括减少创伤和出血、优化疼痛管理、预防感染及术后并发症等,以提高治疗效果、减少术后并发症、加速患者康复、降低医疗费用、减轻社会及家庭负担等[1]。

"加速康复外科"虽然是21世纪医学一项新的理念和治疗与康复模式,但叶玲主任在近40年的行医生涯中,始终坚持术前与患者充分沟通,根据患者实际病情与诊疗需求,个体化制订手术方案,术中重视"微创、微痛、少损伤"的手术原则和"保形态、保功能"的手术理念,术后通过中药辨证施治、内外治并举的方式,为患者制订术后康复方案,她的围手术期治疗思路及方法正好与"加速康复外科"理念不谋而合,也是叶玲主任能够成为闽派中医肛肠名医的缘由之一!

二、重视"微创、微痛、少损伤",强调"保形态、保功能"

在肛肠疾病的手术治疗上,叶玲教授尤其重视"微创、微痛、少损伤",强调"保形态、保功能"。手术操作提倡手法轻巧,合理设计手术切口,如将扩肛手术的切口

设计于截石位 7 点位,这样既减少术后创面的数量,减少对魄门皮肉筋脉的损伤,更好地保护手术部位形态及功能的完整性,也避免因魄门的特殊位置和构造造成 6 点位创面迁延难愈的风险,更多地为魄门这个方寸之地保留一份生机。叶玲主任认为常见肛肠科中医手术疗法包括注射术、结扎术、套扎术、挂线术,均体现出了"微创、微痛、少损伤"及"保形态、保功能"的手术理念,是中医肛肠手术的精髓,我们在临床中应传承发展与光大。

在肛肠疾病治疗过程中,叶玲主任不断改进传统手术方式,丰富了肛肠疾病的手术方法。例如,在行消痔灵注射术时,改进了传统的消痔灵四步注射法,采用简单易行的消痔灵两步注射法,其临床治疗效果不亚于传统四步注射法。同时提倡多种疗法联合运用,以期迅速解决患者病痛。例如,在治疗脾虚气陷型直肠脱垂的过程中,采用消痔灵直肠黏膜下注射法的同时,运用中药补气紫芨灌肠液保留灌肠、中药补中益气汤口服、中药固脱苦参汤坐浴熏洗等治疗。上述每种治疗方法在临床上对脾虚气陷型直肠脱垂的治疗效果均得到了证实,使得它们的联合运用达到事半功倍的效果。

三、主持制定《痔病加速康复围术期管理策略专家共识》初稿

为进一步推动加速康复外科理念在痔病的规范化合理应用,使更多肛肠外科医生了解 ERAS 的实质和精髓,中国女医师协会肛肠专业委员会组织部分肛肠病专家成立肛肠加速康复专家共识撰写小组,组织国内相关专家根据现有的临床研究及经验,结合《中医肛肠科常见病诊疗指南》中痔病诊疗方案,对文献数据资料进行整理、分析与挖掘,召开多次专家讨论会,同时结合国内外相关文献,遵循循证医学原则,并邀请国内著名肛肠病专家共同商讨后形成《肛肠加速康复围术期管理策略专家共识》初稿,以提高临床疗效,规范临床过程,满足科研需要。该专家共识包括痔病、肛裂、肛周脓肿、肛瘘、直肠阴道瘘、直肠脱垂等六个病种,分别由中国女医师协会肛肠专业委员会杨巍会长等六位正副会长牵头起草制定。其中《痔病加速康复围术期管理策略专家共识》初稿由叶玲副会长牵头起草制定。

第三节　形成系列中医肛肠病经验方

叶玲教授在运用中医药治疗肛肠疾病的临床实践中,形成了系列中医肛肠病经验方,在重点专科建设过程中,将临床经验方加入制定的福建中医药大学附属第二人民医院中医肛肠病诊疗方案中,并在临床实践中实际运用,取得了很好的临床疗效,已形成一套成熟完整、独具特色的中医诊疗模式。

一、苦参洗剂系列方

苦参洗剂系列方包括苦参清热洗剂、加味苦参汤、固脱苦参洗剂、苦参痒消洗液，是一系列以中医外治疗法为依托，具有清热解毒、生肌敛疮、祛风止痒功效的中药熏洗方剂。

苦参清热洗剂是福建中医药大学附属第二人民医院的院内制剂，系叶玲教授的临床经验方，来源于其长期的临床实践，在《疡科心得集·补遗》引《疡医大全》苦参汤基础上加减组成。用于痔病、肛裂、肛周脓肿、肛瘘、肛周瘙痒症、肛周湿疹等肛肠疾病及各种肛肠疾病术后治疗等。叶玲教授认为肛肠疾病的主要病机与风、湿、热密切相关，治疗上应以疏风、利湿、清热为主。该方具有清热利湿、解毒祛风、杀虫止痒等功效。使用时可随病加减，灵活化裁：治疗肛周脓肿、肛瘘常加入蛇床子、石菖蒲等增强全方清热解毒之功，名为加味苦参汤；治疗直肠脱垂、内痔脱出等脱垂性疾病常加入黄芪、党参、柴胡、升麻等升提固脱之品，名为固脱苦参洗剂；治疗肛周湿疹、肛门瘙痒等常加入花椒、地肤子、白鲜皮等祛湿止痒之品，名为苦参痒消洗液。

二、紫芨系列方

紫芨系列方包括紫芨清解灌肠液、加味紫芨灌肠液、补气紫芨灌肠液、紫芨油、紫芨生肌膏，是一系列以中医外治疗法为依托，具有清热解毒、生肌敛疮功效的方剂。

紫芨清解灌肠液是福建中医药大学附属第二人民医院院内制剂，系叶玲教授的经验方，来源于其长期的临床实践，以吴谦《医宗金鉴》五味消毒饮为基础方加减化裁而得，并结合肛肠疾病病位在下的特点，将给药方法改口服为灌肠，以直达病位。其主要用于治疗各种类型的结直肠炎、肛肠病术后出血及疼痛等。在紫芨清解灌肠液基础上加七叶一枝花、半边莲、白花蛇舌草，用于治疗放射性直肠炎、直结肠癌、结肠癌，名为加味紫芨灌肠液。李时珍在《本草纲目》中有云："邪热在内，能损中气，邪热散即能补中益气。"本方寓补益升提于清降之中，因此还可以用于治疗直肠内脱垂、出口梗阻型便秘；对兼夹有脾虚证的患者，加入党参、黄芪、柴胡、升麻等补气升提之品，名为补气紫芨灌肠液。

紫芨油是福建中医药大学附属第二人民医院院内制剂，适用于肛肠病术前与术后出现的出血、疼痛等症状，能够缩短创面愈合时间。紫芨生肌膏是以陈实功《外科正宗》生肌玉红膏化裁而得，具有益气养血、生肌止痛的功效，主要用于肛肠疾病术后创面迁延不愈者。紫芨油与紫芨生肌膏，一实一虚，涵盖了肛肠疾病演变的全过程，二药均由花生油或加石蜡熬制而成，具有良好的赋形作用。油剂、膏剂用于肛门部可使药物直接与患处接触，起效快，又能较长时间贴敷，保证给药部位的药物浓度及作用时间；同时油面能够阻挡来自外界的病原体。

三、加味乙字汤系列方

加味乙字汤包括化湿乙字汤、承气乙字汤、理气乙字汤、增液乙字汤、补气乙字汤。

乙字汤系日本原南阳氏治疗各种痔疾的良效验方,具有清热解毒、止血止痛、升阳举陷、润肠通便之功,全方药味组成少、用量轻、疗效佳。叶玲教授在遵循原药、原量的基础上,在辨证论治过程中特别注重舌诊,若舌红苔黄腻(厚),证属湿热下注者,加茵陈、佩兰、白扁豆,三药共奏健脾和胃化湿之效,名为化湿乙字汤;若舌红苔黄,证属肠道实热者,与小承气汤合用,名为承气乙字汤;若舌淡红(淡紫)苔薄,证属肠道气滞者,在承气乙字汤基础上加木香、砂仁、大腹皮,名为理气乙字汤;若舌红苔黄燥,证属肠燥津亏者,与治燥名方增液汤合用,名为增液乙字汤;若舌淡苔薄白(白润),证属脾虚气陷者,加黄芪、党参,与原方柴胡、升麻相伍,增强全方升阳举陷之功,名为补气乙字汤。叶玲教授通过灵活化裁,不仅将乙字汤运用于常见的痔、裂、便秘,还创新性地用于治疗直肠脱垂、肠炎等肛肠专科疑难病。

四、桃红系列方

桃红系列方包括桃红化瘀汤、桃红化瘀洗剂、桃红六磨贴。

叶玲教授认为,中医肛肠学科属中医外科的一个重要分支,外科辨证应遵循整体辨证与局部辨证相结合,倡导"专病专方",内治法与外治法并用,桃红系列方就是这一治病理念的具体体现。桃红化瘀汤为内服方,桃红化瘀洗剂是在桃红化瘀汤的基础上加入清热解毒、利水消肿之药以外用熏洗。桃红系列方主要用于治疗血栓性外痔、术后创面水肿、嵌顿痔、术后瘢痕等,上述诸病以气滞血瘀证为多,故而采用大量活血化瘀之药,同时在遣方时活血与养血并存,做到祛瘀不伤正,处方均衡。桃红六磨贴系由叶玲教授经验方桃红化瘀汤合《世医得效方》六磨汤而成,将诸药研磨成粉,调制呈糊状,贴敷于神阙穴,用于久病成瘀、气滞血瘀型的慢性便秘患者。这是叶玲教授将中医外治法运用于肛肠专科临床诊疗的又一佐证。神阙穴是经气之海,五脏六腑之本,与任、督、冲、带脉相通,因此将药物贴敷于此能够通过各经脉发挥作用,达到治疗疾病的目的。

五、肛痈、肛瘘系列方

肛痈、肛瘘系列方包括加味透脓散、芪白生肌汤、芪黄洗剂。

加味透脓散由《医宗金鉴》之五味消毒饮合《外科正宗》之透脓散加减而成。该方用于肛周化脓性疾病急性发作及术后早期与中期的治疗,临床观察术后早、中期应用加味透脓散的患者创面分泌物较单纯应用抗生素静脉滴注者明显减少,且愈合时间亦缩短。

芪白生肌汤与芪黄洗剂可用于肛瘘术后后期脓腐尽去,创面组织苍白,新肉未生,神疲倦怠,气短懒言,舌淡,苔少或薄白,脉濡或细弱等正虚邪恋证表现者。芪白生肌汤由气血双补之八珍汤加黄芪、白芷、白及等组成,用于肛瘘术后创面生长缓慢、创面苍白甚或凹陷等局部辨证以虚证为主的患者。芪黄洗剂主要用于肛瘘术后后期的治疗,具有益气养血、生肌敛疮、燥湿清热、消肿止痛之功效。芪白生肌汤与芪黄洗剂均用于治疗肛瘘术后通过整体辨证结合局部辨证辨为虚证的患者,通过内服药物、外用坐浴兼施的治疗方式,缩短了疗程,减轻了患者的痛苦,再次体现了叶玲教授以整体辨证与局部辨证相结合、内治法与外治法并用的治疗理念。

六、穴位贴敷系列方

穴位贴敷系列方包括加味补中益气贴、化湿乙字贴、加味六磨贴、桃红化瘀贴、桃红六磨贴、承气贴等。

穴位贴敷方是由叶玲教授的几个临床常用经验方配制而成,临床上用于治疗便秘、脱出与疼痛性疾病,根据不同疾病选择不同的药,在不同的穴位上贴敷,正所谓"辨证选药,辨病选穴",中医有"脐通百脉"之说,故我们多采用神阙穴贴敷,亦可贴敷于足三里、涌泉穴。虚证采用加味补中益气贴,实证采用化湿乙字贴、加味六磨贴、桃红化瘀贴、桃红六磨贴、承气贴。

第四节　制定独具特色的中医肛肠病诊疗方案

在"十二五"国家级重点专科建设过程中,叶玲教授作为国家中医药管理局重点专病(脱肛病)与国家中医药管理局中医医疗技术注射固脱技术组副组长,国家中医药管理局"十二五"中医肛肠重点专科学术带头人,参与制定国家中医药管理局"十二五"中医肛肠脱肛病的临床诊疗方案。同时先后组织制定了福建中医药大学附属第二人民医院痔病、直肠脱垂、肛瘘、肛裂四个肛肠病诊疗方案,并将叶玲教授的临床经验方加入制定的诊疗方案中,在临床实际运用中取得了很好的临床疗效。

一、诊断

1. 中医诊断标准

中医诊断标准参照中华人民共和国中医药行业标准《中医病证诊断疗效标准》[2]。

2. 西医诊断标准

西医诊断标准参照《外科学》第七版(吴在德等主编,人民卫生出版社,2008 年)[3]。

二、治疗方案

诊疗方案具体内容详见第二篇第四章,叶玲教授组织制定的福建中医药大学附属第二人民医院中医肛肠病诊疗方案中,内治与外治并用的综合治疗方法,在临证实践过程中疗效显著,如治疗Ⅱ、Ⅲ期内痔常合用加味乙字汤与固脱苦参洗剂,治疗肛周脓肿、肛瘘常合用加味透脓散与苦参清热洗剂,治疗直肠脱垂、便秘常合用加味乙字汤与紫苈清解灌肠液(保留灌肠)等。在临证过程中,叶玲教授坚持以辨证论治为原则,认为立方遣药要立足于提高疗效,既要讲究整体的辨证论治,也要注重局部的辨证论治,两者相结合才能切中病机,充分发挥中医不同治疗方法的特色和优势。

三、疗效评价

评价标准按照国家中医药管理局制定的《中医病证诊断疗效标准》[2]。

第五节　善于应用新技术、新疗法治疗肛肠疾病

"他山之石均可吾之所用,现代医学可扬我中医国粹者,取之何乐不为。"叶玲教授在学术上不偏执门户之见,虚心汲取现代医学之长来充实中医之不足,善于应用新技术、新疗法治疗肛肠疾病。

一、率先应用超声诊断技术诊断肛周脓肿、肛瘘

超声诊断在肛周脓肿、肛瘘的临床应用是 2000 年左右新开展的新技术、新项目。纵观我国权威的超声医学诊断书籍,在此之前均未论及超声医学对本病的诊断,随着诊断技术的迅速发展,超声诊断的范围渐渐扩大渗透到临床各科,应用超声技术诊断肛肠疾病成为一种新兴手段。叶玲教授在 2000 年第十届全国中医药肛肠学术会议上,见到有医院开展该项新技术,遂与超声科医生共同研究利用超声技术诊断肛周脓肿、肛瘘,率先在福建省内应用超声技术为临床手术提供定位、定性诊断[4]。临床观察 198 例,B 超组诊断准确率达 100%,一次手术治愈率达 98%,明显高于对照组,$P < 0.01$,有非常显著意义[5]。

二、率先使用先进诊疗设备肛肠病检查治疗系统

率先在福建省肛肠专科引进使用先进诊疗设备肛肠病检查治疗系统,该系统采用先进的电子成像技术,拥有高像素的电子乙状镜与高精度零度镜,整体乙状镜在使用中可进行注水充气,确保观察到图像的清晰度。检查时通过 CCD 摄像镜头

对捕捉到的病灶进行摄像,形成清晰的图像画面,呈现在电脑屏幕上,计算机可以对图像进行冻结、放大、存储、回放、治疗前后对比、打印彩色报告等,为临床提供了可靠的影像诊断依据,使医生的诊疗活动有了客观的凭证,进入了数字化管理、信息化时代,患者也能对自己的病灶部位有直观明确的了解,同时可为防范医患纠纷提供客观依据,并能为科研和临床教学提供图文并茂的典型病案与统计数据[6]。

三、积极引进新疗法 PPH、TST,率先开展多普勒超声引导下痔动脉结扎术

积极开展各种新术式,率先在福建省开展多普勒超声引导下痔动脉结扎术,多普勒超声引导下痔动脉结扎术是欧美国家治疗痔疮常用术式,作为新技术在国内肛肠专业陆续开展,福建中医药大学附属第二人民医院是国内较早开展该技术的医院之一,自 2010 年即开始应用多普勒超声引导下痔动脉结扎术治疗痔病[7]。吻合器痔上黏膜环切术(PPH)系采用经肛吻合器通过对痔黏膜、直肠黏膜及黏膜下层组织进行环形切除吻合,于 2000 年由上海姚礼庆教授引进国内[8];近年开展的选择性直肠黏膜切除吻合术(TST)是利用特制的肛门镜形成不同的开环式窗口,有针对性地对痔黏膜与脱垂的直肠黏膜及黏膜下层组织进行选择性切除吻合[9]。在叶玲教授的带领下福建中医药大学附属第二人民医院肛肠科积极开展了各种新的手术疗法,取得了良好的临床效果。

第六节　注重中医外治法在肛肠疾病的临床应用

肛肠科中医外治法包括结扎术、挂线术、注射术、插钉术、灌肠法、外敷法、塞药法、熏洗坐浴法、熨烫法、穴位贴敷法、艾灸法、穴位埋豆法等。叶玲教授重视《医学源流论》中"外科之法、最重外治"的理论,强调外治法在中医痔科治疗上的重要性,同时认为外治法的应用需同内治一样,需要辨证施治,根据疾病不同的发展过程和局部病变的具体情况,选用不同的治疗方法,不同的证候,采用不同的处方,正如清·吴尚先所言:"外治之理,即内治之理,外治之药亦内治之药,所异者法耳,医理药性无二,而法则神奇变幻。"

一、常见肛肠科中医外治法

(一) 外敷法

马应龙痔疮膏、紫芨油(福建中医药大学附属第二人民医院院内制剂)可用于肛肠病术前术后肛门疼痛、出血及肛缘水肿、肛周湿疹等;加味金黄散、大成散(福建中医药大学附属第二人民医院院内制剂)可用于肛痈初期、肛瘘急性发作期;紫

芨生肌膏(叶玲经验方)可用于肛瘘术后中后期换药。

(二)塞药法

各种痔疮栓均可用于肛肠病术前术后疼痛、出血、水肿。双氯芬酸钠栓可用于嵌顿痔、肛周脓肿、肛瘘术后疼痛。

(三)熏洗坐浴法

(1)苦参清热洗剂(福建中医药大学附属第二人民医院院内制剂)可用于痔疮、肛裂、肛瘘,以及术后水肿、疼痛。

(2)固脱苦参洗剂(叶玲经验方)可用于直肠脱垂,Ⅱ、Ⅲ期内痔。

(3)苦参痒消洗液(叶玲经验方)可用于肛周湿疹、肛门瘙痒症。

(4)加味苦参汤(叶玲经验方)可用于痔疮术后水肿疼痛、肛门瘙痒症、肛门神经性皮炎。

(5)桃红化瘀洗剂(叶玲经验方)可用于嵌顿痔、痔疮术后水肿疼痛、肛门狭窄、肛乳头肥大,以及预防术后瘢痕等。

(四)灌肠法

(1)紫芨清解灌肠液(福建中医药大学附属第二人民医院院内制剂)可用于湿热下注型溃疡性结肠炎、慢性直肠炎、放射性直肠炎、肛窦炎、肛乳头肥大、直肠脱垂、排便障碍型便秘、炎性直肠息肉、术后吻合口炎性增生等。

(2)加味紫芨灌肠液(叶玲经验方)可用于放射性直肠炎、直肠癌术后、结肠癌术后的治疗。

(3)补气紫芨灌肠液(叶玲经验方)可用于脾虚气陷型或虚实夹杂型之直肠脱垂、排便障碍型便秘等。

(五)穴位贴敷法

(1)加味补中益气贴(叶玲经验方)可用于脾虚气陷型直肠脱垂、肛门坠胀等。

(2)补气紫芨贴(叶玲经验方)可用于脾虚气陷型或虚实夹杂型直肠脱垂、排便障碍型便秘等。

(3)化湿乙字贴(叶玲经验方)可用于湿热下注型直肠脱垂、便秘、肛门坠胀等。

(4)六磨理气贴(叶玲经验方)可用于肠道气滞型便秘、结肠慢传输型便秘。

(5)桃红化瘀贴(叶玲经验方)可用于嵌顿痔、痔疮术后水肿疼痛、肛门狭窄、肛乳头肥大、气滞血瘀型便秘,以及预防术后瘢痕等。

(6)桃红六磨贴(叶玲经验方)可用于久病成瘀的顽固性便秘。

(7)承气贴(经方)可用于大便嵌塞、肠道气滞型便秘、结肠慢传输型便秘。

二、便秘的中医外治法

便秘的中医外治法主要包括刮痧疗法(治疗热秘)、按摩疗法(治疗气秘)、雷火灸(治疗冷秘)、指针疗法(治疗气虚秘、阴虚秘)、穴位按摩(治疗血虚秘)、督脉灸

（治疗阳虚秘）、穴位埋线法（治疗结肠慢传输型便秘）、耳穴压豆法（治疗结肠慢传输型便秘）、皮内埋针（治疗结肠慢传输型便秘）、针灸疗法（治疗结肠慢传输型便秘）、闪罐疗法（治疗结肠慢传输型便秘）、栓剂（治疗排便障碍型便秘）、熏洗法（治疗排便障碍型便秘）、灌肠疗法（治疗各型便秘）、足浴疗法（治疗各型便秘）、穴位贴敷（治疗各型便秘）。

第七节　专注直肠脱垂的临床研究

一、叶玲关于直肠脱垂的研究思路

叶玲教授关于肛肠病的科研思路重心在直肠脱垂的临床诊疗方案优化及发病机制的研究，10 余年来始终沿着直肠脱垂这一条主线进行临床研究与科研思考及实践，作为项目负责人分别于 2007～2009 年度主持福建省教育厅课题"消痔灵注射治疗直肠黏膜内脱垂所致便秘的临床研究""脱肛病临床治疗优化方案的探讨"；2009～2012 年度主持福建省中医临床研究基地重点专科（专病）主要病种临床诊疗优化方案研究项目课题"直肠脱垂分型分度综合治疗优化方案的研究"；2012～2015 年度主持国家自然科学基金课题"基于有限元模型研究消痔灵注射治疗直肠黏膜内脱垂的机制"；2015～2018 年度主持省自然科学基金课题"紫芨清解灌肠液对直肠黏膜内脱垂黏膜炎症和氧自由基的影响"；2018 年后作为项目指导者指导申报关于直肠脱垂的各项相关研究课题；2020 年主编《脱肛病的中西医结合治疗》专著。10 余年来开展直肠脱垂的相关研究课题 10 项，发表直肠脱垂的相关论文 10 余篇。

二、叶玲治疗直肠内脱垂经验

关于直肠内脱垂，叶玲教授注重审证求因、整体辨证与局部辨证相结合、内治与外治相结合的诊治思路，应用其所创专方治疗直肠内脱垂，其总结的辨证施治要点为临床治疗本病提供参考。

（一）审证求因，注重三因制宜

直肠内脱垂属中医"脱肛病"，主要临床表现为肛门坠胀感、堵塞感，故治疗应以固脱为法，叶玲教授常提醒弟子们临证定要审证求因，即探究引起脱垂的不同病因，治病求本。对于本病的发病原因，叶玲教授经过 30 余年的临床实践观察，认为直肠内脱垂在临床上主要以脾虚气陷证及湿热下注证居多，或虚实夹杂两者兼而有之。叶玲教授认为脾虚气陷证多由于先天不足、素体亏虚、年老体弱、脏腑功能衰退或劳欲过度致中气不足，气虚下陷，无力摄纳而发；湿热下注证则由于福建等地处南方湿热之地,近海水产多,故其民喜食,则常致饮食不节,内湿较甚,长期则损伤脾胃,脾失健运,湿热不化,下注肠道,甚者日久经脉痹阻,瘀血凝滞。另外,叶玲教授在临床实践中发现本病在脾虚气陷基础上常兼夹湿热之邪,这与福建地域特点是有关系的。故叶玲教授在中医辨证施治的基础上注重因时、因地、因人而治,即注重三因制宜。她经过多年临床实践创立的经验方化湿乙字汤就是对这一治疗理念的体现,方中茵陈、佩兰、白扁豆等药充分考虑了福建地处南方,大多季节呈多湿多热的地域特点,在此基础上因人而异辨证施治。

（二）整体辨证与局部辨证相结合

叶玲教授认为直肠内脱垂从整体上辨证以脾虚气陷证或湿热下注证居多,治疗上应以健脾益气、升阳举陷或清热利湿固脱为主,虚证者多予补中益气汤、补气乙字汤;实证者多予化湿乙字汤、萆薢渗湿汤等。局部辨证可通过肛门镜或结肠镜检查,如发现局部直肠黏膜呈点片状充血甚至糜烂,或局部症状表现为肛门坠胀伴有灼热感,则考虑局部有湿热证或其病日久化热化瘀所致,辨证治疗当以清热利湿、活血祛瘀为主,予苦参清热洗剂熏洗坐浴、紫芨清解灌肠液保留灌肠;如发现局部直肠黏膜松弛、套叠,黏膜色白或色淡,则局部辨证为气血不足、脾虚气陷,予固脱苦参洗剂熏洗坐浴、补气紫芨灌肠液保留灌肠。叶玲教授在临证中,通常根据整体辨证予内服中药调理,依据局部辨证选择不同的外用方行中药熏洗坐浴或中药保留灌肠,而实践证明肛肠疾病通过整体与局部相结合的辨证方法,既顾全全局,又有的放矢,此谓周全。

（三）内外合治,专病专方,灵活化裁

叶玲教授非常认同清代名医徐大椿(字灵胎)"一病必有一主方,一方必有一主药"的治病思想,在临床上擅长运用经方、验方,且根据患者具体情况灵活化裁。其认为通过内外合治,取长补短,标本同治,全面兼顾,可提高疗效。加味乙字汤系列方为叶玲教授临床常用方剂,常用于直肠脱垂的治疗,乙字汤源自日本汉医原南阳方,用于治疗大便硬或者有便秘症状的痔病、肛瘘、直肠脱垂等。乙字汤具有调节气机、升举固脱、清热通便的功效。该方虽药味少,但配伍精当,真正践行了中医药的简、验、廉。叶玲教授在该方基础上根据辨证加用药物形成加味乙字汤系列方,补气乙字汤功效为补气升提固脱,清热润肠通便,用于脾虚气陷证;化湿乙字汤具有清热利湿、固脱通便的功效,用于湿热下注证;承气乙字汤行气通便,用于肠道实热证;理气乙字汤理气通便,用于肠道气滞证;增液乙字汤增液润肠,用于肠燥津亏证;便秘严重者,加用白术、瓜蒌、火麻仁等润肠通便之品。临床需随证灵活化裁。

在中医外治疗法方面,叶玲教授最经常使用的是中药熏洗坐浴疗法及中药保留灌肠疗法。熏洗坐浴方以苦参清热洗剂为基础方,叶玲教授认为中医肛肠病发病与风、湿、热邪密切相关,故临床上应以疏风、利湿、清热为主要治则,使用时随症加减,灵活化裁。治疗脾虚气陷型直肠内脱垂常加黄芪、党参、柴胡、升麻等升提固脱之品,组成固脱苦参洗剂;治疗湿热下注型直肠内脱垂采用苦参清热洗剂,研究显示本方能够改善血液循环,促进手术后局部创面炎症吸收。中药保留灌肠疗法主要以紫芨清解灌肠液为基础方,该方清热化湿、解毒通便功效显著,脾虚气陷型者予补气紫芨灌肠液,该方由基础方加黄芪、党参、升麻等组成;湿热下注型者予紫芨清解灌肠液。经研究治疗直肠内脱垂,治疗组予紫芨清解灌肠液灌肠,对照组予生理盐水灌肠,结果显示治疗组在肛门坠胀、排便时间、专科检查上显示出更好的疗效。

第八节　擅长便秘的综合治疗

叶玲教授作为国内有一定知名度的中医肛肠病专家参与制定了《功能性便秘中西医结合诊疗共识意见(2017 年)》[10]与《2017 版便秘的分度与临床策略专家共识》[11],她擅长功能性便秘的中西医结合综合治疗,注重审证求因、治病求本、随症加减的辨证思想,在便秘治疗上注重中医的三因学说,根据福建地处东南沿海湿热之地,因地制宜,重视湿热下注型便秘的研究,运用"体用思想"分析福建地域的功能性便秘,关于便秘治疗的学术思想独具浓厚的地域特色。

便秘是由多种疾病的病理过程引起的一种症状,并不单指大便干燥,而是指排便不顺利的状态或排便时伴有的特殊症状。便秘包括慢传输型便秘、排便障碍型便秘、混合型便秘。肛肠科医生遇见最多的是排便障碍型便秘,这一类便秘的共同特点是出口处(肛门、远端直肠)有梗阻因素存在,且这些梗阻因素仅在行使排便功能时才显露出来,安静状态下并无明显异常可见,故又称为功能性出口梗阻型便秘,常见于直肠内脱垂、直肠前突、会阴下降综合征、盆底失弛缓综合征。

中医学整体观念、辨证论治理论体系认为人是一个有机整体,以五脏为中心,通过"经络内属于脏腑,外络于肢节"的作用而实现。大肠和肛门是机体重要组成部分,生理上有其独特的功能特点。若肠胃受病,或因燥热内结,或因气滞不行,或因气虚传送无力等,皆能导致便秘。总结不同流派医家对便秘病因的认识,认为其发病原因主要有饮食失节、七情内伤、病后产后体弱、感受外邪等。便秘因病因不同,症状各异,当分虚实论治,随症加减。叶玲教授根据多年临床经验,摸索出了一套以乙字汤为基础的便秘系列方,根据辨证的不同,基于功效给予新的命名。同时注重李杲《脾胃论》学术思想,针对脾胃气虚、清阳下陷、脾胃内伤的理论提出了"补中、升阳"的治疗原则。福建地区湿重的地理气候,湿气困脾,容易损伤脾胃,加之人们平素喜食海鲜、生冷之品,易伤脾阳,从而导致人们体质多脾胃虚弱甚至脾胃虚寒,特别是以气虚为主。叶玲教授依据中医治病求本的原则,以"虚者补之""陷者升之"的理论为指导,同时依据"下者举之""酸可收敛""涩可固托"的治则,在补中益气汤原方的基础上,加入升陷固涩的药物,组成加味补中益气汤,治疗因直肠内脱垂引起的排便障碍型便秘,取得了满意疗效。

一、强调内外兼治、同病异治

便秘属大肠传导功能失常,与脾、胃及肾关系甚为密切。叶玲教授从整体观念出发,进行辨证施治的同时,强调注重内外兼治的综合治疗方法,同病异治的优化治疗方案。

(一)内外兼治综合治疗

《理瀹骈文·略言》曰:"凡病多从外入,故医有外治法。经文内取外取并列,未尝教人专用内治也。"故"外治之理,即内治之理,外治之药,即内治之药,所异者法耳",指出外治法与内治法只是给药途径不同而已。叶玲教授在治疗直肠脱垂引起的便秘患者时,在内治上针对脾虚气陷证采用补中益气汤或补气乙字汤,对湿热下注证患者采用萆薢渗湿汤、化湿乙字汤。同时充分发挥中医外治特色疗法,采用中药熏洗与中药保留灌肠治疗,脾虚气陷证用固脱苦参洗剂熏洗、补气紫芨灌肠液灌肠,湿热下注证用苦参清热洗剂熏洗、紫芨清解灌肠液灌肠。并采用针灸与穴位贴敷,脾虚气陷证针刺百会、天枢、中脘、气海、足三里、上巨虚、脾俞、肾俞;温针灸选取百会、次髎、足三里;采用补中益气贴,选取神阙进行穴位贴敷。湿热下注证针刺天枢、足三里、阴陵泉、承山、三阴交、支沟、曲池、合谷;放血疗法选取商阳、厉兑、内庭、承山、大肠俞;采用化湿乙字贴,选取神阙进行穴位贴敷。

(二)同病异治优化治疗

便秘与直肠脱垂互为因果,便秘是引起直肠脱垂的主要因素,同时直肠脱垂可使便秘更加严重。患者便秘日久,排便质硬,干硬的粪便对直肠产生持续扩张使直肠黏膜松弛延长,随之用力排便导致直肠黏膜下垂阻塞直肠上方,排便不尽,患者更加用力,形成恶性循环,日久形成直肠内脱垂性出口梗阻型便秘。叶玲教授克服以往治疗本病的不足,在治疗本病的同时注重患者临床症状的缓解和患者的远期疗效,形成一套直肠脱垂分型分度辨证治疗临床优化方案,根据不同分型分度,通过辨证分型,针对不同证型、不同分型分度,以注射治疗为主的同时,结合各种中医特色疗法(中药口服、中药灌肠、中药熏洗)进行综合治疗。

二、坚持继承中不断发掘,中西并重的创新思想

叶玲教授一直致力于中医药文化的传承和发展,她认为继承即是取舍,创新即是扬弃。两者之间是内在的既对立又统一的辩证关系。它们相互依存、相互影响、相互作用、相互渗透,并在一定条件下相互转化。继承不是全部照搬照抄,而是加以合理的取舍,创新不是离开传统另搞一套,而是对原有事物合理部分的发扬光大。

(一)诊断方法的创新与引进

叶玲教授是正宗的中医科班出身,恢复高考后第一年招收的 77 级中医本科

生,从事临床工作后,在治疗便秘上坚持用中药治疗,无论内治口服,还是外治疗法,都不离开中药的运用,但从来不排斥现代科学、现代技术的临床运用,她率先在福建省引进、运用肛肠检查治疗仪、肛肠腔内治疗仪,善于应用生物反馈治疗仪治疗便秘,对于直肠脱垂引起的便秘结合现代仪器进行诊断,通过准确诊断并根据不同分型分度、针对不同证型采用注射疗法的同时,配合各种中医特色疗法进行辨证分型综合治疗,形成一套直肠脱垂分型分度辨证治疗临床优化方案,同时临床与科研并举,对其研究成果不断进行学术交流,进行国内外讲学,并著书立作,出版了首部直肠脱垂专著《脱肛病的中西医结合治疗》。

(二)治疗方法的应用与创新

叶玲教授在运用消痔灵注射治疗排便障碍型便秘上取得非常好的疗效,在经典消痔灵四步注射法的基础上,从临床操作的简便及初学者尽快掌握注射方法方面考虑,改为消痔灵两步注射法,即分别以距肛缘 8 cm 的镜底松弛黏膜的上方及齿状线上方 2 cm 处作为两个注射平面,分别选择 3、5、7、11 点注射,脱垂严重者可选择 3 个平面。同时配合中药口服、中药保留灌肠、中药熏洗治疗。叶玲教授坚持中医药治疗的同时,引经据典不断发掘治疗便秘的经验方,如口服方加味乙字汤系列方、灌肠方紫芨灌肠系列方、中药熏洗方、中药穴位贴敷方等一系列经验方。在开展 PPH、TST 治疗因直肠脱垂引起的排便障碍型便秘同时,结合中药口服、灌肠、熏洗及贴敷等综合治疗。

第九节　承先启后、传承与发展福建邓氏痔科流派

中医学博大精深,源远流长,为中华民族的繁衍生息做出了卓越贡献,是中华民族几千年来遗留给后人的瑰宝。从古至今,出现了许多医德高尚、学识渊博、悬壶济世的医家。他们是将中医药学基本理论、前人经验与当今实践相结合,解决临床疑难问题的典范。他们的学术思想和临证经验是中医药学术特点、理论特质的集中体现,开展名老中医学术思想与经验传承研究意义深远。中医药文化伴随着中国五千多年的璀璨文明不断地传承与发展。中医肛肠作为祖国医学的重要组成部分源远流长,在几千年的临床实践中,积累了丰富的经验,并世代传承,近年来国家尤为重视中医学术流派的传承。

一、福建邓氏痔科流派历史悠久

福建邓氏痔科历史悠久,传承至今,已历七代。据《闽台历代中医医家志》记载,邓氏痔科的创始人邓壁如为"清末举人,侯官县教谕,善文精医,擅长喉科及外科诸症,辛亥革命后悬壶闽侯";其子邓幼壁,为人敦厚,勤于业而不善应酬,故虽精

于医而名未扬;其孙邓少杰,字增祥,幼承庭训,精于痔科,1963 年被福建省卫生厅评定为省级名中医,由是闻名遐迩。邓氏痔科第四代代表性传承人为邓正明、谢宝慈,第五代主要传承人为叶玲,两代三人均先后入选全国老中医药专家学术继承工作指导老师;近三代传承人邓少杰、邓正明、谢宝慈、叶玲四位均为福建省名中医。国家十分重视对名老中医学术思想及临床经验的传承与发扬,在国家中医药管理局政策支持下,分别在福州市第一医院、福州市中医院与福建中医药大学附属第二人民医院成立了邓正明、谢宝慈、叶玲名老中医药专家传承工作室,其中福建省叶玲名老中医药专家传承工作室与全国中医肛肠学科名医工作室——叶玲名医工作室设在福建中医药大学附属第二人民医院。

二、福建邓氏痔科第四代代表性传承人邓正明、谢宝慈

福建邓氏痔科第四代代表性传承人邓正明、谢宝慈两位老主任均是全国老中医药专家继承工作指导老师,两位老主任几十年来致力于肛肠疾病的临床工作,积累了丰富的理论知识与临床经验,形成了自己独特的肛肠病学术见解和临床特点。两位老主任颇有一些知识分子"淡泊明志"的古风,退休后很多民营医疗机构想以高薪聘请二老,均被婉拒。作为古稀之年的老者,仍怀着对祖国传统文化遗产中医肛肠事业传承、创新、发展的执着追求,并以拳拳之心努力为之奋斗,这正是"老骥伏枥,志在千里"的最好写照。

邓正明教授[12]出身于中医世家,是福建省中医痔科名医邓少杰的长子及其学术继承人,作为邓氏痔科第四代代表性传承人,在承袭祖传邓氏痔科流派诊疗专长的基础上,勤钻研、善总结,兼收并蓄国内外的先进技术,结合自身的条件,予以创新而自成一格。临床上以中西医结合手术治疗为主,配合内服、外敷、熏洗、挂线、枯痔等传统中医疗法,并结合现代先进的医疗仪器,对各种肛肠常见病、复杂疑难病,如环状混合痔、复杂性高位肛瘘、功能性排便障碍、骶尾疼痛综合征等疾病的诊疗,无论在术式设计还是诊疗方案制订上均达到了省内领先,国内先进的水平。

在 50 多年的临床生涯中,邓正明教授始终保持以"中"字特色为基础,致力于中医传统术式、中医治疗方案的创新与发展,致力于名老中医"技"法的继承与整理,从而创出了自己的特色:"枯痔丁治疗内痔"与"中医挂线治疗高位肛瘘",是祖国医学宝贵遗产,是治疗肛肠疾病的精粹部分。邓正明教授经过多年的苦思冥想,应用解剖、病理、生理学等知识,借助现代实验手段,通过动物实验及数学、力学、物理学等边缘学科知识,把枯痔丁疗法中行之有效的传统手术技法与中医挂线治疗高位肛瘘的优势,升华到理论上来认识,其完成的"枯痔丁所致异物炎症反应有效范围及其深广度的研究""中医挂线治疗高位肛瘘的机制研究"两项成果分别获得福建省医药卫生科研成果一等奖(1986 年 8 月)与福建省人民政府科学技术进步奖三等奖(1987 年)。此外,他还完成了"中西医结合一次性手术治疗肛门部多种

疾病""肛门长效止痛剂的研究及应用""肛瘘稀钡造影的探讨"三项课题,于1979年3月获得福州市科技成果奖。"火罐吸引式内痔套扎器的设计及应用"于1980年获得福州市人民政府科技成果二等奖。"排粪造影的临床研究"于2001年获得福州市人民政府科技成果二等奖。1985年在福建省振兴中医大会上,由于她在开展中医科研工作中做出显著成绩而获得福建省人民政府表彰。

　　谢宝慈主任医师是福建邓氏痔科第四代代表性传承人,福建中医药学会肛肠分会顾问,曾为福州市第六至八届政协委员,曾先后被评为"福州市三八红旗手"和"福州市总工会巾帼建功先进个人"。谢宝慈主任医术严谨,宽厚待人,时刻把患者的利益摆在首位,常年有省内外患者远道慕名求医,其精湛的医术和崇高的医德为肛肠界所景仰。谢宝慈主任早年曾参加过枯痔丁治疗内痔核的机制研究、片仔癀痔疮软膏的临床验证和成果鉴定。在长期临床实践中,研制出一系列专科特效药,如黄连油用于治疗痔疮出血及痔疮、肛裂术后换药,湿疹膏治疗肛周湿疹,通便散治疗老年急慢性便秘,灌肠1号方和灌肠2号方保留灌肠治疗急慢性结直肠炎,临床疗效显著。谢宝慈主任在长期的临床工作中,十分注重培养接班人,她不仅精心培养国家三部委批准认定的学术经验继承人叶玲主任,对于科室里的年轻医生,也总是言传身教,诲人不倦,把自己在长期的临床实践中积累的丰富经验无私地传授给年轻的医生。1997年1月,她被确定为全国老中医药专家学术经验继承工作指导老师,为了祖国肛肠事业的兴旺,常常废寝忘食地工作。2000年12月,中华人民共和国人事部、中华人民共和国卫生部、国家中医药管理局向她颁发了荣誉证书,表彰她为培养中医药人才所做出的杰出贡献。

　　谢宝慈主任的学术经验继承人叶玲经过3年的跟师学习,总结出谢宝慈老师学术经验精粹:尤其注重整体辨证观,强调辨证施治的重要性,在临床遣方用药时勤求古训,博采众方,尊古而不拘泥于古。

　　临证中,谢宝慈老先生强调治病应以中医辨证为主,同时可结合运用现代医学理论来指导用药,即在中医辨证论治的基础上选方用药后,参考现代医学对中药的研究成果,加入几味经现代医学药理学试验证实确有疗效的中药,使其方药的临床效果更加显著。谢宝慈老先生临床上最常用的几个方剂为槐花散、活血化瘀方、补中益气汤,分别针对出血、疼痛、脱出肛肠病三大症状,各有所长,各有特点,使用方法也各不相同。3个方剂中槐花散、补中益气汤为经方,活血化瘀方为验方,而经方的使用方法也有区别,槐花散为加味使用,补中益气汤则为原方使用,从中可看出谢宝慈老先生用方的灵活性,尊古而不拘泥于古。槐花散在原方的基础上加用地榆炭、当归、生地黄等药,方中地榆、侧柏叶、槐花能缩短凝血时间,炒炭后作用更显著,生地黄的提取物可促进血液凝固而有止血作用,当归有润肠通便作用,能使患者保持软便而减轻出血,故该方具有良好的止血作用。补中益气汤为升阳补气的代表方剂,该方出自《内外方辨惑论》,对于因脾胃虚弱而致的气虚下陷引起的肛肠疾病均可使用。验方活血化瘀方则注重运用活血化瘀药物以达到消肿止痛的目的,对于因瘀血阻滞所致的嵌顿痔、血栓性外痔及痔瘘术后疼痛具有很好的止痛效果[13-15]。

三、福建邓氏痔科第五代主要传承人叶玲

叶玲教授作为福建邓氏痔科第五代主要传承人,其团队是福建邓氏痔科流派中人才荟萃、技术力量雄厚的一个主要分支,对福建邓氏痔科的传承与发展做出了一定的贡献。

作为叶玲教授的学生,叶玲名老中医药专家传承工作室成员,福建省国内名中医访问学者,通过尊师口传心授,随诊学习,将其学术经验总结如下。

（一）注重审证求因,治病求本,随症加减的辨证思想

中医学整体观念、辨证论治理论体系认为人是一个有机整体,以五脏为中心,通过经络"内属于脏腑,外络于肢节"的作用而实现。叶玲教授根据多年临床经验,在运用中医药治疗肛肠病的临床实践中,摸索出一系列临证经验方。例如,苦参系列方是以中医外治疗法为依托,具有清热解毒、生肌敛疮、祛风止痒功效的熏洗方剂;紫芨系列方是以中医外治疗法为依托,具有清热解毒、生肌敛疮功效的外用方剂;加味乙字汤系列方是治疗不同证型便秘的口服方;桃红系列方包括桃红化瘀汤、桃红化瘀洗剂、桃红六磨贴;肛痈、肛瘘系列方包括五味消毒透脓合剂、芪白生肌汤、芪黄洗剂;乌梅汤乃由祝谌予老先生的过敏煎化裁而来,主要用于肛周瘙痒、肛周湿疹等过敏性疾病的治疗。

（二）强调内外兼治,同病异治的辨病思想

在临床坚持采用中药治疗便秘,无论内治口服,还是外治疗法,都离不开中药的运用治疗。便秘虽属大肠传导功能失常,但与脾、胃及肾关系甚为密切,从整体观念出发,进行辨证施治的同时,强调注重内外兼治的综合治疗方法,同病异治的优化治疗方案,结合各种中医特色疗法中药口服、中药灌肠、中药熏洗、中药穴位贴敷进行综合治疗。

（三）坚持继承中不断发掘,中西并重的创新思想

叶玲教授致力于中医药文化的传承和发展,在肛肠疾病治疗的过程中,始终坚持采用中药治疗,无论内治口服,还是外治熏洗,都离不开中药治疗,但从来不排斥现代科学、现代技术的临床运用,她率先在福建省内引进肛肠检查治疗系统、肛肠腔内治疗仪,以及采用生物反馈治疗仪治疗便秘,对于直肠脱垂引起的排便障碍型便秘最早结合现代仪器辅助诊断,根据不同分型分度,通过辨证分型,针对不同证型、不同分型分度,采用注射疗法的同时,配合各种中医特色疗法进行综合治疗,形成一套直肠脱垂分型分度辨证治疗临床优化方案,并进行科学研究,对其研究成果不断进行学术交流,进行国内外讲学,并著书立作,出版《脱

肛病的中西医结合治疗》一书。同时不断引进肛肠疾病新疗法应用于临床,并在不断更新新技术的同时,不断创新治疗方法。

（四）力主临床实践与科学研究相结合的进取思想

叶玲教授从医近40载,坚持中医药治病的同时,不忘科研工作,不断有科研新想法、新思路在脑海中迸发,她常鼓励科室同事在坚持临床工作的同时,积极申报科研课题,同时激励自己的学生要经常阅读期刊文献,多读外文,理论联系实际,深入临床,通过总结临床经验,进一步深入科学研究。

传承发展名老中医的学术思想和临证经验是中医研究领域中大数据时代发展的机遇和挑战。广泛收集名老中医病案,由证到病、从病入药、由药及方、由方统证,形成对名老中医病案及诊疗技术的数据挖掘,揭示名老中医病案中蕴含的辨证思路、遣方用药等关系,将中医学术精髓应用于临床,同时将中国国粹传统中医学文化进行传承和发展。叶玲教授通过学习谢宝慈老前辈的学术经验,将其学术经验总结传承,并形成一套独具特色、自成体系的肛肠疾病诊疗经验。

四、福建邓氏痔科流派代有传承

作为叶玲教授的学生,通过吾师的口传心授,以及跟师随诊学习,已将叶玲教授的学术思想总结写成论文发表在多种杂志上。现将叶玲教授学术思想的传承与发展经验总结如下。

（一）口传心授,跟师随诊

从古至今师带徒的形式在中医的传承发展中起着决定性作用,通过师父的口传心授,徒弟的心领神会,使得名医的临证经验得以代代相传。跟师随诊的方法是最原始的,也是千百年来中医传承与发展的基石。在跟师随诊时,叶玲教授对于一些疑难杂症且有代表的病案进行个体化剖析讲解,且要求学生总结跟师病案。在日常的跟师学习中不断加深师生情谊,在每日的耳濡目染中更深刻体会吾师深厚中医底蕴的精髓,在言传身教中领悟并传承吾师的学术思想及临证经验。

（二）学业有专攻,大医须精诚

福建邓氏痔科流传至今已历七代,邓氏痔科临床经验及学术思想能代代相传,且有所发展,其传承经验值得借鉴和学习。叶玲教授认为"学业有专攻,大医须精诚"是邓氏痔科传承之根基。韩愈的《师说》有云:"闻道有先后,术业有专攻""古之学者必有师,师者,所以传道受业解惑也。人非生而知之者,孰能无惑? 惑而不从师,其为惑也,终不解矣。"

大医须精诚:第一是精,即要求医者要有精湛的医术,认为医道是"至精至微之事",习医之人必须"博极医源,精勤不倦";第二是诚,即要求医者要有高尚的品德修养,以"见彼苦恼,若己有之",策发"大慈恻隐之心",进而发愿立誓"普救含灵之苦",且不得"自逞俊快,邀射名誉""恃己所长,经略财物"。

（三）熟读经典，注重实践

"读经典做临床"的提出，是基于对以往"名医"成长经验的归纳总结，源于以下的事实：中国历代名医没有一个不是熟读经典的，也没有一个不是勤于临床的，因而将"读经典做临床"作为当今"名医"的必要条件是可行的，也是非常有意义的。中医四大经典在中医发展史上起到重要作用，对古代乃至现代中医都有着巨大的指导作用与研究价值，叶玲教授潜心研读《黄帝内经》等中医四大经典古籍，时常教育吾辈中医治学的根底就是中医学的经典著作，时刻强调读书、治学要有扎实的根底，想做一名优秀的中医，必须熟读经典。中医学博大精深，要勤于实践，要有较高的悟性，看病不能脱离临床，要理论联系实际，做到理论与实践相结合。

（四）坚持继承中不断发展，与时俱进，不断创新

叶玲教授一直致力于中医药文化的传承和发展，她认为继承即是取舍，创新即是扬弃。两者之间是内在的既对立又统一的辩证关系。要求我们不断学习经典同时，要与时俱进，不断创新，在临床诊疗过程中做到诊断与治疗方法的不断创新与引进。与时俱进要求做到行动和时代一起进步，要求在思想上、理论上与时代同步，时刻站在时代的最前列，不断学习、总结，不断推进理论创新。

（叶　玲　任伟涛　吴才贤　张岱虎　陈　勇　高献明　黄晓捷　黄　璇）

【参考文献】

［1］中华医学会肠外营养分会加速康复外科协作组.结直肠手术应用加速康复外科中国专家共识(2015版)[J].中国实用外科杂志,2015,35(8):841-843.

［2］国家中医药管理局.中华人民共和国中医药管理行业标准《中医病证诊断疗效标准》[S].南京:南京大学出版社,1994:11.

［3］吴在德,外科学[M].7版.北京:人民卫生出版社,2008.

［4］叶玲,郑鸣霄,陈鸿.超声诊断在肛周脓肿、肛瘘的临床应用[J].福建中医学院学报,2003,13(2):11,12.

［5］叶玲,郑鸣霄,陈鸿.应用超声技术诊断肛周脓肿肛瘘98例[J].中医杂志,2003,44(z1):76,77.

［6］叶玲.2 260例电脑肛肠检查治疗系统临床诊断分析[J].中国卫生工程学,2006,5(3):34,35.

［7］叶玲,高献明,惠永峰.多普勒超声引导下痔动脉结扎并消痔灵注射术治疗痔病210例[J].中国现代普通外科进展,2012,15(7):575.

［8］陈啸,叶玲,李建生,等.PPH术治疗重度环状痔35例疗效观察[J].中国现代药物应用,2012,6(16):57,58.

［9］叶玲,高献明,陈啸.开环式微创痔吻合术治疗痔病 132 例[J].中国中医药现代远程教育,2013,11(11):87,88.

［10］中国中西医结合学会消化系统疾病专业委员会.功能性便秘中西医结合诊疗共识意见(2017 年)[J].中国中西医结合消化杂志,2018,26(1):18-26.

［11］中国便秘联谊会,中国医师协会肛肠分会,中国民族医药学会肛肠分会,等.2017 版便秘的分度与临床略专家共识[J].中华胃肠外科染志,2018,21(3):345,346.

［12］郑玉金,邓大鹏.邓氏痔科传薪录:邓正明学术经验集[M].福州:福建科学技术出版社,2013:1,2.

［13］叶玲.谢宝慈临床用方经验总结[J].福建中医药,2000,31(1):25,26.

［14］叶玲.谢宝慈教授关于肛肠病的学术见解[C]//中华中医药学会.第二届著名中医药学家学术传承高层论坛论文汇编.北京:第二届著名中医药学家学术传承高层论坛,2006:468-472.

［15］叶玲.谢宝慈肛肠病学术见解与临床遣方用药特点探析[J].中国现代药物应用,2008,2(4):67-69.

第二章

中医四大经典理论对肛肠病的临床指导作用

第一节 运用《黄帝内经》治未病理论指导痔疮的预防保健

中医预防学有悠久的历史，可以说中医预防的思想源于实践，奠基于《黄帝内经》。《黄帝内经》是我国现存医学文献中最早的一部经典著作，自《黄帝内经》提出"治未病"以来，经过历代医家的弘扬光大，中医预防学的理论日臻完善，并有效地指导着临床实践。

"治未病"一词，在医书中首见于《黄帝内经》，《黄帝内经》在总结前人养生防病经验的同时，注意吸收古代哲学中未雨绸缪、防微杜渐的先进思想，初步奠定了"治未病"学说的理论基础。《素问·四气调神大论》曰："圣人不治已病治未病，不治已乱治未乱，夫病已成而后药之，乱已成而后治之，譬犹渴而穿井，斗而铸兵，不亦晚乎？"此揭示出未病先防的重大意义，这种防重于治的思想，完全符合现代医学"预防为主"的理念，即"防患于未然"之意，杜绝致病的根源，尽可能避免疾病的发生，留心防护各种扰乱人体阴阳气血、精神意志的致病因素，以保持人体阴阳气血的平衡，提高抗病能力，保持正常的健康状态。《黄帝内经》中"治未病"的含义主要有三：一是摄生防病，《素问·四气调神大论》曰："从阴阳则生，逆之则死，从之则治，逆之则乱，反顺为逆，是谓内格……是故圣人不治已病治未病。"二是欲病防作，《素问·刺热》云："肝热病者，左颊先赤……病虽未发，见赤色者刺之，名曰治未病。"三是早期治疗，《素问·八正神明论》曰："上工救其萌芽。"《素问·阴阳应象大论》云："善治者治皮毛。"

《素问·上古天真论》云："上古之人，其知道者，法于阴阳，和于术数，食饮有节，起居有常，不妄作劳，故能形与神俱，而尽终其天年，度百岁乃去。"此指出远古时代的人们寿命过百的缘由，是因为他们明白养生的法则。在现代生活中运用《黄帝内经》理论的养生法则指导痔的预防保健仍有临床实践价值。

　　痔是直肠末端黏膜下和肛管皮下的静脉丛发生扩大曲张所形成柔软的静脉团。痔的发病原因有内因和外因之分，凡人体情志、起居、饮食、劳逸等失节而产生脏腑、气血虚损或失调而引起者皆为内因，而外因则以风、湿、燥、热之邪为主。历代医家对痔的病因病机均有详细记载，如《丹溪心法》云："痔者皆因脏腑本虚，外伤风湿，内蕴热毒……以致气血下坠，结聚肛门，宿滞不散而冲突为痔也。"《医宗金鉴》曰："痔疮形名亦多般，不外风湿燥热源。"上述论述均明确指出痔的成因与"脏腑本虚"有关，形象地说明了风、湿、燥、热与痔形成的关系。痔形成的原因，主要有以下几个方面。

　　《素问·生气通天论》云："因而饱食，筋脉横解，肠澼为痔。"《疮疡经验全书》曰："饮食不节，醉饱无时，恣食肥腻，胡椒辛辣……风热下冲，乃生五痔。"《外科正宗》记载："夫痔者，乃素积湿热，过食炙煿。"《太平圣惠方》云："夫酒痔者，由人饮酒过度，伤于肠胃之所成也。夫酒性酷热而有大毒，酒毒溃于脏腑，使血脉充溢，积热不散，攻壅大肠……"《奇效良方》进一步指出："酒热之毒流于脉……归注大肠……以火就燥，则大便闭而痔瘘作矣。"上述论述均表明饮食不节、嗜食膏粱厚味、辛热酒味可导致痔的发生。

　　《外科正宗》曰："因久坐而血脉不行……以及担轻负重，竭力远行，气血纵横，经络交错，以致浊气瘀血流注肛门，俱能发痔。"《医宗金鉴》云："勤劳苦役，负重远行，以致气血交错而生痔。"《仁斋直指方论》曰："气血下坠冲突为痔，既不能久坐，又不容久行，立久则愈其坠矣。"《外科启玄》指出："夫痔者滞也，盖男女皆有之。富贵者因于酒色，贫贱者劳碌饥饱，僧道者食饱而久坐。"这些论述均说明了久坐、久立、负重远行及劳逸失当与痔的形成密切相关。

　　《外科大成》谓："妇人或产难，小儿或夜啼等因，致使气血纵横，经络交错，流注肛门而成此痔。"《医宗金鉴》云："有产后用力太过而生痔者""有久泻久痢而生痔者。"《外科理例》曰："小儿患痔，母腹中受热也。"《薛氏医案·保婴撮要》云："痔疮之症，或因禀受胎毒……或母食炙煿厚味所致。"《疮疡经验全书》指出："诸痔……亦有父子相传者，母血父精而成。"又曰："久忍大便，遂致阴阳不和，关格壅塞，风热下冲，乃生五痔。"《诸病源候论》言："忍大便不出，久为气痔。"上述论述均明确指出妊娠、便秘、久泻与痔形成的关系，并指出痔的形成与遗传因素有关。

　　综上所述，祖国医学认为脏腑本虚、气血亏损是痔的发病基础，而情志内伤、劳倦过度、饮食不节、长期便秘、泻痢日久、妇女妊娠，以及风、湿、燥、热四气相合等多为发病的诱因，以致脏腑阴阳失调，气血运行不畅，经络受阻，燥热内生，热与血相搏，气血纵横，经脉交错，结滞不散而形成痔。

　　叶玲教授认为痔病多随着年龄增长，症状从无到有，是一个从"量变到质变"的过程，在痔病未出现临床症状及出现早期症状时，就应该"防微杜渐"进行干预防治。叶玲教授在近40年的临床工作中治疾无数，手术数万，从而领悟出"治未病"

的重要性,她认为运用《黄帝内经》"治未病"理论指导痔病的预防保健,可从下述几方面做起。

一、法于阴阳,即效法自然界阴阳变化的规律

法于阴阳,自然界存在着人类赖以生存的必要条件,人与自然界息息相关,人与万物一样都应与自然环境相适应,效法顺应自然界的变化规律,保持人体阴阳气血的平衡。

二、和于术数,即恰当运用各种方法锻炼身体

和于术数,魄门位于督脉之中,为"阳脉之海","撮谷道"的养生法可以锻炼肛门括约肌,调畅肛周气血,升提中气,因而达到预防痔核脱出、便血等症状的作用。隋代巢元方《诸病源候论》曰:"跪一足,坐上,两手髀内卷足,努向下,身外扒,一时取势,向心,来去二七。左右亦然。去痔、五劳、足臂疼闷、膝冷阴疼。"又曰:"一足踏地,一足屈膝,两手抱犊鼻下,急挽向身极势,左右换易四七,去痔五劳三里气不下。"唐代孙思邈在《枕中方》中提及"撮谷道",清代汪昂在《勿药元诠》中也提倡"谷道宜常撮"。加强肛门功能的锻炼,坚持每日早晚做提肛运动,每次反复做 30～50 次,以不感疲乏为宜,坐、卧或站立各种姿势,任何时间、任何地点都可以进行。久坐久站的人应适当增加活动、变换体位,连续坐位工作 1 h,应起来活动 10 min 左右,特别是蹲位工作者,每次连蹲半小时就应该站起来走动。经常参加各种体育活动如广播体操、太极拳、游泳等。

三、食饮有节,即饮食要有节制

食饮有节,是预防痔病的关键,少食辛辣醇酒厚味,避免过于精细化的饮食模式。不能暴饮暴食,也不能忽饱忽饥,亦不可偏食,应多食蔬菜、水果等含有丰富纤维素的食品。对痔疮有预防作用的食物有赤小豆、槐花、黑芝麻、肉苁蓉、猪大肠、羊大肠、鳖肉、核桃仁、竹笋、蜂蜜等。忌食或少食辛辣刺激性的食物。

四、起居有常,即作息要有规律

起居有常,养成定时排便的习惯,可每日早晨饮用一杯温开水或淡盐水,空腹饮用后能刺激肠管蠕动有助于排便。当有便意时不要忍着不去大便,久忍大便易引起习惯性便秘。忌蹲厕时间过长,排便时要集中精力,不要看书、看报,每次排便时间不宜超过 10 min,排尽即起,最好在 5 min 内完成,即在便意感强烈袭来时,速去排便,5 min 完成即起,排便后最好用温水坐浴 10 min。平时既要防止便秘,又要杜绝腹泻。

五、不妄作劳,即不要违背常规的劳作

不妄作劳,提倡劳逸结合,养成良好的生活习惯,保持有规律的休息,劳逸适度,节制情欲,避免过劳,避免精神刺激等。孕妇要加强孕期保健,适当地参加一定量的活动,保持适当时间的平卧,避免久站久坐[1]。

第二节 《伤寒论》理论对中医肛肠临床实践的指导作用

张仲景的《伤寒论》是中医辨证论治理论体系的奠基之作,《伤寒论》不仅是一部医学理论专著,而且是一部临床经验结晶的著作。张仲景把理论与实践紧密结合起来,融理论于实践之中,以实践体现理论,揭示了疾病的变化规律,把理、法、方、药贯穿一线。《伤寒论》的生命力在于临床疗效,从远古至今,崇尚张仲景者,无不重视其临床价值。《伤寒论》中诸方既治常见病,亦治疑难病,故有"群方之冠"的美誉。伤寒方的临床运用,贵在求实辨证,权衡病机,斟酌用药。《伤寒论》理论的临床指导作用重在下述几方面。

一、注重辨证准则

《伤寒论》的精华在于辨证。辨证就是诊断、立法、用药依据,而不受病名的限制。柯韵伯言,要在辨证中求根本,不在病名上求枝叶,可谓深得张仲景的奥义。这种以辨证为准则,不受病名的束缚,正是"同病异治、异病同治"的原则性和灵活性的体现。笔者体会,以辨证为准则,用一方治多病,是一个普遍规律。

二、掌握组方原则

张仲景所创诸方,有严密的组方原则。所谓原则是根据病机、主证,确立组方用药的大法,通过遣药来体现其原则性。这种严密的组方原则,是一般方书所不能比拟的,只有对每一方进行深入剖析,充分领略其方剂的内涵,才能窥视其原则所在。此外,还必须指出,伤寒方中的药量亦不可忽视,一般地说,主药量大,辅药次之,全方诸药协调以发挥效益。所以临床用药的多寡应根据病情的轻重,药物的主次来决定。

三、熟悉病机主证

伤寒用药大法,全在抓住病机与主证。抓主证,针对主要症状用方;辨病机,针对病机用方;抓次证,结合病机用方;主证与病机反映了疾病的本质,必须是一致的。临床上用伤寒方,还必须根据病情前后衔接,既要符合病机,又要切合方意,使之相互补益。

四、灵活化裁方药

《伤寒论》共113方,其六经主方经过化裁,充分扩大了经方的运用,如桂枝汤方,在《伤寒论》本身就演变为20多个方,这是极好的例证。从伤寒方到后世诸方,前者是源,后者是流,其间的脉络是很清楚的,如伤寒三承气汤与温病诸承气汤等,都是在经方的基础上不断发挥扩大运用的。

《伤寒论》里所包含的理论,都是张仲景对《黄帝内经》理论的继承和发展。他采用了归纳法和类比法的逻辑方法,以六经、气血、八纲、八法为骨干,创立了辨证论治的医学推理体系,具有极高的理论价值和实用价值,因而被后世尊为医圣。《伤寒论》的理论就是辨证论治的理论,它是通过六经证治具体表现出来的。千百年来,它一直指导着中医临床实践,后世许多新的总结和新的框架,前者为八纲八法,后者为温热病的卫气营血、三焦辨证方法,均是在六经证治的基础上发展起来的。六经辨证的实质,主要包括了对疾病按照经络、脏腑定位和按照表里、虚实、寒热、阴阳定性,以及在这两个基础之上确定的治疗大法。六经辨证体现了中医学理、法、方、药的一致性,论证立法,以法组方,相当严谨。张仲景的《伤寒论》不仅是中医临床体系的奠基石,具有历史意义,而且其辨证论治的法度,足资后世学习研究,更具现实意义。师张仲景之意,用张仲景之法,得张仲景之心,使我们在研究《伤寒论》理论时,能够做到心中有数,不致迷失方向、不得要领。所谓"知其要者,一言而终,不知其要,流散无穷"就是此意,对今时临床水平的提高,仍是必要的。

第三节　经方在肛肠科应用的临证体会

在临床应用中,以伤寒方为骨干,后世方为辅助,取两者之长,使之药物组合、功效、主治都优于原方,达到优化组合的目的。笔者对下述几种化裁经方的运用,从临床实践的疗效来看均取得了预期的良好效果。

(1) 原方使用:采用大承气汤治疗阳明腑实证。

(2) 原方加味:采用加味苦参汤治疗湿热下注湿疮证。

(3) 原方加减:采用加减真武汤治疗脾肾阳虚泄泻证。

(4) 两方合用:采用白头翁汤合葛根芩连汤治疗肠道湿热泄泻证,采用承气乙字汤(小承气汤合汉方乙字汤)治疗肠道实热便秘证。

(5) 改丸剂为汤剂:改麻子仁丸为汤剂治疗脾约证。

上述各种经方[2]的具体应用可见第三篇第八章。

(叶 玲)

【参考文献】

[1] 叶玲.运用《内经》理论指导痔疮的预防保健[J].福建中医药,2006,37(6):57,58.

[2] 叶玲.经方应用于肛肠疾病的临证体会[J].福建中医药,2009,40(1):44,45.

临床篇

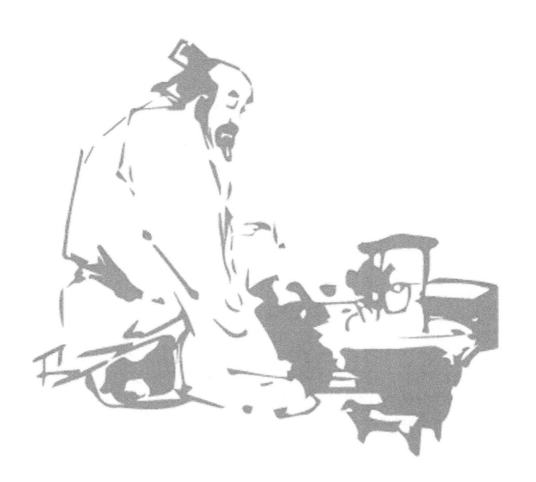

第三章

叶玲中医肛肠病经验方

第一节　苦参洗剂系列方

方名：苦参清热洗剂

方源： 系据叶玲长期使用的临床经验方开发的院内制剂，在《疡科心得集·补遗》引《疡医大全》苦参汤基础上加减组成。

组成： 苦参、黄柏、野菊花、五味子、苍耳子。

用法： 将药液加入温开水至 2 000 mL 趁热熏蒸，待药液温度适宜时坐浴 15～20 min，每日 1 次；或用原液擦洗湿敷。

功效： 清热利湿，解毒祛风，杀虫止痒。

主治： 用于湿热毒邪郁滞肌肤所致之痔病，症见红肿、疼痛、瘙痒、出血等；肛裂、肛周脓肿、肛瘘、肛周瘙痒症、肛周湿疹等肛肠疾病及术后见上述证候者。

方解： 方中以苦参为君，取其苦寒，苦可燥湿、寒可泻热，苦参既有清湿热之功又具止痒之效，《神农本草经》曰："主心腹结气，癥瘕积聚……除痈肿。"《名医别录》云："除伏热肠澼……疗恶疮、下部䘌。"臣以苦、寒之黄柏，苦、辛之野菊花，黄柏功在清下焦湿热，野菊花功专清热解毒，君臣相须为用以增强清下焦湿热之力。佐使以酸、温之五味子，辛散苦燥之苍耳子，五味子味酸收敛固涩力强，收敛肛周湿气，苍耳子祛风除湿止痒。五味药物合用共奏清热利湿、解毒祛风、杀虫止痒之效[1]。

方名：加味苦参汤

方源： 于《疡科心得集·补遗》苦参汤与院内制剂苦参清热洗剂两方基础上加减组成。

组成： 苦参、黄芩、金银花、地肤子、蛇床子、苍耳子、石菖蒲、白鲜皮、五倍子。

用法： 水煎后趁热熏蒸，待药液温度适宜时坐浴 15～20 min，每日 1 次。

功效： 清热解毒，除湿消肿，祛风止痒。

主治： 各种肛肠病。

方解：方中苦参为君，苦寒清热燥湿、祛风杀虫止痒。黄芩、金银花为臣，黄芩清热燥湿、泻火解毒，《神农本草经》指出"主诸热……恶疮疽蚀火疡"；金银花疏风清热解毒，《本草纲目》指出"一切风湿气，及诸肿毒、痈疽、疥癣、杨梅诸恶疮，散热解毒"。佐药地肤子、蛇床子、苍耳子，地肤子清热利湿止痒，《名医别录》指出"去皮肤中热气，散恶疮"；蛇床子燥湿杀虫止痒，《神农本草经》指出"主……湿痒……恶疮"；苍耳子祛风止痒止痛，《神农本草经》指出"主……恶肉死肌"，《大明本草》指出"治瘰疬恶疮瘙痒"。使药石菖蒲、白鲜皮、五倍子，石菖蒲芳香化湿，《药性论》指出"杀诸虫，疗恶疮疥癣"，《本草纲目》指出"散痈肿"；白鲜皮清热燥湿、祛风解毒；五倍子收敛固涩，可敛疮面之渗出，《本草纲目》指出"敛溃疮金疮，收脱肛子肠坠下""其味酸咸，能敛肺止血，其气寒，能散热毒疮肿，其性收，能除泄痢湿烂"。全方合用共奏清热解毒、除湿消肿、祛风止痒之功[2, 3]。

方名：苦参痒消洗剂

方源：由《疡科心得集·补遗》引《疡医大全》苦参汤并《丹溪心法》之二妙散加减化裁组成。

组成：苦参、地肤子、白鲜皮、黄柏、蛇床子、金银花、野菊花、苍耳子、苍术。

用法：水煎后趁热熏蒸，待药液温度适宜时坐浴 15～20 min，每日 1 次。

功效：清热燥湿，敛疮止痒。

主治：湿热下注型肛门湿疹、肛门瘙痒症。

方解：《外科正宗》指出："血风疮，乃风热、湿热、血热三者交感而生，发则瘙痒无度，破流脂水，日渐沿开""此证初如粟米，痒而兼痛，破流黄水，浸淫成片，随处可生，由脾胃湿热，外受风邪，相搏而成。"肛门湿疹究其病因，多为湿热下注，聚于肛门，或内有湿热，外感风邪，风邪与湿热相搏，内不能疏泄，外不能透达，风湿热邪浸淫肌肤而成，故症见皮疹瘙痒，皮肤潮红有渗液。方中苦参为君，既可清下焦湿热又能杀虫止痒；臣以金银花、野菊花、黄柏，金银花清热解毒，野菊花清热解毒疏风，黄柏善祛下焦湿热；佐以蛇床子、地肤子、白鲜皮，蛇床子燥湿杀虫、祛风止痒，地肤子清热除湿、杀虫止痒，白鲜皮清热燥湿、祛风止痒、解毒；使药苍耳子、苍术，苍耳子祛风湿止痒，苍术燥湿健脾。全方共奏清热燥湿、敛疮止痒之功[4]。

方名：固脱苦参洗剂

方源：在院内制剂苦参清热洗剂基础上加补气升提、收敛固摄药物组成。

组成：党参、黄芪、柴胡、升麻、乌梅、五倍子、苦参、黄柏、野菊花、五味子、苍耳子。

用法：水煎后趁热熏蒸，待药液温度适宜时坐浴 15～20 min，每日 1 次。

功效：益气健脾，升提固摄，兼以清热利湿。

主治：直肠脱垂，Ⅱ、Ⅲ期内痔。

方解：方中重用党参、黄芪为君药,党参补中益气,升阳举陷,补肺实卫,黄芪有"补药之长"之称,补脾肺气、升阳举陷。升麻、柴胡为臣药,助黄芪、党参清阳上升,增强升提固摄之功。佐药苦参、黄柏、野菊花,取其清热利湿以治其标。使药乌梅、五味子、五倍子,取其酸涩,治以收敛固摄。全方共奏益气健脾、升提固摄,兼以清热利湿之效。

第二节　紫芨系列方

方名：紫芨清解灌肠液

方源：系据叶玲临床经验方开发的院内制剂,在《医宗金鉴》五味消毒饮基础上加减而成。

组成：紫草、白及、败酱草、蒲公英、紫花地丁。

用法：保留灌肠,每次 100～200 mL,每日 1 次。

功效：清热解毒,凉血止血,祛瘀止痛。

主治：湿热下注型放射性直肠炎、溃疡性结肠炎、慢性结直肠炎、直肠内脱垂、肛门坠胀、出口梗阻性便秘、肛窦炎、肛乳头肥大、炎性直肠息肉、术后吻合口炎性增生、肛肠病术后出血及疼痛等。

方解：方中紫草、白及清热解毒,凉血止血,为君药。紫草凉血活血、清热解毒、除湿利窍、通利大小肠,《本草经疏》曰:"紫草为凉血之要药……湿热在脾胃所成,去湿除热利窍……"《神农本草经》云:"主心腹邪气,五疸,补中益气,利九窍,通水道。"白及收敛止血,消肿生肌,《本草求真》曰:"方书既载功能入肺止血,又载能治跌仆折骨,汤火灼伤,恶疮痈肿,败疽死肌……此药涩中有散,补中有破,故书又载去腐,逐瘀,生新。"臣以蒲公英清热解毒,利尿通便,凉血,《山东中药》言其主治黄疸,目赤,小便不利,大便秘结。《常用中草药手册》言其主治消化不良,便秘,蛇虫咬伤,尿路感染等。《上海常用中草药》言其清热解毒,利尿,缓泻。佐使药为败酱草、紫花地丁。败酱草清热解毒,凉血止血,消痈排脓,祛瘀止痛,《本草纲目》言其下气,解热;《本草正义》言其能清热泄结,利水消肿。紫花地丁清热利湿,解毒消痈。众药合用共奏清热解毒、凉血止血、祛瘀止痛之功[5]。

方名：加味紫芨清解灌肠液

方源：在院内制剂紫芨清解灌肠液的基础上加抗肿瘤中药组成。

组成：紫草、白及、败酱草、蒲公英、紫花地丁、七叶一枝花、半边莲、白花蛇舌草。

用法：保留灌肠,每次 100～200 mL,每日 1 次。

功效：清热解毒，凉血止血，抗肿瘤。

主治：放射性直肠炎、结直肠癌。

方解：方中紫草、白及清热解毒，凉血止血，为君药；臣以蒲公英、败酱草、紫花地丁清热解毒，凉血止血，消痈排脓，祛瘀止痛；七叶一枝花、半边莲、白花蛇舌草为佐使，七叶一枝花清热解毒、预防癌症，可有效抵抗癌细胞扩散，促进白细胞再生，半边莲清热解毒、利水消肿，可用于痈肿疔疮、直肠癌等，白花蛇舌草清热解毒、消痈散结、利水消肿，用于疔肿疮疡、肠炎癌肿。诸药合用共奏清热解毒、凉血止血、祛瘀止痛、抗肿瘤之功。

方名：补气紫芨灌肠液

方源：在院内制剂紫芨清解灌肠液的基础上加补气升提、收敛固涩药组成。

组成：黄芪、白术、紫草、白及、升麻、柴胡、五倍子、诃子。

用法：保留灌肠，每次 100～200 mL，每日 1 次。

功效：健脾益气，升阳举陷，兼清湿热。

主治：气虚下陷型直肠内脱垂、肛门坠胀。

方解：方中黄芪、白术为君，黄芪补脾肺气、升阳举陷、益卫固表、托毒生肌、利水消肿、补血、活血，有"补药之长"之称；白术被誉为"脾脏补气第一要药"，可补气健脾，生白术为润肠通便要药。臣以紫草、白及清热利湿，活血解毒。紫草清热解毒、凉血、活血，其寒可清热，苦能通泄，能通便泻下，《本草经疏》曰："紫草为凉血之要药……湿热在脾胃所成，去湿除热利窍……邪热在内，能损中气，邪热散即能补中益气矣。"白及补肺生肌、止血敛疮、清热消肿。佐药五倍子、诃子味酸、涩，酸能收敛，涩能固脱。诃子敛肺、下气、利咽；五倍子敛肺、止汗、敛疮、固精、止血、解毒，《本草经疏》曰："时珍谓其……敛溃疮、金疮，收脱肛、子肠坠下者，悉假其入肺清金，收敛固脱之功耳。"升麻、柴胡为使药，升举下陷之清阳，《本草纲目》曰："升麻引阳明大肠清气上行，柴胡引少阳清气上行，乃乃禀赋虚弱，元气虚馁，及劳役饥饱，生冷内伤，脾胃引经最要药也。"配合白及补肺、败酱草补虚损使全方祛邪而不伤正，且方中紫草使邪热散，即是补中益气。诸药合用共奏健脾益气、升阳举陷、兼清湿热之功[6]。

方名：紫芨油

方源：系叶玲长期使用的临床经验方。

组成：紫草、白及、黄柏、大黄、生地黄、当归。

用法：肛内给药或外敷。①用注射器抽取 2 mL 紫芨油注入肛内；②制作成紫芨油纱条换药；③涂敷痔核、创面或皮肤表面，每日 1～2 次。

功效：清热解毒，凉血止血，消肿止痛，敛疮生肌。

主治：肛肠疾病出血、疼痛、术后换药，亦可用于烫伤、压疮、青春痘、老人斑、痤疮、湿疹、过敏等皮肤病。

方解：方中紫草、白及为君药，紫草苦寒，长于清热泻火、凉血活血、利湿通便，《本草纲目》曰其功长于凉血活血，利大小肠。《陕西中草药》记载其可治疗汤火伤、皮炎、湿疹，甚至尿路感染等。白及善于收敛生肌、消肿止痛，《本草正义》中记载白及："味苦辛而气寒，故能消散血热之痈肿……外疡消肿生肌之要药也。"两者合用具有清热解毒、凉血止血、消肿生肌、活血止痛之功。臣药为黄柏、大黄、生地黄，黄柏清热燥湿、泻火解毒。大黄清热泻火，活血止血祛瘀，《日华子本草》曰："敷一切疮疖痈毒。"《本草纲目》记载："（主）诸火疮。"生地黄清热凉血、和血补血、排脓止痛。此三者可助君药清热凉血止血，亦善清利下焦湿热之邪，去除痔病之源。佐以当归与上药同用，防其凉遏太过，当归补血活血，李杲认为当归具有治金疮恶血、各种疮疡肿结的功效，当归合生地黄，又能活血养阴、润肠通便，改善排便困难。全方合用共奏清热燥湿、凉血止血、消肿生肌、活血止痛之功[7, 8]。

方名：紫芨生肌膏

方源：在叶玲经验方紫芨油基础上加减组成。

组成：紫草、白及、黄芪、当归、党参、赤石脂、白芷、乳香、没药、地龙。

用法：研制为细末合以麻油、石蜡炼制而成油膏，涂抹换药。

功效：活血化瘀，补气生肌。

主治：肛肠病术后换药。

方解：方中黄芪、紫草、白及为君药，黄芪功善补气生肌，紫草、白及生肌止痛。臣以党参、当归，加强君药益气养血生肌之功。佐以乳香、没药活血化瘀，生肌止痛，此二药虽以性行开通为主，但又有不损伤气血的特点，使全方散中有收，补而不滋腻，生肌同时不至于成瘢。赤石脂功善收敛生肌，白芷生肌消肿止痛，地龙生肌止痛，三药共为使药。全方合用共奏活血化瘀、补气生肌之效[9]。

第三节　加味乙字汤系列

方名：承气乙字汤

方源：系由经方小承气汤合汉方乙字汤组成。

组成：大黄、厚朴、枳实、当归、升麻、柴胡、黄芩、甘草。

用法：水煎服，每日2次。

功效：清热泻火，润肠通便。

主治：肠道实热便秘。

方解：乙字汤源自日本汉医原南阳方，用于治疗大便硬或者有便秘症状的痔病、肛瘘、直肠脱垂。经方小承气汤大黄、厚朴、枳实功用轻下热结,两方合用发挥升降并用的互补作用。方中小承气为君药,大黄攻积导滞、清热泻火,为苦寒攻下要药;枳实消痞破结;厚朴下气除满;臣以当归补血活血、消肿止痛,兼能润肠通便;佐以升麻、柴胡升阳透解邪热,疏达经气;黄芩清热燥湿、泻火解毒、凉血止血;使药甘草清热解毒、益气补中、缓急止痛、调和药性。两方合用共奏清热泻火、润肠通便之功[10]。

方名:理气乙字汤

方源:系由叶玲经验方承气乙字汤加理气药组成。

组成:厚朴、枳实、木香、砂仁、大腹皮、大黄、当归、升麻、柴胡、黄芩、甘草。

用法:水煎服,每日 2 次。

功效:行气导滞,泻火通便。

主治:肠道气滞便秘。

方解:方中君药为枳实、厚朴,枳实消痞破结,厚朴下气除满;臣以木香、砂仁、大腹皮理气行气,佐以大黄、当归、黄芩,大黄苦寒泻热、通调腑气,黄芩清热燥湿,当归养血行血、润肠通便;升麻、柴胡透解邪热,疏达经气,与甘草共为使药。诸药合用共奏行气导滞、泻火通便之功。

方名:化湿乙字汤

方源:在汉方乙字汤基础上结合国医大师杨春波教授"清化饮"中的茵陈、佩兰、白扁豆等化湿药组成。

组成:茵陈、佩兰、白扁豆、大黄、黄芩、升麻、当归、北柴胡、甘草。

用法:水煎服,每日 2 次。

功效:清热利湿,润肠通便。

主治:湿热下注型直肠脱垂、混合痔术后便秘。

方解:方中茵陈、佩兰、白扁豆共为君药,茵陈乃除湿散热结之要药,其苦、平,微寒,寒能清热,苦能燥湿,尤善清脾胃湿热之邪,《本草经疏》云其主风湿寒热,邪气热结,皆湿热在阳明、太阴所生病也;佩兰芳香化湿,性辛,有芳香之气可化脾胃湿浊,《神农本草经》有关于佩兰益气、通利水道的疗效记载;白扁豆健脾化湿和中。臣以黄芩、大黄,黄芩苦寒清热燥湿,善清手太阴经及足阳明经之湿热;大黄苦寒泄热,通调腑气,导湿热邪从魄门而出,又有清热凉血止血的功效。佐以柴胡、升麻透解邪热,疏达经气;当归养血行血、润肠通便,甘草调和诸药。诸药合用共奏清热利湿、润肠通便之功[11]。

方名:增液乙字汤

方源:系由经方增液汤合汉方乙字汤组成。

组成：生地黄、麦冬、沙参、大黄、黄芩、升麻、当归、北柴胡、甘草。

用法：水煎服，每日2次。

功效：滋阴增液，润肠通便。

主治：阴液亏虚型便秘。

方解：方中增液汤为君药，沙参咸寒润下，善滋阴降火，润燥生津；麦冬甘寒体润，有滋阴润燥之功；生地黄滋阴壮水，清热润燥。三药合而用之，增水以行舟。臣药当归、黄芩、大黄，当归养血，行血，润肠；黄芩、大黄味苦，苦善于泄燥，黄芩清热燥湿，大黄攻积清热，泻火通便。佐药升麻、柴胡，升举下陷之气，补益肺气，疏肝解郁。使药甘草，益气补中，调和诸药。诸药合用共奏滋阴增液、润肠通便之功。

方名：补气乙字汤

方源：在汉方乙字汤基础上加健脾益气药组成。

组成：黄芪、党参、白术、升麻、柴胡、当归、陈皮、黄芩、大黄、甘草。

用法：水煎服，每日2次。

功效：健脾益气，升阳举陷，兼以清热通便。

主治：脾虚气陷型直肠脱垂、气虚便秘。

方解：方中君药黄芪、党参、白术，味皆属甘，"甘能补"，黄芪善走脾胃，既可补亏虚之脾气，又可升下陷之脾气，尤善补气升阳举陷；党参健脾补肺益气，《本草从新》云其药力平缓、药效平和，可用于调补中气虚弱；白术苦甘温，功善健脾，且为通便之要药。臣药升麻、柴胡，升麻甘辛，既能升举下陷之气，又有补益肺气、调理大肠气机的功能；柴胡味苦、辛，具升举阳气、疏肝解郁之功。佐药当归、陈皮、黄芩、大黄，黄芪、当归二药相伍，一气一血，黄芪补气，当归养血；陈皮理气和胃，助君臣理气升提；黄芩、大黄味苦，苦善于泄燥，黄芩清热燥湿，祛除脾虚不运瘀滞中焦的湿热；大黄攻积清热，泻火通便，促进大肠蠕动。使药甘草甘平，甘味为脾之主味，可益气补中，调和诸药。方中当归养血润肠通便，白术健脾补气通便，大黄微微泻火通便。诸药合用一则补气健脾以治气虚之本；二则升提下陷阳气，以求浊降清升，固脱有司；三则健脾补气润肠通便，用于证属脾虚气陷湿阻便秘者。诸药合用以达健脾益气、升阳举陷，兼以清热通便之功[12]。

第四节 桃红系列方

方名：桃红化瘀汤

方源：系叶玲长期使用的临床经验方。

组成：桃仁、红花、川芎、当归、益母草、丹参、乌梅。

用法：水煎服，每日 2 次。

功效：活血祛瘀，散肿止痛，润肠通便。

主治：气滞血瘀型混合痔、血栓性外痔、各种肛肠病术后及久病成瘀之便秘。

方解：方中桃仁活血祛瘀，《神农本草经》云其既能治瘀血，又能止痛。红花活血祛瘀、散肿止痛，《本草述》言红花辛温则血调和，多用则能破血。桃仁重在祛瘀逐瘀，红花则能活血行血，两者共为君药，使瘀去而新血生，血活则筋脉养。当归、川芎合而入方为臣药，增强桃仁、红花活血生新、养血润燥之效；佐药丹参、益母草，丹参能活血祛瘀消痈，益母草能活血消肿，此二药加强桃仁、红花活血祛瘀之效，再入使药乌梅可生肌、蚀恶肉，乃有"肝主筋，酸入肝而养筋，肝得所养，则骨正筋柔，机关通利而前证除矣"，且桃仁因其质润，故祛瘀行滞中兼有濡润通便之效，当归亦可润肠通便。诸药合用共奏活血祛瘀、散肿止痛、润肠通便之功。

方名：桃红化瘀洗剂

方源：在叶玲经验方桃红化瘀汤基础上加味组成。

组成：桃仁、红花、益母草、丹参、川芎、当归、苦参、五倍子、防己、乌梅。

用法：水煎后熏蒸，待药液温度适宜时坐浴 15～20 min，每日 1 次。

功效：活血祛瘀，散肿止痛，敛疮生肌。

主治：气滞血瘀型混合痔、血栓性外痔、术后瘢痕硬结。

方解：方中以桃仁、红花为君药，桃仁重在祛瘀逐瘀，红花则功在活血行血，两者合用使瘀血去而新血生，血活则筋脉养。益母草、丹参、川芎、当归共为臣药，益母草素有"血家圣药"的佳誉，具有行血养血、消浮肿、疗恶毒疗疮之效；丹参能磨坚破滞、疗一切痛疽疥癣；川芎主筋挛、金创等，无论病性如何均能配伍使用，缪仲淳（虞山儒医）指出川芎性走窜不黏滞而能治血分病；《神农本草经》指出当归："金创，主饮之。"清代汪昂在《本草备要》中提到当归能"养血生肌"是因为"血旺则肉长"，能"排脓止痛"是因为"血和则痛止"。苦参、五倍子、防己、乌梅为佐使药，苦参清热燥湿、解毒杀虫；五倍子止血敛疮；防己善疗下焦至足部因湿热而致肿盛的病症；乌梅酸涩敛疮生肌、蚀恶肉。全方共奏活血祛瘀、散肿止痛、敛疮生肌之效[13]。

第五节　肛痈肛瘘系列方

方名：加味透脓散（五味消毒透脓合剂）

方源：系由《医宗金鉴》五味消毒饮合《外科正宗》透脓散加减组成。

组成：金银花、野菊花、蒲公英、紫花地丁、皂角刺、炮山甲、川芎、当归、黄芪、甘草。

用法：水煎服,每日 2 次。

功效：清热解毒,托毒透脓。

主治：火毒蕴结型肛痈、湿热下注型肛瘘。

方解：方中五味消毒饮为君药,金银花既善清气血之热毒,又能清宣透邪,以消散痈肿疔疮,为治痈之要药,《本草纲目》言其能治诸肿毒、痈疽、疥癣、杨梅诸恶疮;蒲公英长于清热解毒,兼能消痈散结,《本草正义》言其可治一切疔疮痈疡红肿热痛诸症;紫花地丁苦寒而善清解热毒,又归血分兼能凉血散痈,尤长于治疗疔毒恶疮;野菊花清热解毒治痈疮疔毒,《本草纲目》言其尤常治"痈肿疔毒,瘰疬眼瘜"。上药同用,性皆寒凉,故其清热解毒犹强,并能凉血消肿,消散痈结。黄芪甘而微温,生用则性走,并长于大补元气而托毒排脓,故前人称为"疮家之圣药"。当归养血活血,川芎活血行气,化瘀通络,两药与黄芪相伍,既补益气血,扶正以托毒,又通畅血脉,血脉通畅,则可透脓外泄,生肌长肉,共为臣药。佐药炮山甲、皂角刺,善于消散穿透,可直达病所,软坚溃脓。使以甘草既清热解毒又调和诸药。全方清解与透脓并行,消中有补,以防寒凉过甚,损伤正气。诸药合用共奏清热解毒、托毒透脓之效[14]。

方名：芪白生肌汤

方源：系由气血双补之八珍汤加黄芪、白芷、白及组成。

组成：黄芪、党参、茯苓、川芎、熟地黄、白及、白术、白芍、白芷、川芎、炙甘草。

用法：水煎服,每日 2 次。

功效：益气补血,生肌敛疮。

主治：各种肛肠病术后。

方解：方中八珍汤气血双补。四君子汤益气健脾,党参甘温补脾健胃;白术助党参补益脾胃之气,又长于健脾燥湿,《本草求真》谓其为脾脏补气第一要药;茯苓甘淡,既可健脾,又可渗湿利浊,使党参、白术补而不滞;炙甘草在方中可调和诸药,更助他药补益之气。四物汤滋补营血,熟地黄甘温滋腻,善于补营滋血,当归辛温,补血,行血;白芍酸寒,养血敛阴;川芎辛温走窜,活血行气,祛瘀止痛,于各滋补药中,可使其补而不滞。方中加黄芪甘温,能补气以生血,黄芪更有托毒外出、生肌敛疮的功效;白及偏寒凉,味之苦涩,但质黏,对于局部疮疡能消散痈肿,又能助疮口生肌敛疮;白芷辛散,可温通气血,在疮疡疾病中,可散结消肿止痛,与益气补血之品同用,可奏托毒排脓生肌之效。全方以黄芪、白及为君,以四君为臣,以四物为佐,以白芷为使,共奏益气补血、生肌敛疮之功[15]。

方名：芪黄生肌洗剂

方源：系叶玲长期使用的临床经验方。

组成：黄芪、黄柏、苦参、白及、当归、五倍子、五味子、乳香、没药。

用法：水煎或散剂的药末溶于热水中后熏洗，待药液温度适宜时坐浴 15～20 min，每日 1 次。

功效：养血生肌，燥湿敛疮，祛瘀止痛。

主治：肛瘘、各种肛肠病。

方解：方中君药黄芪健脾补气，托脓生肌，《神农本草经》曰："痈疽，久败疮……五痔鼠瘘。"《本经逢原》载黄芪固表虚，托痈疡，还能补血、活血，素有"疮家圣药"之称。臣药为白及、当归。《中华人民共和国药典》记载白及有敛疮止血、消肿生肌、止痛之效；《神农本草经》载白及主治"恶疮、败疽"；《本草正义》称其为"外疡消肿生肌之要药"。当归养血活血，缓急止痛，润肠通便；《本草纲目》记载当归既可"排脓止痛"，又能"和血补血"，因当归性偏温，多用扶正补血，常用在疮疡病后期，疮面久不收口。佐药黄柏、苦参清热利湿。使药为五倍子、五味子。五倍子酸涩寒，敛汗止血，收湿敛疮，止泻；《本草纲目》言其外用可治"眼赤湿烂、溃疮、金疮"等。五味子酸甘温，益气生津，收敛固脱；《本草经疏》有云，五味子具有"益气，补不足"的功效，清热燥湿，杀虫利尿；《滇南本草》称其具有"凉血，解热毒"的功效。全方合用共奏养血生肌、燥湿敛疮、祛瘀止痛之效[16]。

第六节　其　　他

方名：加味补中益气汤

方源：系经方补中益气汤加健脾补气、升陷固涩药组成。

组成：黄芪、党参、白术、升麻、柴胡、当归、陈皮、五倍子、五味子、炙甘草。

用法：水煎服，每日 2 次。

功效：补中益气，升提固涩。

主治：脾虚气陷型直肠内脱垂、气虚型便秘、肛门坠胀。

方解：加味补中益气汤系叶玲经验方，补中益气汤源于李杲《脾胃论》，依据中医治病求本的原则，以"虚者补之""陷者升之"的理论为指导，同时依据"下者举之""酸可收敛""涩可固托"的治则，在补中益气汤原方的基础上，加入升陷固涩的药物，组成加味补中益气汤，方中重用君药黄芪峻补肺脾之气，增强大肠传导功能。党参、白术、炙甘草助黄芪补气健脾，同为臣药，方中加大白术用量以取补气通便之功。日久气虚常伤及血，故配伍当归养血润肠，助黄芪补气养血；清阳不升则浊阴不降，故配伍陈皮调理气机，以助升清降浊。当归、陈皮均为佐药。五倍子涩以固脱，五味子酸以收敛，助升麻、柴胡升提下陷之清阳，共为使药。诸药合用共奏补中益气、升提固涩之功[17]。

方名：补中温阳通便汤

方源： 系经方补中益气汤加温阳润肠通便药组成。

组成： 黄芪、党参、白术、升麻、柴胡、当归、陈皮、肉苁蓉、瓜蒌、炙甘草。

用法： 水煎服，每日2次。

功效： 健脾益气，温阳润肠。

主治： 气虚阳虚便秘、肛门坠胀、排便不畅。

方解： 补中温阳通便汤系叶玲经验方，补中益气汤源于李杲《脾胃论》，根据临床经验在补中益气汤原方的基础上，加入肉苁蓉、瓜蒌等温阳润肠通便药，组成补中温阳通便汤，用于治疗气虚阳虚便秘、肛门坠胀、排便不畅等。方中重用黄芪、白术为君药，黄芪峻补肺脾之气，助脾胃升清阳，增强大肠传导功能，白术为润肠通便要药，故加大白术用量，名中医魏龙骧老先生认为："便秘之源，在脾胃。脾胃之药，首推白术，尤需重用，始克有济……重用白术，运化脾阳，实为治本之图。故余治便秘，概以生白术为主。"党参、炙甘草助黄芪补气健脾之功，同为臣药，佐以当归养血润肠、肉苁蓉温补润肠、瓜蒌润肠通便。陈皮调理气机，与炙甘草共为使药。诸药合用共奏健脾益气、润肠通便之功。

方名：加味参苓白术散

方源： 系参苓白术散加健脾固涩药组成。

组成： 党参、白术、山药、茯苓、白扁豆、莲子、薏苡仁、芡实、五味子、乌梅、砂仁、桔梗、炒甘草。

用法： 水煎服，每日2次。

功效： 健脾益气，渗湿止泻。

主治： 脾虚型泄泻。

方解： 方中党参健脾益气补中；白术既能益气补中，又能健脾燥湿，共为君药。山药补脾益气，助党参、白术增强补中益气，健脾养胃之力；茯苓健脾渗湿，白扁豆补脾益气，化湿和中，两药与白术相配，健脾祛湿之力更强，以上三药均为臣药。砂仁行气化滞，并能芳香化湿，醒脾和胃；薏苡仁健脾渗湿，使湿邪从下而去；芡实、莲子补气健脾、涩肠止泻；五味子、乌梅酸涩收敛止泻，共为佐药。桔梗善入肺经发挥其宣肺而宽胸利膈之效，以助调畅气机；炒甘草和中调药，共为使药。诸药共奏益气健脾、渗湿止泄之效。

方名：乌梅汤

方源： 系由祝谌予老先生的过敏煎化裁加味组成。

组成： 乌梅、防风、柴胡、升麻、薏苡仁、甘草。

用法： 水煎服，每日2次。

功效：敛肺生津，健脾渗湿，祛风止痒。

主治：肛周湿疹、肛门瘙痒症等过敏性疾病。

方解：方中以乌梅为君，乌梅酸涩平，取其酸入肝，故善祛风邪，味酸可收，功可敛肺生津，补充机体津液之不足。臣以防风、柴胡，防风辛甘，祛风止痒，胜湿止痛，风邪袭表，首先犯肺，防风入肺经，且肺合皮毛，可截断风邪入里侵袭；柴胡解表合里，尤善祛风升阳，疏肝解郁。五味子、薏苡仁为使，五味子与乌梅相须为用，酸甘生阴，敛肺生津，补津之不足；薏苡仁甘淡微寒，健脾渗湿。佐以甘草清邪热，养阴血，调和诸药，甘草亦可补中，后天得补，中土健运，气血生运，水湿得化[18]。现代药理学研究证实甘草具有抗过敏的作用，故用量应加大，可用至 10～15 g。

第七节　穴位贴敷系列方

方名：承气贴

方源：系经方《伤寒论》大承气汤原方配制而成。

组成：大黄、厚朴、枳壳、芒硝。

功效：荡涤热结，通导泄下。

主治：阳明腑实证之大便不通，或伴频转矢气、脘腹痞满等。

方解：同大承气汤。

方名：加味补中益气贴

方源：系叶玲经验方加味补中益气汤配制而成。

组成：黄芪、党参、白术、升麻、柴胡、当归、陈皮、炙甘草。

功效：补中益气，升阳举陷。

主治：直肠脱垂、气虚便秘、肛门坠胀、排便不畅。

方解：同加味补中益气汤。

方名：加味六磨贴

方源：系叶玲经验方，由《世医得效方》六磨汤加砂仁、枳实配制而成。

组成：乌药、木香、槟榔、大黄、沉香、枳壳、砂仁、枳实。

功效：行气散结，攻积导滞。

主治：气滞腹痛、腹胀痞满、大便秘结而有热者、气滞便秘、腹胀、排便不畅。

方解：方中以乌药行气疏肝，沉香下气降逆，槟榔行气导滞，共为君药；大黄攻积导滞、清热泻火，苦寒攻下，为臣药；木香、砂仁、枳壳、枳实四药合用，大量理气行气药共为佐使。诸药合用共奏行气散结、攻积导滞之功。

方名：化湿乙字通便贴

方源：系叶玲经验方化湿乙字汤加味配制而成。

组成：白扁豆、茵陈、佩兰、升麻、当归、柴胡、黄芩、大黄、白术、瓜蒌、甘草。

功效：清热化湿，润肠通便。

主治：湿热下注型便秘。

方解：方中化湿乙字汤清热利湿，润肠通便，加通便之要药生白术、瓜蒌以加大润肠通便作用。

方名：桃红化瘀贴

方源：系叶玲经验方桃红化瘀汤配制而成。

组成：桃仁、红花、川芎、益母草、当归、丹参。

功效：活血化瘀，软坚消肿，润肠通便。

主治：气滞血瘀型外痔、肛肠术后水肿疼痛、瘢痕体质者及久病成瘀之便秘。

方解：同桃红化瘀汤。

方名：桃红六磨贴

方源：系叶玲经验方桃红化瘀贴合加味六磨贴配制而成。

组成：乌药、木香、槟榔、大黄、沉香、枳壳、砂仁、枳实、桃仁、红花、川芎、益母草、当归、丹参。

功效：活血化瘀，行气导滞。

主治：久病成瘀、气滞血瘀型的慢性便秘。

方解：方中桃红化瘀汤活血化瘀、润肠通便，加味六磨汤行气散结、攻积导滞，两方合用则通便之效更佳。

　　附　穴位贴敷系列方用法用量：各方研细末备用，用时将药末与紫草油或茶油、茶水调配成糊状，取 3～5 g 药量制成圆形药饼，用时将调配好的药饼用穴位贴贴于相应的穴位上，取穴神阙、天枢、足三里、涌泉，贴敷时间为 2～4 h，每日 1 次。

（叶　玲　黄晓捷　高献明）

【参考文献】

[1] 叶玲.苦参清热洗剂[Z].福建中医药大学附属第二人民医院院内制剂申报书,2015.

[2] 叶玲,黄璇,高尤亮.加味苦参汤熏洗对肛周脓肿术后创面愈合的临床观察[J].中国现代药物应用,2010,4(2):134,135.

[3] 郑鸣宵,叶玲.加味苦参汤熏洗促进高位肛漏术后创面愈合56例[J].福建中医药,2010,41(5):43.

[4] 高献明.痒消洗液治疗湿热下注型急性肛门湿疡的临床研究[D].福州:福建中医药大学,2010.

[5] 吴才贤.紫芨清解灌肠液治疗湿热下注型直肠黏膜内脱垂的临床疗效观[D].福州:福建中医药大学,2015.

[6] 赖日昌.中药保留灌肠治疗气虚下陷型直肠内脱垂的临床观察[D].福州:福建中医药大学,2014.

[7] 兰宗毅.紫芨油治疗湿热下注型混合痔术后的临床研究[D].福州:福建中医药大学,2010.

[8] 黄丽娟.紫芨油纱条换药对湿热下注型高位单纯性肛瘘术后创面愈合的临床研究[D].福州:福建中医药大学,2015.

[9] 谢春燕.紫芨生肌膏促进肛瘘术后创面愈合的临床疗效观察[D].福州:福建中医药大学,2016.

[10] 叶玲,任伟涛,郑鸣宵,等.承气乙字汤治疗肠道气滞型便秘60例[J].福建中医药大学学报,2011,21(1):56,57.

[11] 崔书德.化湿乙字汤治疗湿热下注型混合痔术后排便困难的临床疗效观察[D].福州:福建中医药大学,2016.

[12] 吴成臣.补气乙字汤治疗中气下陷型直肠黏膜内脱垂的临床疗效观察[D].福州:福建中医药大学,2017.

[13] 黄晓捷.桃红化瘀洗剂治疗混合痔术后创面肿痛的临床观察[D].福州:福建中医药大学,2016.

[14] 郑鸣宵,叶玲.五味消毒透脓合剂促进热毒炽盛型肛周脓肿术后创面愈合49例[J].中国现代药物应用,2010,4(20):133,134.

[15] 沈乙惠.芪白生肌汤促进肛瘘术后创面愈合的临床观察[D].福州:福建中医药大学,2015.

[16] 纪加俊.芪黄洗剂促进肛瘘术后创面愈合的临床观察[D].福州:福建中医药大学,2016.

[17] 任伟涛.消痔灵注射合加味补中益气汤治疗脾虚气陷型直肠内脱垂性便秘[D].福州:福建中医药大学,2011.

[18] 赖日昌,叶玲.叶玲主任医师运用自拟乌梅汤治疗肛周瘙痒症的经验总结[J].云南中医中药杂志,2013,34(9):5,6.

第四章

中医肛肠病诊疗方案

第一节　福建中医药大学附属第二人民医院痔病中医诊疗方案(2019版)

痔是直肠末端黏膜下和肛管皮下的静脉丛发生扩大曲张所形成的柔软静脉团或肛管下端皮下血栓形成或增生的结缔组织,是临床常见病、多发病。根据发病部位的不同,分为内痔、外痔和混合痔。

一、诊断

(一)疾病诊断

1. 中医诊断标准

参照中华人民共和国中医药行业标准《中医病证诊断疗效标准》[1]中关于痔的诊断标准(ZY/T 001.7—94)。

(1)症状

1)间歇性便血:特点为便时滴血、射血,量多、色鲜红,血不与粪便相混淆,亦可表现为手纸带血。

2)脱垂:便后颗粒状肿物脱出肛外,初期可自行还纳,后期需用手托回或卧床休息才可复位,严重者下蹲、步行、咳嗽或喷嚏时都可能脱出。

3)肛门不适感:包括肛门坠胀、异物感、瘙痒或疼痛,可伴有黏液溢出。

(2)体征:肛周检查见齿状线上下同一方位黏膜皮肤隆起,连成整体,质柔软,多位于3、7、11点处。

具备以上(2)项加(1)项中的1)或2),诊断即可成立。

2. 西医诊断标准

参照《外科学》(第七版)(吴在德等主编,人民卫生出版社,2008年)痔的诊断标准[2]。

(1)痔的分型:内痔、外痔和混合痔。

1）内痔：肛垫移位及病理性肥大，包括血管丛扩张、纤维支持结构松弛、断裂。

2）外痔：指血管性外痔，即肛周皮下血管丛扩张，表现为隆起的软团块。

3）混合痔：内痔和相应部位的外痔相融合。

（2）临床表现

1）内痔的分度及临床表现：Ⅰ期，便时带血、滴血或喷射状出血，无内痔脱出，便后出血可自行停止。Ⅱ期，便时带血、滴血或喷射状出血，伴内痔脱出，便后可自行回纳。Ⅲ期，便时带血、滴血，伴内痔脱出或久站、咳嗽、劳累、负重时内痔脱出，需用手回纳。Ⅳ期，内痔脱出，不能回纳，内痔可伴发绞窄、嵌顿。

2）外痔的临床表现：肛门不适、潮湿不洁，可伴发血栓形成及皮下血肿。

3）混合痔的临床表现：内痔和外痔的症状可同时存在。

（3）检查方法

1）肛门视诊：检查有无内痔脱出，肛门周围有无静脉曲张性外痔、血栓性外痔，必要时可行蹲位检查。观察脱出内痔的部位、大小和有无出血及痔黏膜有无充血水肿、糜烂和溃疡。

2）直肠指诊：是重要的检查方法。Ⅰ、Ⅱ期内痔指诊时多无异常；对反复脱出的Ⅲ、Ⅳ期内痔，指诊有时可触及齿状线上的纤维化痔组织。直肠指诊可以排除肛门直肠肿瘤和其他疾病。

3）肛门镜：可以明确内痔的部位、大小、数目和内痔表面黏膜有无出血、水肿、糜烂等。

4）大便隐血试验：是排除全消化道肿瘤的常用筛查手段。

5）全结肠镜检查：以便血就诊者、有消化道肿瘤家族史或本人有息肉病史者、年龄超过50岁者、大便隐血试验阳性及缺铁性贫血的痔患者，建议行全结肠镜检查。

（二）证候诊断

1. 风伤肠络证

本证患者多以Ⅰ期内痔为主。表现为大便带血、滴血或喷射状出血，血色鲜红，大便秘结或有肛门瘙痒；舌质红，苔薄黄，脉数。

2. 湿热下注证

本证患者多以Ⅱ期内痔为主。表现为便血色鲜红，量较多，肛门内肿物外脱，可自行回纳，肛门灼热，重坠不适；舌质红，苔黄腻，脉弦数。

3. 气滞血瘀证

本证患者多以Ⅳ期内痔（嵌顿痔）为主。表现为肛内肿物脱出，甚或嵌顿，肛管紧缩，坠胀疼痛，甚则内有血栓形成，肛缘水肿，触痛明显；舌质红，苔白，脉弦细涩。

4. 脾虚气陷证

本证患者多以Ⅲ期内痔为主。表现为肛门松弛，内痔脱出不能自行回纳，需用手还纳,便血色鲜或淡;伴头晕、气短、面色少华、神疲、自汗、纳少、便溏等;舌淡,苔薄白,脉细弱。

二、治疗方案

(一) 手术治疗

1. 消痔灵双层注射疗法

本法适用于各期内痔及混合痔的内痔部分。以1:1消痔灵注射液注射治疗,使肛垫上提、痔核硬化萎缩。患者取侧卧位,常规消毒铺巾,局部浸润麻醉后,用5 mL注射器抽取1:1消痔灵注射液5 mL(消痔灵注射液与0.5%利多卡因按1:1比例配制),以5号针头在喇叭状肛门镜下,分别以距肛缘6 cm的镜底直肠黏膜的3、7、11三个点及齿状线上方痔核处作为两个注射平面,每个点与每个痔核分别注射1:1消痔灵注射液3~5 mL,总量一般为20~30 mL,注射完毕食指伸入肛内进行反复按摩,使药液均匀分布、充分吸收,以注射局部无硬结为度,注射时注意不要注射过浅或过深(刺入肌层)。

2. 结扎疗法

本法主要适用于Ⅱ~Ⅳ期内痔,包括内痔贯穿结扎疗法、胶圈套扎法等。

(1)内痔贯穿结扎疗法:利用结扎线阻断痔区血液循环,使痔核缺血坏死脱落。患者取侧卧位,常规消毒铺巾,局部浸润麻醉后,用弯血管钳钳夹内痔基底部,用持针钳夹住穿有7号或10号丝线的缝针,从痔核基底部中央稍上方穿过,用剪刀沿齿状线剪一浅表切口,再用丝线进行"8"字形结扎,结扎完毕可在被结扎痔核内注射消痔灵注射液,加速痔核坏死,或者剪去部分残端,将残留在肛外的丝线剪去,再将痔核送入肛内。

(2)弹力线胶圈套扎术:通过套扎器将小乳胶圈套扎在痔核基底部及上方直肠黏膜,利用胶圈弹力阻断血液循环,致痔核缺血坏死脱落。手术时采用肛门镜显露痔核,将吸引式套扎器的吸筒对准并顶在欲套扎的痔核与其上方直肠黏膜上,借助套扎器的负压作用,将痔核与黏膜吸入套扎器的吸筒内,同时扣动扳机将胶圈推出并套扎在痔核黏膜基底部。弹力线圈套扎术是近年国内外较广泛使用的一种治疗痔疮的手术方法,其优点为疼痛轻、出血少、安全有效。

3. 混合痔外剥内扎术(外痔剥离、内痔结扎术)

本法适用于混合痔。患者取侧卧位,常规消毒铺巾,局部浸润麻醉后,混合痔的内痔部分用弯血管钳钳夹基底部,用7号丝线进行"8"字贯穿缝合结扎,外痔部分做"V"字形皮肤切口,用血管钳钝性剥离外痔皮下静脉丛至齿状线稍上方,剪去"V"字形内的外痔皮瓣及静脉丛,使肛门部呈一放射状切口。外痔静脉丛剥离彻底,术后创面不暴露,从外观上看不到创面,达到微创的效果。

4. 混合痔外剥内扎加消痔灵注射术

本法适用于混合痔,尤其有多个痔核需一次性手术者。按混合痔外剥内扎术规程操作,对于其他部位较小的内痔痔核用消痔灵注射法加以处理。

5. 混合痔外剥内扎加消痔灵注射与肛门松解术

本法适用于环状混合痔或肛门偏紧及预期术后肛门偏紧的痔病患者。按混合痔外剥内扎加消痔灵注射术规程操作,术毕再根据肛门松紧的程度采用手指扩肛或肛门侧切扩肛的方式进行肛门松解,以顺利通过两横指为度。

6. 血栓外痔剥离术

本法适用于血栓外痔较大,血块不易吸收,炎症水肿局限者。患者取侧卧位,常规消毒铺巾,局部浸润麻醉后,在痔中央做一放射状或梭形切口,用止血钳将血块分离并摘除,修剪伤口两侧皮瓣至对口呈线状创面。

7. 外痔切除术

本法适用于结缔组织外痔及静脉曲张型外痔。患者取侧卧位,常规消毒铺巾,局部浸润麻醉后,用组织钳提起外痔组织,在痔中心自下缘至齿状线做一纵行"V"字形切口,再用剪刀分离皮下静脉丛,将皮肤及皮下组织一并切除。

8. 超声多普勒下痔动脉结扎术

本法是一种集超声波探查与缝扎手术为一体的新的诊疗技术。通过特制的带有超声波探头的直肠镜可快速确定痔动脉的位置,并可通过操作窗口准确、方便地缝扎痔动脉,从而阻断血流,降低痔体内压力,达到迅速止血,使痔体萎缩的目的。

9. 吻合器痔上黏膜环切术

本法是随着肛垫下移学说的兴起而发展起来的治疗痔病的新技术。该手术由过去的以摧毁消除痔核为目的,改为以消除症状为目的。其手术适应证为Ⅲ、Ⅳ期内痔,以内痔为主的环状混合痔。该手术的手术时间短;术后住院时间短,肛门部疼痛轻,远期并发症少;恢复正常生活、工作快;治疗环形内痔脱垂和痔疮引起的出血疗效佳。

10. 选择性痔上黏膜切除吻合术

本法是近期在吻合器痔上黏膜环切术式基础上发展起来的一种新型技术。该微创术式利用了特制的肛门镜形成不同的开环式窗口,利用吻合探头,锁定痔核,针对痔核的大小和多少来调节痔黏膜的切除范围,最大限度地保护了肛门的正常功能。

(二)中医特色治疗

1. 中药熏洗坐浴

中药熏洗坐浴是用中药煎汤直接熏洗坐浴患处,具有活血止痛、收敛消肿、祛湿止痒、凉血止血、促进创面愈合等作用。本法适用于痔病发作期及痔病术后的治疗,方选苦参清热洗剂、桃红化瘀洗液等进行熏洗治疗。

方一：苦参清热洗剂(院内制剂)。

苦参 20 g、黄柏 15 g、野菊花 10 g、苍耳子 15 g、五味子 15 g。

方二：桃红化瘀洗液(叶玲经验方)。

桃仁 30 g、红花 30 g、川芎 15 g、益母草 15 g、当归 9 g、丹参 30 g、苦参 9 g、防己 9 g、五倍子 12 g、乌梅 9 g。

熏洗包括两种方法:仪器熏洗法、传统坐浴熏洗法。

(1) 仪器熏洗法:将苦参清热洗剂或桃红化瘀洗液加入熏洗仪器中预热 10 min 后熏洗。连续熏洗 1 周为 1 个疗程,每日 1 次。

(2) 传统坐浴熏洗法:将苦参清热洗剂或桃红化瘀洗液煎汤加入热水至 2 000 mL 置盆中,先利用热气熏蒸肛门,待药液稍凉后(38～42 ℃)再坐浴。连续熏洗 1 周为 1 个疗程,每日 1 次。

2. 敷药法

敷药法即应用药物配制成的膏剂、散剂等直接涂敷于患处。本法主要用于内痔出血、痔急性发作肛门肿痛及痔病术后常规换药和术后并发症的治疗。

(1) 中药:紫芨油(院内制剂)肛内注药治疗,具有清热凉血、止血止痛、促进创面愈合等作用。药用紫草、白及、黄柏等,内痔出血保守治疗每日便后肛内注药 1 次,连续用药 3～5 日,痔术后换药每日便后肛内注药 1 次,连续用药 3 周至创面愈合。

(2) 中成药:肤痔清软膏、马应龙麝香痔疮膏、普济痔疮栓等纳肛,消炎止痛膏、加味金黄散等外敷用于痔急性发作肛门肿痛。

3. 中药贴敷

将中药粉与紫芨油或茶油、茶水调配成糊状,用穴位贴贴敷于神阙或足三里、涌泉穴,每日 1 次,贴敷时间为 2～4 h。

(1) 承气贴:适用于便秘、腹胀等症状。

(2) 桃红贴:适用于炎性外痔、血栓性外痔、内痔嵌顿疼痛、术后瘢痕收缩痛等痛症。

(3) 补中益气贴:适用于气虚便秘、肛门坠胀、排便不畅。

(4) 六磨贴:适用于气滞便秘、腹胀、排便不畅。

4. 烫熨治疗

术后当日置莱菔子烫熨包于下腹部行烫熨治疗以理气利尿预防术后尿潴留。

5. 内治——辨证论治

(1) 内痔辨证论治

1) 风伤肠络证

治法:清热凉血祛风。

方药:凉血地黄汤或乙字汤加减。

方一：凉血地黄汤。

生地黄 9 g、当归尾 9 g、地榆 12 g、槐角 12 g、黄连 9 g、天花粉 9 g、升麻 9 g、赤芍 9 g、枳壳 9 g、黄芩 9 g、荆芥 9 g、甘草 6 g。

方二：乙字汤（素有大便秘结者应用）。

大黄 1 g、升麻 1.5 g、柴胡 5 g、黄芩 3 g、当归 6 g、甘草 2 g。

若肛门瘙痒者，加蝉蜕、防风等；若出血量多者，加地榆、槐花等；若气血不足者，加黄芪、党参等。

2）湿热下注证

治法：清热利湿止血。

方药：化湿乙字汤（叶玲经验方，术后排便黏腻不畅者应用）。

茵陈 9 g、佩兰 9 g、白扁豆 12 g、大黄 1 g、升麻 6 g、柴胡 6 g、黄芩 9 g、当归 6 g、甘草 3 g。

若出血量多者，加地榆炭、槐花、仙鹤草等。

3）气滞血瘀证

治法：清热利湿，行气活血。

方药：止痛如神汤或桃红化瘀汤（叶玲经验方），中成药龙血竭胶囊等（术后切口水肿疼痛者应用）。

方一：止痛如神汤。

秦艽 9 g、桃仁 9 g、皂角刺 12 g、苍术 9 g、防风 6 g、黄柏 9 g、当归尾 9 g、泽泻 9 g、槟榔 9 g、熟大黄 9 g。

方二：桃红化瘀汤（叶玲经验方）。

桃仁 9 g、红花 9 g、川芎 9 g、益母草 15 g、当归 9 g、丹参 9 g。

4）脾虚气陷证

治法：补气升提。

方药：补中益气汤或补气乙字汤（叶玲经验方），中成药可选用补中益气丸等。

方一：补中益气汤。

黄芪 18 g、党参 9 g、当归 9 g、陈皮 6 g、升麻 6 g、柴胡 6 g、白术 9 g、炙甘草 6 g。

方二：补气乙字汤（叶玲经验方，术后排便不畅者应用）。

黄芪 15 g、白术 18 g、陈皮 6 g、党参 9 g、大黄 1 g、升麻 6 g、柴胡 6 g、黄芩 3 g、当归 6 g、炙甘草 6 g。

（2）外痔辨证论治

1）湿热下注证：便后肛缘肿物隆起不缩小，坠胀明显，甚则灼热疼痛，便秘溲赤，舌红，苔黄腻，脉滑数。

治法：清热利湿，消肿止痛。

方药:化湿乙字汤(叶玲经验方,术后排便不畅者应用)。

茵陈 9 g、佩兰 9 g、白扁豆 12 g、大黄 1 g、升麻 6 g、柴胡 6 g、黄芩 9 g、当归 6 g、甘草 3 g。

2) 气滞血瘀证:肛门部肿物突起,其色紫暗,疼痛剧烈难忍,肛门坠胀,伴有口渴便秘,舌紫,苔薄黄,脉弦涩。

治法:活血化瘀,行气止痛。

方药:止痛如神汤或桃红化瘀汤(叶玲经验方),中成药龙血竭胶囊等(术后切口水肿、疼痛者应用)。

方一:止痛如神汤。

秦艽 9 g、桃仁 9 g、皂角刺 9 g、苍术 9 g、防风 6 g、黄柏 9 g、当归尾 9 g、泽泻 9 g、槟榔 9 g、熟大黄 9 g。

方二:桃红化瘀汤(叶玲经验方)。

桃仁 9 g、红花 9 g、川芎 9 g、益母草 15 g、当归 9 g、丹参 9 g。

三、护理

(一) 实证(风伤肠络、湿热下注、气滞血瘀)

(1) 病房室温宜偏凉,空气新鲜,衣被不宜过厚。

(2) 有汗出者用温热毛巾擦干汗液,汗退后及时更换衣被,避免对流风。

(3) 宜卧床休息,避免劳倦。

(4) 对于急躁易怒者要注意调畅情志,鼓励和安慰患者静心调养,保持情绪稳定,并向患者讲解气滞化火会导致病情加重的道理。

(5) 饮食宜清淡易消化食品如雪梨、莲藕、甘蔗、百合、银耳、花生、蜂蜜等清热化火之品。

(6) 夏季暑多夹湿,湿热中阻,因此,有恶心、呕吐、泄泻者宜少食多餐,避免辛辣刺激性食品,忌烟酒。

(7) 口服中药宜偏凉。

(二) 虚证(脾虚气陷)

(1) 病房宜保温,空气宜流通,注意随天气变化增减衣被。

(2) 患者情绪易低落情志不畅,护理人员应多关心爱护患者,使其保持乐观向上的情绪。

(3) 饮食予以甘温补气作用的食品,如牛肉、鱼肉、蛋类、山药、扁豆、豆制品等。

(4) 中药宜温热服,服后休息片刻。

(三) 术后常规处理

(1) 依据相关麻醉情况处理。

(2) 腰麻、全麻需禁食 4~6 h;局麻无须禁食,术后忌辛辣之品。

（3）术后当日注意出血情况和小便情况，发现活动性出血应及时处理，术后8 h未排小便应采取措施。

（4）酌情使用润肠通便药物，以防便秘和粪便嵌塞。

（5）规范应用抗生素预防感染。

（6）便后坐浴，换药，可选用肛肠综合治疗仪、超声雾化熏洗仪。

（7）每日给予微波、红光治疗，促进切口愈合。

（8）观察伤口情况，术后1周，应注意肛门功能情况，注意有无肛门狭窄。

四、疗效评价

评价标准按照国家中医药管理局制定的《中医病证诊断疗效标准》[1]。

治愈：症状消失，痔核消失或全部萎缩，疗效指数≥95％。

显效：症状改善明显，痔核明显缩小或萎缩不全，75％≤疗效指数<95％。

有效：症状轻度改善，痔核略有缩小或萎缩不全，30％≤疗效指数<75％。

未愈：症状、体征均无变化或手术创面未愈合，疗效指数<30％。

第二节　福建中医药大学附属第二人民医院脱肛（直肠脱垂）中医诊疗方案（2019 版）

脱肛是指肛管、直肠黏膜、直肠全层，甚至部分乙状结肠向下移位、脱出或不脱出肛门外的一种疾病，是肛肠科的难治性疾病之一。脱肛相当于西医的直肠脱垂。

一、诊断

1. 中医诊断标准

参照中华中医药学会制定的《中医肛肠科常见病诊疗指南》中的直肠脱垂诊断标准进行诊断（即二型三度分类法）[3]。

一型：不完全性直肠脱垂，即直肠黏膜脱垂。

表现为直肠黏膜层脱出肛外，脱出物呈半球形，其表面可见以直肠腔为中心的环状的黏膜沟。

二型：完全性直肠脱垂，即直肠全层脱垂。

脱垂的直肠呈圆锥形，脱出部分可以以直肠腔为中心呈同心圆排列的黏膜环形沟。

二型根据脱垂程度分为三度：

Ⅰ度为直肠壶腹内的肠套叠，即隐性直肠脱垂。排粪造影呈伞状阴影。

Ⅱ度为直肠全层脱垂于肛门外，肛管位置正常，肛门括约肌功能正常，不伴有肛门失禁。

Ⅲ度为直肠和部分乙状结肠及肛管脱出于肛门外,肛门括约肌功能受损,伴有肛门不全性或完全性失禁。

2. 西医诊断标准

参照《外科学》(第七版)(吴在德等主编,人民卫生出版社,2008 年)直肠脱垂诊断标准[2]。

根据脱垂程度,分不完全脱垂和完全脱垂两种。

(1)不完全脱垂:脱出部仅为直肠下端黏膜,故又称黏膜脱垂。脱出长度为 2~3 cm,一般不超过 3 cm,黏膜皱襞呈放射状,脱垂部为两层黏膜组成。脱垂的黏膜和肛门之间无沟状隙,指诊仅触及两层折叠的黏膜;直肠指诊时感到肛门括约肌收缩无力,嘱患者用力收缩时,仅略有收缩感觉。

(2)完全脱垂:为直肠的全层脱出,严重者直肠、肛管均可翻出至肛门外。脱出较长,长度常超过 10 cm,甚至 20 cm,呈宝塔形。黏膜皱襞呈环状排列,脱垂部为两层折叠的肠壁组织,触之较厚,两层肠壁间有腹膜间隙。直肠指诊时见肛门口扩大,感到肛门括约肌松弛无力;排便造影检查时可见近端直肠套入远端直肠内。

二、治疗方案

(一)内治——辨证分型论治

1. 气虚下陷证

症状:便后肛门有物脱出,直肠脱垂呈半球形或圆锥形,甚则咳嗽、行走、排尿时脱出,劳累后加重,伴有脘腹重坠,纳少,神疲体倦,气短声低,头晕心悸,舌质淡体胖,边有齿痕,苔薄白,脉弱。

治法:补中益气,升提固脱。

方药:补中益气汤、补气乙字汤。

方一:补中益气汤。

黄芪 15 g、白术 9 g、陈皮 6 g、升麻 6 g、党参 6 g、当归 3 g、柴胡 6 g、炙甘草 6 g。

方二:补气乙字汤(叶玲经验方)。

黄芪 15 g、白术 18 g、陈皮 6 g、党参 9 g、大黄 1 g、升麻 6 g、柴胡 6 g、黄芩 3 g、当归 6 g、炙甘草 6 g。

气虚明显者,宜重用党参 12 g,黄芪 15 g,升麻 9 g;气阴两虚,津枯肠燥者,加生地黄 12 g,麦冬 12 g,玄参 12 g;肠道气滞无便意感者,加厚朴 9 g、枳实 9 g、大腹皮 9 g。

2. 肾气不固证

症状:直肠滑脱不收,伴有面白神疲,听力减退,腰膝酸软,小便频数或夜尿多,久泻久痢,舌淡,苔白,脉细弱。

治法:健脾益气,补肾固脱。

方药:四神丸加减。

补骨脂 24 g、肉豆蔻 12 g、五味子 12 g、吴茱萸 6 g。

3. 气血两虚证

症状:直肠脱出,伴有面白或萎黄,少气懒言,头晕眼花,心悸健忘或失眠,舌质淡白,脉细弱。

治法:益气养血。

方药:八珍汤加减。

党参 9 g、白术 15 g、茯苓 12 g、当归 9 g、白芍 9 g、熟地黄 12 g、川芎 9 g、炙甘草 6 g。

4. 湿热下注证

症状:直肠脱出,嵌顿不能还纳,脱垂的直肠黏膜有糜烂、溃疡,伴有肛门肿痛,面赤身热,口干口臭,腹胀便结,小便短赤,舌红,苔黄腻,脉滑数。

治法:清热利湿,收敛固涩。

方药:萆薢渗湿汤、化湿乙字汤。

方一:萆薢渗湿汤。

萆薢 9 g、薏苡仁 15 g、黄柏 9 g、赤茯苓 9 g、丹皮 9 g、泽泻 9 g、滑石 9 g。

方二:化湿乙字汤(叶玲经验方)。

茵陈 9 g、佩兰 9 g、白扁豆 12 g、大黄 1 g、升麻 6 g、柴胡 6 g、黄芩 9 g、当归 6 g、甘草 3 g。

(二)本院的特色中医外治疗法

1. 熏洗疗法

采用中药熏洗治疗,虚证采用固脱苦参汤熏洗,实证采用苦参清热洗剂熏洗。熏洗方法包括超声雾化熏洗治疗椅熏洗与传统坐浴熏洗两种。

(1)超声雾化熏洗治疗椅熏洗:将超声雾化熏洗治疗椅开机预热 10 min,将雾化罐中加入固脱苦参汤或苦参清热洗剂浓缩液 150 mL,打开开关熏洗,熏洗结束关闭开关。连续熏洗 1 周为 1 个疗程,每日 1 次。

(2)传统坐浴熏洗:将固脱苦参汤煎剂或苦参清热洗剂加入热水至 2 000 mL 盆中,先利用热气熏蒸肛门,待药液稍凉后再坐浴,温度以 38~42 ℃为宜,时间约 20 min。每日 1 次,连续熏洗 1 周为 1 个疗程。

方一:固脱苦参洗剂(叶玲经验方)。

黄芪 12 g、升麻 9 g、柴胡 12 g、苦参 9 g、黄芩 9 g、金银花 9 g、乌梅 9 g、五倍子 9 g、五味子 9 g、甘草 3 g。

方二：苦参清热洗剂（院内制剂）。

苦参 20 g、黄柏 15 g、野菊花 10 g、苍耳子 15 g、五味子 15 g。

2. 保留灌肠疗法

采用中药保留灌肠，虚证采用补气紫芨方灌肠，实证采用紫芨清解灌肠液灌肠。中药每剂浓煎为 100 mL，于排便后或睡前保留灌肠，每日 1 次，每次 100 mL，症状严重者可用 200 mL，2 周为 1 个疗程。

方一：补气紫芨方（叶玲经验方）。

黄芪 30 g、白术 30 g、紫草 30 g、白及 30 g、升麻 15 g、柴胡 15 g、五倍子 15 g、诃子 15 g。

方二：紫芨清解灌肠液（院内制剂）。

紫草 30 g、白及 30 g、蒲公英 30 g、败酱草 30 g、紫花地丁 30 g。

3. 中药贴敷疗法

将中药粉与紫芨油或茶油、茶水调配成糊状，用穴位贴贴敷于神阙、足三里或涌泉穴，每日 1 次，贴敷时间为 2～4 h。

（1）补中益气贴：适用于气虚便秘、肛门坠胀、排便不畅。

（2）六磨贴：适用于气滞便秘、腹胀、排便不畅。

4. 烫熨治疗

术后当日置莱菔子烫熨包于下腹部行烫熨治疗以理气利尿预防术后尿潴留。

5. 物理疗法

采用肛肠腔内治疗仪治疗，将治疗仪的腔内探头置入肛内 8 cm 左右，探头直接作用于脱垂的黏膜部分，起到活血通络、收敛固托的作用，从而使松弛脱垂的黏膜复位，恢复正常状态，达到治疗目的。每日便后治疗 1 次，每次 20 min，5 日为 1 个疗程。

（三）手术疗法

1. 注射疗法

采用消痔灵直肠黏膜下注射，注射方法同消痔灵双层注射疗法（见本章第一节）。

（1）术前准备：完善血常规、尿常规、粪常规、生化、凝血四项、术前四项、胸部正侧位片、心电图等常规检查。术前以 39～41 ℃生理盐水 500～1 000 mL 清洁灌肠（或复方聚乙二醇电解质散口服准备肠道），排空大小便。

（2）术后处理：术前术后给予抗生素静脉滴注 2 日以预防感染。每日便后予以中药熏洗坐浴，紫芨油肛内注药。

2. 结扎疗法

患者取侧卧位，局部浸润麻醉后，于截石位 3、7、11 点（各点不在同一平面），用组织钳提起直肠黏膜，以大弯血管钳夹持松弛多余的直肠黏膜，用 7 号丝线在钳下行"8"字贯穿结扎。为避免结扎过多引起直肠狭窄,结扎后需用手指扩肛,直肠必须顺利通过两横指。术毕肛内纳入复方角菜酸酯和紫芨油,肛外用塔形纱布压迫固定。结扎疗法的术前准备及术后处理与注射疗法相同。

3. 吻合器痔上黏膜环切术(PPH)

PPH 通过对直肠黏膜及黏膜下层组织进行环形切除,缩短、拉紧松弛的直肠黏膜而达到治疗直肠脱垂的目的,具有安全、无痛、创伤小、恢复快的特点。

手术适应证:各型直肠脱垂,主要是环状直肠脱垂。

4. 选择性直肠黏膜切除吻合术(TST)

TST 是近期在 PPH 术术式基础上发展起来的一种新型技术。TST 利用了特制的肛门镜形成不同的开环式窗口,利用吻合探头,有针对性地对脱垂的黏膜及黏膜下层组织进行切除、缩短、拉紧松弛的直肠黏膜而达到治疗直肠脱垂的目的,最大限度地保护了肛门的正常功能。该手术具有的特点:手术时间短;术后住院时间短,肛门部疼痛轻,远期并发症少;恢复正常生活、工作快。

手术适应证:各型直肠脱垂,主要是非环形直肠脱垂。

(四) 术后调摄与护理

(1) 忌辛辣刺激性食物。

(2) 增加体育锻炼,早晚做提肛运动,每次 30 回,1 日 2 次。

(3) 养成定时排便的习惯,保持大便通畅,忌排便努责,可每日顺时针按摩腹部 30 min。

(4) 做好情志调护,缓解患者的焦虑情绪。

(5) 术后护理

1) 扶送患者回病室,安定患者情绪。协助患者卧床休息,硬膜外麻醉、腰麻患者需去枕平卧 6 h,禁食、禁水 6 h。患者俯卧 6 h,麻醉消失后方可离床活动。

2) 术后 24 h 排便。局部处理从术后第 2 日初次排便开始,创面分泌物或粪便要及时除去。行局部洗涤和中药熏洗坐浴、微波治疗,随后换药,防止术后感染。

3) 术后发现患者心慌、面色苍白、口唇无华、腹泻、肠鸣,以及有坠胀感、便意感,脉细数,可能有术后大出血,应立即报告医师,并予以处理,按"血证"行常规护理。

4) 为维持正常排便习惯,保持排便通畅,避免粪便嵌塞,术后宜多食富含纤维素食物,给足够的水分;忌辛辣刺激食品及海鲜发物,便秘者给予缓泻的中药。

5) 尿潴留者予热敷下腹部及诱导排尿,必要时遵医嘱导尿。

(五) 治未病防复发

直肠脱垂手术治疗后应重视预防复发,尤其术后早期若便秘排便努责容易影响疗效,因此应运用中医"治未病"原则进行术后辨证论治治疗便秘,养成定时排便的习惯,保持大便通畅,并指导患者进行提肛运动锻炼,以恢复和增强肛门直肠功能,达到预防复发的目的。

三、疗效评价

评价标准按照《中医肛肠科常见病诊疗指南》临床疗效评定标准[3]。

（1）治愈：患者排便时无肿物脱出，无肛门坠胀，排便通畅。检查：直肠恢复正常位置，排便或增加腹压时直肠无脱出肛门外，无直肠黏膜内脱垂。

（2）有效：患者上述症状减轻，排便较通畅。脱垂程度减轻，无直肠全层脱垂。

（3）无效：治疗前后无变化或无病情加重。

第三节　福建中医药大学附属第二人民医院
肛漏(肛瘘)中医诊疗方案(2019版)

肛漏是指直肠或肛管与周围皮肤相通形成的瘘管，西医称肛瘘。一般由原发性内口、瘘管和继发性外口三部分组成，也有仅具内口或外口者。内口为原发性，绝大多数在肛管齿状线处的肛窦内；外口是继发性的，在肛门周围皮肤上，常不止一个。肛瘘多是肛痈的后遗症，临床上分为化脓性或结核性两类。其特点是以局部反复流脓、疼痛、瘙痒为主要症状，并可触及或探及瘘管通道通向直肠。

一、诊断

(一)疾病诊断

1. 中医诊断标准

参照中华人民共和国中医药行业标准《中医病证诊断疗效标准》[1]关于肛瘘的诊断标准（ZY/T 001.7—94）。

（1）肛瘘系肛痈成脓自溃或切开后所遗留的腔道，又称痔漏，有肛痈病史。病灶有外口、管道、内口。

（2）疾病分类

1）低位肛瘘

单纯低位肛瘘：只有一条管道，且位于肛管直肠环以下。

复杂低位肛瘘：具两条以上管道，位于肛管直肠环以下，且有两个以上外口或内口。

2）高位肛瘘

单纯高位肛瘘：只有一条管道，穿越肛管直肠环或位于其上。

复杂高位肛瘘：管道有两条以上，位于肛管直肠环以上，且有两个以上外口或内口。

2. 西医诊断标准

西医诊断标准参照 2006 年中华中医药学会肛肠分会、中华医学会外科学分会结直肠肛门外科学组、中国中西医结合学会大肠肛门病专业委员会制定的《肛瘘临床诊治指南(2006 版征求意见稿)》[4]。

（1）症状：反复发作的肛周肿痛、流脓，急性炎症期可见发热。

（2）局部检查：视诊可见外口形态、位置和分泌物。浅部肛瘘肛门周围可触及索状物及其行径。直肠指诊可触及内口、凹陷及结节。

（3）辅助检查

1）探针检查：初步探查瘘管的情况。

2）肛门镜检：与亚甲蓝配合使用，可初步确定内口位置。

3）瘘管造影：可采用泛影葡胺等造影剂，尤其对于复杂性肛瘘的诊断有参考价值。

4）直肠腔内超声：观察肛瘘瘘管的走向、内口，以及判断瘘管与括约肌的关系。

5）CT 或 MRI：用于复杂性肛瘘的诊断，能较好地显示瘘管与括约肌的关系。

(二) 证候诊断

1. 湿热下注证

肛周有溃口，经常溢脓，脓质稠厚，色白或黄，局部红、肿、热、痛明显，按之有索状物通向肛内；可伴有纳呆，大便不爽，小便短赤，形体困重，舌红、苔黄腻，脉滑数。

2. 正虚邪恋证

肛周瘘口经常流脓，脓质稀薄，肛门隐隐作痛，外口皮色暗淡，时溃时愈，按之较硬，多有索状物通向肛内；可伴有神疲乏力，面色无华，气短懒言，舌淡、苔薄，脉濡。

3. 阴液亏虚证

瘘管外口凹陷，周围皮肤颜色晦暗，脓水清稀，按之有索状物通向肛内；可伴有潮热盗汗，心烦不寐，口渴，纳差，舌红少津、少苔或无苔，脉细数无力。

二、治疗方案

(一) 一般治疗

（1）注意休息，加强营养，饮食宜清淡，忌食辛辣刺激食物。

（2）保持大便通畅，防止腹泻或便秘，以减少粪便对肛瘘内口的刺激。

（3）保持肛门清洁。

(二) 辨证论治

（1）湿热下注证

治法：清热利湿。

方药：五味消毒透脓合剂(叶玲经验方)。

炮山甲 3 g、野菊花 12 g、当归 9 g、黄芪 15 g、金银花 9 g、皂角刺 15 g、蒲公英 15 g、川芎 9 g、紫花地丁 15 g、甘草 3 g。

（2）正虚邪恋证

治法：扶正祛邪。

方药：托里消毒散加减。

党参 15 g、川芎 6 g、当归 9 g、白芍 9 g、白术 9 g、金银花 9 g、茯苓 9 g、白芷 6 g、皂角刺 12 g、桔梗 6 g、黄芪 15 g、甘草 3 g。

（3）阴液亏虚证

治法：养阴托毒。

方药：青蒿鳖甲汤加减。

青蒿 12 g、鳖甲 9 g、生地黄 12 g、知母 9 g、牡丹皮 9 g。

肺虚者加沙参、麦冬；脾虚者加白术、山药。

（三）外治法

1. 中药熏洗法

适用于手术前后，以缓解症状。

适应证：症见红肿疼痛、下坠、湿痒等。

治法：清热解毒，消肿止痛，胜湿止痒。

方药：苦参清热洗剂（院内制剂）。

苦参 20 g、黄柏 15 g、苍耳子 15 g、五味子 15 g、野菊花 10 g。

苦参清热洗剂 1 瓶加入热水至 2 000 mL，先熏洗后坐浴，便后或睡前使用。

2. 中药外敷法

急性期局部肿痛者，可选用鱼石脂软膏、拔毒膏、金黄散等治疗。

（四）外用中成药

根据病情选用具有清热祛湿、理气止痛等功效的中成药，如马应龙痔疮栓、马应龙麝香痔疮膏、普济痔疮栓、金玄熏洗剂、康复新液、复方黄柏涂剂等。

（五）手术治疗

1. 治疗原则

清除原发病灶，引流通畅，避免过度损伤括约肌，保护肛门功能。

2. 手术方法

肛瘘切开挂线术：合理选用切割挂线和引流挂线。一期切割挂线：适用于高位肛瘘涉及大部分肛门外括约肌浅部以上者。二期引流挂线：适用于部分高位肛瘘合并有难以处理的残腔，或需二次手术及术后引流者。

患者取截石位或侧卧位，麻醉满意后，将探针头自瘘管外口轻轻向内探入，循瘘管走向由内口穿出，然后将食指伸入肛管，摸查探针头，将探针头从瘘管内口完全拉出，在探针头缚上连接橡皮筋的粗丝线，再将探针头退出瘘管外口，使橡皮筋进入瘘管通道,提起橡皮筋,切开瘘管外口之间的皮肤层至齿状线,拉紧橡皮筋,紧贴皮下组织用止血钳将其夹住,在止血钳下方用粗丝线收紧橡皮筋并做双重结扎,然后松开止血钳,修剪创面呈"V"字形。切口敷以凡士林油纱条,术后每次排便后,先熏洗坐浴后换药,若挂线部位较深,1周后再次扎紧挂线,直至挂线脱落。

视频辅助下肛瘘镜技术:分为诊断阶段和治疗阶段,适用于各种单纯性及复杂性肛瘘(尤其推荐临床较常见的经括约肌型肛瘘和括约肌上型肛瘘)、藏毛窦等。

诊断阶段(探查确定瘘管及内口):麻醉满意后,铺吸液袋,常规扩肛至四指,在接近肛瘘内口位置用三叶肛门镜显露肛管直肠黏膜,连接视频辅助器械,切开肛瘘外周瘢痕组织,置入肛瘘镜,打开灌注液阀门,显示器显示肛瘘管道情况,此时在肛管直肠内可见内口有灌注液流出,在内口周围缝合 2～3 针标记,不关闭内口,如内口小且无灌注液流出,可在直肠肛管黏膜下见肛瘘镜光源,即内口位置。

治疗阶段:在可视情况下,由内至外使用单极电凝瘘管管壁上坏死组织,使用内镜刷清洁瘘管,打开吸引阀门,吸出坏死组织,再仔细探查瘘管有无分支及脓腔。瘘管清除干净后,使用 3-0 可吸收缝线"8"字缝合或间断缝合内口(或以直线切割吻合器关闭内口),再由外口喷入生物胶快速填塞封闭瘘管。

3. 术后处理

(1) 术后根据创面情况控制排便 48 h,在每次排便后,熏洗坐浴。

(2) 创面每日换药 1～2 次。

(3) 根据病情需要,适时紧线。

(4) 根据病情及临床实际,可选用肛肠综合治疗仪、熏洗仪、微波治疗仪、红光治疗仪等治疗。

(六) 术后中医特色治疗

(1) 艾灸:取关元、神阙等穴预防腹胀。

(2) 贴敷:取内关、中脘等穴预防腹胀。

(3) 耳穴贴压:取直肠、大肠、小肠等穴预防肛瘘术后肛门疼痛。

(4) 穴位贴敷:取神阙、支沟等穴促进排便。

(5) 烫熨治疗:用莱菔子烫熨包热敷下腹部促进排尿。

(七) 护理

(1) 术后宜多食新鲜的蔬菜水果,如花菜、芹菜、白菜、香蕉、梨、猕猴桃等。忌辣椒、生葱、大蒜、韭菜、胡椒等辛辣刺激之品,以及羊肉、荔枝、桂圆等大热之品。

(2) 要养成定时排便的好习惯,防止大便干结损伤肛管而造成感染。

(3) 养成便后或每日早晚清洗肛门的习惯,保持肛门清洁。

三、疗效评价

（一）评价标准按照国家中医药管理局制定的《中医病证诊断疗效标准》[1]

治愈：肛瘘瘘管消失，肿痛流脓症状消失，手术创口愈合，排便功能正常。

好转：肛瘘肿痛流脓症状减轻，手术创口基本愈合，排便功能基本正常。

无效：肛瘘肿痛流脓症状依然如故。

（二）评价方法

在治疗前与治疗后分别对患者的肛瘘瘘管存在情况、肿痛流脓症状改善情况、手术创口愈合情况、肛门括约功能进行比较。

（叶　玲　高献明　黄　璇　林　晶）

【参考文献】

［1］国家中医药管理局.中医病证诊断疗效标准：ZY/T 001.1～001.9—94[S].南京：南京大学出版社，1994：11.

［2］吴在德.外科学[M].7版.北京：人民卫生出版社，2008.

［3］中华中医药学会.中医肛肠科常见病诊疗指南：ZYYXH/T 322～341—2012[S].北京：中国中医药出版社，2012：24.

［4］中华中医药学会肛肠分会，中华医学会外科学分会结直肠肛门外科学组，中国中西医结合学会大肠肛门病专业委员会.肛瘘临床诊治指南（2006版征求意见稿)[J].中西医结合结直肠病学，2007,1(3)：188,189.

第五章

叶玲肛门坠胀诊疗思路

　　肛门坠胀是由多种病因导致的一种临床症状,既是肛肠科许多疾病的常见症状,也是肛肠病术后常见并发症之一。轻者局部下坠、胀满,重者重坠难忍,里急后重、便意频繁,久治难愈,令人十分痛苦。叶玲教授勤求古训,博采众长,主张用西医的辨病、中医的辨证进行诊疗,采用中医中药、内治法与外治法相结合,治疗本病多年,积累了丰富的经验。

第一节　病　因　病　机

　　肛门坠胀发病机制复杂,常为多种系统疾病引起的症状,主要包括肛管直肠疾病,如炎性疾病(内痔发炎、直肠炎、肛窦炎、肛周脓肿等)、脱垂性疾病(内痔脱出、直肠脱垂)、肛管直肠恶性肿瘤、自主神经功能紊乱及肛肠病术后刺激等[1]。此外,泌尿科疾病(如慢性前列腺炎)、妇科疾病(如慢性盆腔炎)、骨科疾病(如腰椎间盘突出)等也会引起肛门坠胀[2]。

　　肛门坠胀在中医学中没有明确的病名,与"后重"类同。叶玲教授认为,肛门坠胀之为病,或外感六淫、内伤七情、饮食不节、过劳损伤等因素,局部气血不和,经脉不利,湿热、瘀血、浊气结聚不散而成;或素体虚弱,或年老体弱,脾胃虚弱中气不足,气机升降失常;或脾肾阳气虚衰,寒从内生,阻遏大肠气机;或术后风热燥湿邪气易侵袭伤口,与术中未除尽的湿热之邪互结,以致伤口局部血脉不通,经络阻滞。其中湿、热、滞、瘀、虚是主要的发病因素,常相互为用。虚证多以脾胃亏虚、中气下陷为主,实证以湿热下注、气滞血瘀多见,并伴有肝郁气滞、情志失调。

第二节　辨　证　论　治

　　临床上肛门坠胀的中医分型方法颇多,迄今尚未统一。叶玲教授根据患者的全身表现和局部症状将其分为以下五型。

一、脾虚气陷型

肛门坠胀以坠为主,晨轻晚重,临厕可见黏膜脱出,努责及劳累后症状加重,伴少气懒言,面色无华,舌质淡胖,或有齿印,脉细。直肠指诊:直肠黏膜松弛。镜检:直肠黏膜色泽淡白,折叠堆积在肠腔内。

治法:补气升举。方用补气乙字汤(叶玲经验方)加减。

二、湿热下注型

肛门坠胀灼热,肛周潮湿潮红,口苦不欲饮,大便排出秽臭,便不成形,溲赤不利,舌红,苔垢腻,脉滑数或弦。镜检:肛内黏膜充血或有糜烂,肛窦充血或有分泌物,肛乳头肥大。

治法:清热化湿。方用化湿乙字汤(叶玲经验方)加减。

三、气滞血瘀型

肛门坠胀时有针刺感隐隐或刺痛,且持续不休,晨起时缓解,或见肛肠病术后,肛门紧缩,舌质紫,苔薄,脉涩。镜检:肛门局部黏膜紫暗,或有青紫小瘀点、小的血栓痔,或见手术瘢痕,挛缩明显。

治法:行气化瘀。方用桃红化瘀汤(叶玲经验方)加减。

四、脾肾阳虚型

肛门坠胀,腰膝酸软,或夜尿频多,形寒肢冷,或肛门失禁,或大便性状正常但排出困难,舌淡,脉细弱。直肠指诊:直肠黏膜松弛感,活动度增大,收缩乏力。镜检:肛管、直肠黏膜暗淡,黏膜干涩。

治法:健脾益气,补肾固脱。方用四神丸加减。

五、肝气不疏型

肛门坠胀,以情志不舒或情绪紧张时为甚,失眠多梦,伴胸闷气短,嗳气食少,舌淡,苔薄,脉弦。肛门、直肠检查未见明显异常。

治法:疏肝解郁。方用柴胡疏肝散加减。

第三节　中医外治法

叶玲教授认为,中药外治法与内治法,法虽二途,理本同一,都应该注重中医辨证论治,抓住疾病的本质和根本原因进行治疗,才能取得满意的效果。

一、中药熏洗法

叶玲教授根据长期的临床观察、总结,以经验方苦参系列方、桃红系列方为主方并临证加减治疗肛门坠胀,中药熏洗具有清热解毒、燥湿泻火、活血通络、化瘀疏经、行气止痛、补中益气、升举固脱等功效。主要熏洗方:①脾虚下陷型宜应用固脱苦参洗剂;②湿热下注型宜应用苦参清热洗剂;③气滞血瘀型宜应用桃红化瘀洗液。

二、中药保留灌肠法

紫芨系列方系叶玲教授创立的灌肠经验方,包括紫芨清解灌肠液[3]与补气紫芨液、加味紫芨灌肠液。叶玲教授认为,肛门坠胀临证时需首辨虚实,坠胀之为病,多责之湿热下注或中气下陷。实证主要为湿热下注所致,治疗当以祛邪为主,予紫芨清解灌肠液清热利湿;虚证主要为中气下陷、肾虚不固所致,治疗应以扶正补虚为要,予补气紫芨液健脾补肾、升提固脱。叶玲教授结合福建地处东南沿海湿热之地,患者体质夹杂湿热者多,故在补气紫芨方中仍保留紫草、蒲公英等泄热利湿中药;恶性肿瘤、放射性直肠炎予加味紫芨灌肠液,加用重楼、半边莲、白花蛇舌草等抗肿瘤中药,临证中往往取得良好的临床疗效。

三、硬化剂注射法

肛门坠胀多属于中医学"气虚下陷"的范畴,叶玲教授根据"酸可收敛,涩可固脱"的中医理论,采用以五倍子、明矾为主药的消痔灵注射治疗直肠脱垂性疾病,注射后引起注射区组织的无菌性炎症,局部纤维蛋白渗出,形成瘢痕组织,使直肠与周围组织粘连固定及黏膜与肌层固定,从而治疗因直肠内脱垂等引起的肛门坠胀。硬化剂注射体会:根据病情严重程度及术后检查情况多次注射,但尽量不超过3次,且每次注射间隔时间至少1周;直肠前壁脱垂明显及直肠前突者应加大注射量;可以配合直肠黏膜缝扎及套扎术,顺序依具体情况而定。

四、物理治疗

采用肛肠腔内治疗仪治疗,将治疗仪的腔内探头置入肛内8 cm左右,使探头直接作用于直肠黏膜,可起到活血通络、收敛固托的作用,从而达到治疗目的。此法适用于炎症性疾病、脱垂性疾病。

第四节 辨治思路与临床应用体会

叶玲教授认为本病的病因病机复杂,临床先排除器质性疾病后,对于无明确病因的功能性肛门坠胀,中医药的治疗具有较好的疗效。

(1)注重整体与局部辨证:在中医整体观念的指导下,坚持辨病与辨证相结合,局部与整体相结合,尽管肛门坠胀的病变部位在肛管直肠,但肛门坠胀并非孤立存在,与全身五脏六腑都有密切关系,四诊合参,辨证施治,做到结构和功能相结合、局部和全身相结合,才能更好地指导临床治疗。

(2)临证强调虚实辨证,以通为用,注重先后天之本:凡肛门坠胀由湿热、血瘀所致者,病程短,呈持续性坠胀且剧烈,属实证;属脾气亏虚或脾肾阳虚者,病程较长,其症往往反复发作,时轻时重;而病程日久往往多虚实相杂或虚实转换。

(3)重视情志致病:正如《灵枢·百病始生》云:"喜怒不节则伤脏,脏伤则病起于阴也。"情志过极,情志不遂,易发肛门直肠神经官能症。

叶玲教授根据长期的临床观察,总结出不同证型患者的治疗侧重点:①湿热下注型大多与肛门直肠局部炎症性疾病有关,如肛窦炎、肛乳头炎、结直肠炎等,应注重去除局部炎症病因;②中气下陷型大多年老体弱,与内痔脱垂、直肠内脱垂、会阴下降综合征、盆底弛缓综合征、盆底疝等疾病有关,此类疾病建议行盆底肌训练或生物反馈治疗,以恢复盆底肌张力而改善症状;③气滞血瘀型大多与肛肠疾病手术后瘢痕挛缩有关,故手术时要注意手术技巧,注意保护皮桥及黏膜桥,减少损伤;④肝气不疏型大多情志抑郁,心情不畅,或有恐癌心理,故要与患者多沟通,加强心理疏导,可采用中药及精神类药物等治疗,并鼓励患者做一些力所能及的工作。

(叶 玲 黄 璇)

【参考文献】

[1]夏宇虹,王振宜,吴闯,等.从病性论述肛门坠胀疾病[J].长春中医药大学学报,2014,30(6):1143-1146.

[2]王小峰,余苏萍.肛门坠胀的病因剖析[J].结直肠肛门外科,2007,13(4):255,256.

[3]高献明,叶玲,吴才贤.紫芨清解灌肠液治疗直肠黏膜内脱垂30例[J].福建中医药,2017,25(1):57,58.

病案篇

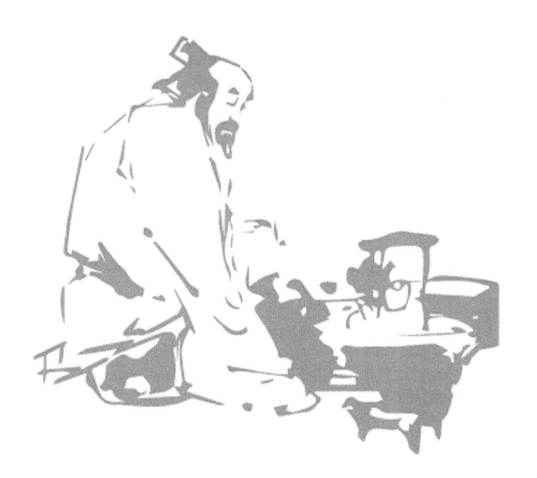

第六章

古代名医名家病案

本章介绍我们在读经典做临床时收集整理的古医籍中历代名医名家病案[1]并加以分析,从而了解古代中医对肛肠疾病的认知水平,并从中发掘出宝贵的治疗经验。

一、薛己治痔疮合并脱肛案[2]

病案1. 一人素有痔,劳役便脱肛,肿痛出水,中气下陷也。用补中益气加茯苓、芍药十余剂,中气复而愈。后复脱作痛,误服大黄丸,腹鸣恶食,几殆。余用前汤加炮姜、芍药渐愈,后去姜加熟地、五味,三十余剂而愈。(《薛氏医案》)

【按语】某人平素患有痔疮,每当劳累便脱肛,肿胀疼痛明显,渗出较多,痔病多为湿热下注结聚肛门,筋脉横解而引起,亦有因气虚而发者或痔病出血日久而致者。脱肛病则多为中气不足,气虚下陷,肛门失于固摄所致。本案脱肛辨证属中气下陷,气虚则脾失运化,水湿不运,湿滞而"肿痛出水",故用补中益气汤加茯苓以升提举陷,健脾祛湿,加芍药缓急止痛,药后中气渐复而病愈。后又脱肛疼痛复作,他医却以大黄丸误治,苦寒伤胃,犯虚虚实实之戒,以致"腹鸣恶食,几殆",出现腹痛、不思饮食,病情危急。经医者薛氏用前汤加炮姜温中健脾,芍药缓急止痛而渐愈,见效后再诊时去姜加熟地黄养阴,五味子酸收,全方共奏补脾益气,养阴收敛固摄而愈。本案提示我们治疗脱肛痔疮合病,必须分清寒热虚实,方能取得良效,切忌犯虚虚实实之戒。

病案2. 一人脾胃素弱,或因劳,或入房,肛门即下,肿痛甚,用补中益气汤加麦冬、五味兼六味丸而愈。后因过饮,下坠肿痛,误用降火消毒,虚证蜂起。余用前汤加炮姜、木香一剂,再用前汤并加减八味丸,两月而安。(《薛氏医案》)

【按语】某人平素脾胃虚弱,或因劳累筋脉横解,或因房劳精气脱泄,致肛门脱出、肿痛剧烈,薛氏采用补中益气汤合六味丸升提举陷、健脾补肾,再入麦冬滋阴泄热、五味子酸敛固脱而愈。后因过饮,热毒趁虚流注,再发下坠肿痛,医者误用降火消毒之剂,犯虚虚实实之戒,致虚证蜂起,遵"寒者热之"之本,薛氏于前汤基础上加炮姜、木香温中健脾、行气止痛,体现了"急则治其标";后再用前汤,并加减八味丸,滋阴清热,温补肝肾,待先天之本及后天之本充盛,固摄有力而脱肛愈。

病案 3. 一男子患痔漏,每登厕,则肛门下脱作痛,良久方收,以秦艽防风汤数剂少愈,乃去大黄加黄芪、川芎、芍药而痛止,更以补中益气汤二十余剂后,再不脱。(《薛氏医案》)

【按语】一男子有脱肛病史(古书中肛肠疾病统称痔漏),每次排便时,肛门下脱疼痛难忍,休息良久方可收回,医者薛氏予以秦艽防风汤数剂缓解,再诊时予守方加减,减大黄,加黄芪、川芎、芍药后疼痛消失,后给予补中益气汤二十余剂善后,未见再脱出。便时肛门下脱者,初始多为湿热下注,后则兼有气虚失摄之症;作痛者,有风也,故予秦艽防风汤加减以疏风清热、活血止痛。方中以秦艽、泽泻、黄柏清热祛湿,白术、陈皮健脾燥湿,防风祛风;又因治风先治血、血行风自灭,故以当归、川芎、桃仁、红花补血行血;黄芪、柴胡、升麻益气升阳固脱;芍药缓急止痛;炙甘草补气养血。大黄虽有清热利湿之效,然其药性峻猛,有"将军"之称,本病属本虚标实,故不轻用而去之。而后治病应求本,故以补中益气汤善后,待中气复则病向愈。

病案 4. 一男子有痔漏,每登厕,肛脱良久方上,诊其脉细而微,用补中益气汤三十余剂,遂不再作。(《薛氏医案》)

【按语】一男子有脱肛病史(古书中肛肠疾病统称痔漏),每于排便时肛门脱出,休息良久方可回纳,脉细微,医者薛氏给予补中益气汤三十余剂口服后未再发作。脱肛多为脾气虚弱,气虚下陷,肛门失于固摄,而使其肠黏膜下移所致。又见脉细而微,脉症合参,属"气虚下陷"之证,治疗则以"虚者补其气"为法,故选补中益气汤。方中黄芪甘微温,补中益气,升阳固表,配伍人参、炙甘草、白术健脾益气;当归养血和营,助人参、黄芪补气养血;陈皮理气和胃,使诸药补而不滞;升麻、柴胡升阳举陷,协助黄芪以升提下陷之中气。诸药合用共奏健脾益气、升提固脱之功。

二、陈实功治脱肛案

一男子素有内痔便血,常欲脱肛。一朝肛门坠重不收,肿痛突起,光亮紫色,此湿热流注结肿,固难收入,以黄连除湿汤二剂,外用珍珠散,其肿痛渐减。后以补中益气汤加生地、黄连、苍术、天花粉、牡丹皮服之数剂,其肿痛渐减而平。(《外科正宗》)

【按语】一男子长期有内痔出血,气随血脱,以致气血亏虚,气虚无力,固摄失权,久则见肛门欲脱。一天早晨,肛门脱出,不能还纳,肿胀隆起,黏膜水肿瘀血明显,此乃湿热下注,气血运行不畅所致。究其原因为患者病久脾胃虚弱,运化水湿功能失调,湿热下注肠腑肛门,郁久化热以致肛门局部气滞血瘀,脱垂难收,肛门局部肿痛突起,"急则治其标",故急以"黄连除湿汤"清热除湿。方以黄连、黄芩、大黄为君,清利三焦之湿热;臣以苍术、防风、连翘健脾燥湿,祛风散热;佐以朴硝泻大肠实热,软坚散结;辅以当归、川芎活血化瘀,枳壳、厚朴宽中行气,取气行则血行之意,使肛门局部湿热尽去,气血调和。外敷珍珠散能清热解毒,活血祛瘀。内服外敷,待急性期局部肿痛消减后,"缓则治其本",再以补中益气汤健脾益气以治其本,加用生地黄、天花粉滋阴补虚、清热生津,黄连、牡丹皮清热凉血,苍术燥湿健脾,共奏健脾益气、升提固脱之功,则诸症必然渐愈。

三、龚延贤治脱肛案

龚子才治小儿脱肛,因久患泻痢所致。宜用葱汤熏洗令软送上。或以五倍子末敷而托入,又以五倍子煎汤洗亦可。又以鳖头烧存性,香油调敷。一云,此物烟熏之久自收。又以东壁土炮汤先熏后洗亦效。(《续名医类案》)

【按语】小儿脱肛多因久泻久痢所致,本案小儿久患泻痢,而泻痢伤津耗气,气虚无力升举导致脱肛,本病宜急则治其标,治疗上应先使脱垂部分还纳入肛门,案中以大葱汤熏洗起到温通经络之功效而还纳复位,或以酸涩收敛五倍子研末敷肛而还纳复位,适用于脱肛早期,局部组织炎症水肿轻者;亦可用五倍子煎汤熏洗,五倍子酸涩收敛,适用于气虚久脱;而鳖头咸平,能软坚散结,行血活血,以香油调敷,适用于脱肛时间长者,局部色紫暗质硬者;亦可用烟熏、东壁土煎汤熏洗而达效。

四、陆桂治阴虚便燥脱肛案

陆肖愚治李安吾侄,年十三。大肠燥结,不时脱肛,鼻中结块,不时出血。平日喜读书,病由辛苦而得,每劳则发,久治不效。诊之骨瘦如柴,面红身热,其脉细数。曰:此天禀火燥之症。若破身后,即成劳怯矣,宜急治之。戒厚味,节诵读,庶可疗也。用天麦冬各一斤,人参四两,即加减三才膏也。服一料,其发甚稀。至三料,将一年痊愈。(《续名医类案》)

【按语】本案患者形体骨瘦如柴,面红身热,脉象细数,结合患者平日喜读书,病由辛苦而得,每劳则发等可知其为"天禀火燥"体质,即阴虚兼有气虚,阴液亏损,肺燥失润,气机升降失司,或阴虚内热自生,虚火上灼,精髓血少,必然导致大肠中的津液不足,故大肠燥结,不时脱肛;火无水就燥,阴虚致使虚火上炎,肺与大肠相表里,鼻窍失于濡养,则见面红身热,鼻中结块、不时出血,脱肛是气机升降反常,气虚则下陷,中医学名曰"人州出,截肠症",面红身热,脉细数为肾阴虚之象,而肾为先天之本,脾为后天之源,肾精气的充盈有赖于脾胃腐熟水谷、运化气机来滋养,故以加减三才膏治之,方中人参补气升提举陷,天麦二冬养阴益肾,滋阴润燥,补肾阴而滋水增液,补益脾气以升提举陷,全方三药,使脾肾相济,阴津得复而治愈。同时嘱患者忌食辛辣厚味之品、忌过劳,方可治愈。

五、叶桂治气虚脱肛下血案

孙,面色萎黄,腹痛下血,都因饮食重伤脾胃,气下陷为脱肛,经月不愈。正气已虚,宜甘温益气,少佐酸苦,务使中焦生旺,而稚年易亏之阴自坚,冀有向安之理。人参、川连、炒归身、炒白芍、炙草、广皮、石莲肉、乌梅,又肛翻纯血,不但脾弱气陷,下焦之阴,亦不摄固,面色唇爪,已无华色。此益气乃一定成法,摄阴亦不可少。然幼稚补药,须佐宣通,以易虚易实之体也。人参、焦术、广皮、白芍、炙草、归身、五味、升麻(醋炒)、柴胡(醋炒)。(《临证指南医案》)

【按语】本案患者孙某因饮食自倍,肠胃乃伤,致使脾胃虚弱,升降失常,清阳不升,故面色萎黄;气不摄血,故见下血,中气下陷则见脱肛。中医学认为,脱肛与大肠密切相关,脾胃为后天之本、气血生化之源,一旦脾胃虚弱,气血生化乏源,则肺气不足,而肺与大肠相表里,脱肛是气机升降反常,气虚则下陷。治疗宜补气升提,健脾养血,以升提收敛固摄为主,兼以清热除湿,方选补中益气汤加减。方中以人参、焦白术、炙甘草为君,健脾益气;佐以升麻、柴胡,一升脾胃之清气,一升少阳之清气,布散中气,而使阳气升发,协助君药以升提下陷之中气。当归身补血养营止血;陈皮理气和胃,使诸药补而不滞;白芍、乌梅缓急止痛,收敛止血;川黄连、石莲肉清热除湿。全方共奏补脾益气、升清降浊之功。此甘温益气之法也,使清阳得升,则诸症自愈。

六、朱丹溪治便秘案

病案 1. 丹溪治一老人,因内伤挟外感,自误汗后,以补药治愈,脉尚洪数。朱谓洪当作大论,年高误汗后,必有虚症。乃以参、术、归、芪、陈皮、甘草等。自言从病不曾更衣,今虚努进痛不堪,欲用利药。朱谓非实秘,为气因误汗而虚,不得充腹,无力可攻。仍用前药,间以肉汁粥、锁阳粥啜之,《丹溪本草》谓锁阳味甘可食者煮粥尤佳,补阴气,治虚而大便结燥。又谓肉苁蓉峻补精血,骤用动大便滑。浓煎葱椒汤浸下体,下软块五六枚。脉大未敛,此血气未复,又与前药二日,小便不通,小腹满闷烦苦,仰卧则点滴而出。朱曰:补药未至。倍参、芪,服二日,小便通,至半月愈。虚秘用补法。(《名医类案》)

【按语】本案患者年老体弱,伤寒外感误汗,服补药后治愈,脉仍洪数,为虚证假象,患者体质虚弱,以人参、白术、当归、黄芪、陈皮、甘草等,此为补中益气汤去柴胡、升麻,甘温助脾,益气扶正补虚。患者诉发病以来未解大便,考虑此为大汗后伤津伤液,津气两虚,无力推动大便,为虚秘,并不是阳明实证,仍用前药,间以肉汁粥、肉苁蓉养脾胃之气,使患者能食,以胃气为本,兼以养阴润肠。患者大便通后,脉象仍然虚大,气血未恢复,又继予前药两日,出现小便不利,小腹胀闷,仰卧位小便点滴而出,淋漓不尽,此仍气虚,无力推动又无力收涩小便。朱丹溪言补药未至,加倍人参、黄芪量以增补气之功,两日后小便通畅,服药半月后痊愈。塞因塞用,虚秘用补法,本案提示用补益药物治疗大小便不通,临床治疗过程中,应分清虚实寒热,辨证论治。

病案 2. 一妇产后秘结,脉沉细。服黄柏、知母、附子,愈。(《名医类案》)

【按语】本案患者为产后妇人,由于分娩用力、出汗、产创和出血等原因,而使阴血暴亡,虚阳浮散,分娩是持续时间较长的体力消耗过程,产妇元气受损,易致产后大便难。产后脉沉细无力,此乃肾阴亏损,阴虚秘,治以黄柏、知母滋肾养阴,加以附子引火归原,产后禁峻下以防亡阴。以上提示临证时必当详察,根据新产后的生理、病因病机特定时期及时明确诊断,以免贻误病情。

病案 3. 丹溪治其母,年老多痰饮,大便燥结,时以新牛乳、猪脂和糜粥中进之。虽得暂时滑利,终是腻物积多。次年夏时郁为黏痰,发为胁疮,作楚甚困。苦思而得节养之说,时进参、术等补胃补血之药,随天令加减,遂得大腑不燥,面色莹洁,因成一方:用参、术为君,牛膝、芍药为臣,陈皮、茯苓为佐,春加川芎,夏加五味、黄芩、麦冬,冬加当归身,倍生姜,一日一帖或二帖。小水才觉短少,便进此药,小水之长如旧,即是却病捷法。(《名医类案》)

【按语】本案患者为丹溪老母,老年患者,脾胃虚弱,痰湿内生,大便燥结,服用鲜牛乳、猪脂和糜粥等润滑物,大便暂时滑利,但因腻物积聚,痰气窜络,次年夏天发为胁疮,变证丛生,丹溪自拟方药,以人参、白术为君药,健脾益气,培本固元,以牛膝、芍药为臣,养阴补肾,以陈皮、茯苓为佐,化痰祛湿,随季节气候加减,春天加入川芎行气,夏日加入五味子、黄芩、麦冬清热养阴,冬天加入当归、生姜助阳行气,稍感不适便进此药,使其老母不再发病。本案提示老年人便秘多伴脾胃虚弱、运化迟缓的生理特点,易致水湿痰饮积滞,治疗上应重视健脾祛湿,培本固元。

七、医家治蔡元长便秘案

史载之治蔡元长,苦大便秘。国医用药,俱不能通利,盖元长不肯服大黄故也。时史未知名,往谒之,阍者龃龉,久之乃得见。既而诊脉,史欲出奇,曰:请求二十文钱。元长问:何为?曰:欲市紫菀耳。史遂以紫菀末之而进,须臾大便遂通。元长惊异问故,曰:大肠,肺之传送。今之秘结无他,以肺气浊耳。紫菀能清肺气,是以通也。自是医名大著。气秘用清法。(《名医类案》)

【按语】本案患者为大便秘结所苦,尝试多种药物均不见疗效,认为是元长不肯服大黄故使肺气闭郁,失于肃降,影响肠道传送糟粕,使下窍闭塞,从而出现大便秘结、阍者龃龉的情况。本案载医家以单味紫菀治便秘,理肺以通大便,为表里相应之治法。肺与大肠相表里,肺中气滞,不能行气使肠中大便下达,因此大便秘结不通。气秘用清法,治疗重点在开降肺气,解郁宣肺。紫菀辛温能行气,味苦能降气,因此能清肺气、使闭郁之肺气调畅,则气行便通。紫菀临床多用于肺部疾病的治疗,本案用单味紫菀治便秘亦取得很好的疗效。

八、医家饶治熊彦诚二便不通案

饶医熊彦诚年,五十余,病前后闭,便溲不通五日,腹胀如鼓。同辈环视,皆不能措力。与西湖妙杲僧慧月善,遣书邀致诀别,月惊驰而往。过钓桥,逢一异客,丰姿潇洒,揖之曰:方外高士,何子子走趋如此?月曰:一善友久患秘结,势不可疗,急欲往问耳。客曰:此易疗也。待奉施一药。即脱靴入水,探一大螺而出,曰:事济矣。持抵其家,以盐半匕和壳生捣碎,置病者脐下一寸三分,用宽布紧系之,仍办触器以须其通。熊昏不知人,妻子聚泣,曾未安席,奄然暴下而愈。月归访异人,无所见矣。热秘用清法。(《名医类案》)

【按语】本案患者年过五旬,连续五日大小便不通,腹胀如鼓,无法进食。用盐半匕连同田螺带壳一起捣碎放在患者的脐下一寸三分处,并用布条系紧。不多时,就前后二便暴下如注,而后痊愈,疗效颇佳。热秘用清法,《本草纲目》载田螺,甘、咸、大寒,无毒,有清热利水、止渴的作用。咸能软坚,寒能胜热,所以能治疗因热邪引起的大便干硬秘结、小便不通的疾病。而且脐下一寸三分是气海穴的位置,气海穴本身就有治疗大小便不通的作用,才有如此立竿见影的效果。田螺大寒,因此,针对的是热结引起的大小便不通。

九、王克明治冷秘案

王克明治胡秉妻,便秘腹胀,号呼逾旬。克明视之,时秉家方会食,王曰:吾愈之使预会,可乎?以半硫丸碾生姜,调乳香下之,俄起,对食如常。冷秘用温法。(《名医类案》)

【按语】本案讲述医家王克明治疗一位妇女的气秘腹胀症,他用半硫丸碾生姜调乳香使其药后气通腹平,饮食如常。本案患者属冷秘,冷秘用温法,虚而寒者,宜温肾、祛寒、散结,方用半硫丸加减,硫黄补命门真火,热壮肾阳,温通寒凝,鼓动阳气以疏利大肠;配以半夏和降中焦之气,则水谷精微随肾气温壮、填补真阳,又助硫黄祛寒。加以生姜增强祛寒之效,调乳香行气散结消胀。

十、虞恒德治便秘案

虞恒德治一妇,年五十余,身材瘦小,得大便燥结不通,饮食少进,小腹作痛。虞诊之,六脉皆沉伏而结涩。作血虚治,用四物汤加桃仁、麻仁、煨大黄等药,数服不通,反加满闷。与东垣枳实导滞丸及备急大黄丸等药,下咽片时即吐出,盖胃气虚而不能久留性速之药耳。遂以备急大黄丸外以黄蜡包之，又以细针穿一窍，令服三丸，盖以蜡匮者，制其不犯胃气，故得出幽门，达大小肠也。明日，下燥屎一升许，继以四物汤加减作汤，使吞润肠丸。如此调理月余，得大便如常，饮食进而安。血秘用下法。（《名医类案》）

【按语】本案讲述虞恒德治疗一个50余岁的女性患者，大便燥结不通，屡屡寻医求诊不见效果。后来她求诊于虞恒德，虞恒德发现患者大便燥结不通，没有食欲，吃不下东西，小腹部疼痛。切脉感觉患者六脉都是沉伏结涩，于是虞恒德认为这必是血虚肠燥，于是开了补血方子四物汤，并加入润肠通便的桃仁、麻仁和缓泻的煨大黄。结果，患者吃了几剂方药，不但大便没有通，反而腹部更加胀满憋闷。于是改用了李杲的枳实导滞丸和三物备急丸，以求先解决大便闭塞的情况。这时患者刚将药丸吃下去就呕吐出来，虞恒德这才发现了问题所在，原来是胃气太过虚弱，于是将三物备急丸，用黄蜡包裹，用针在上面扎了一孔，让患者服用了3粒。可能这样药丸就可以通过胃直达肠腑，果然，第2日患者泻下大量的干燥的大便。然后，虞恒德继续用四物汤化裁的补血方子和补血润燥的润肠丸为患者调理了1个月，痊愈。对于腹部积滞的急症可先下之，在病情进入平稳期后，还是要对病根进行治疗，即急则治其标，缓则治其本。

十一、忧郁思虑伤脾便秘案

一儒者怀抱忧郁，大便秘结，食少。乃伤脾之变症也。遂用加味归脾汤治之，饮食渐进，诸症渐退。但大便尚涩。两颧赤色，此肝肾虚火内伤阴血，用八珍汤加苁蓉、麦冬、五味，至三十余剂，大便自润。（《名医类案》）

【按语】本案患者长期忧郁思虑伤脾，脾胃为气血生化之源，故食少，血虚则大肠失润，传导失职，无水舟停，最终导致大便秘结，予归脾汤健脾养血，患者饮食逐渐恢复，然而出现两颧潮红、大便干涩，为阴虚内热之证，故加麦冬、五味子养阴生津，肉苁蓉润肠通便，以八珍汤补养气血，津液生则大便自通，全方配伍，增液行气，水土合济，共奏增液行舟之效，大便通调。对于此类便秘，临床上不可一味使用功伐峻下之剂，如巴豆、大黄、番泻叶等，徒耗津液，使肠道更加干燥。临证时应辨清虚实，因证施治。

十二、江应宿治产后便秘案

江应宿治从侄妇，患秘结，因产后月余如厕，忽跨痛如闪，大小便不通，已经四五日。杂进通利淡渗之药，罔效。予适归，仓惶告急，云：前后胀肿，手不敢近，近之则愈痛。虽不见脉，知其形气病气俱实。与桃仁承气汤加红花一剂，暴下而愈。（《名医类案》）

【按语】本案患者为产后妇人，分娩创伤，脉络受损，血溢脉外，离经成瘀，产后体虚外邪易侵,气血不畅,不通则痛,跨痛如闪,瘀血阻滞,膀胱气化不利,水液停留膀胱,小便不利,瘀血内结下焦,大便不通,患者前后肿胀,新病疼痛,疼痛剧烈,持续不解,痛而拒按者,说明为实证疼痛。桃仁承气汤为调胃承气汤加桃仁、桂枝而成,加红花增强祛瘀之效,其治下有瘀血而呈少腹急结。桃仁、红花共举行血破瘀之能;大黄、芒硝同奏泻下祛热之功;桂枝、甘草合取降逆行气之势;桃仁、桂枝运其解表散瘀之用。故诸药合之,可破瘀下血,邪物自去,则升降乃承,气机自复,患者痊愈。

(叶　玲　高献明　黄晓捷　郑霞霞)

【参考文献】

[1] 江瓘.名医类案[M].北京:人民卫生出版社,2005:319-326,360-363.
[2] 田振国.古代肛肠疾病中医文献集粹[M].沈阳:辽宁科学技术出版社,2007:484-486.

第七章

邓氏痔科流派名医名家病案精选

本章分别收集邓氏痔科近三代传承人邓少杰、邓正明、谢宝慈、叶玲四位福建省名中医的各三个代表性临证病案以飨同道。

第一节　邓少杰老先生临证病案[1]

病案1. 郑某,男,46岁。

因连日加班劳累,大便秘结,强力努责后,内痔脱出发炎不能还纳,肛门剧痛,伴烦躁不寐。检查:神疲,焦躁,唇干,舌红,苔黄糙,脉洪大,惧痛而大便未解2日,溲赤,局部所见内痔外翻,黏膜紫暗,见三处糜烂面:右前方0.3 cm×0.5 cm;左方0.3 cm×0.3 cm;左前方0.4 cm×0.5 cm,其表面覆盖苔样伪膜,轻触即出血。此乃肺胃两经热火炽盛,责在大肠,以致燥屎内结,强力努责后,痔核外脱,绞勒水肿,而生内痔嵌顿之象。治以手法还纳痔核后注入紫草黄连油,外敷冰镇芒硝三黄液湿纱布,内服清肺消痔饮,以清泻肺、胃两经热毒。处方:生石膏30 g(杵,先煎),蜜枇叶、香连翘各15 g,枯黄芩、绿升麻、川黄连、净麻黄(去节)各9 g,川大黄6 g,水煎服1剂。翌日二诊:疼痛显瘥,便解,热退,肿胀之痔核缩小一半,照原方大黄减至3 g再进1剂,嘱其明日温泉浴后来诊。三诊:患者精神大振,局部基本已不痛,便后脱出之痔核已能自行还纳。守原方去大黄继服1剂。四诊:取增液汤送服脏连丸,配合温泉浴后换药。又历4日后炎症悉除如初。1个月后施以枯痔钉疗法而愈。

【按语】脉症相参,患者嗜烟酒,热蕴肺胃,且劳心尤甚,五志化火,又导致心火炽盛,经云:"诸痛痒疮,皆属于心。""肺合大肠""肺与大肠相表里",上焦热火循经移行于大肠,热毒壅滞魄门,致使痔疮瘤疾发作。内治宜清泻脏腑积热,以清肺消痔饮为主方,方中净麻黄、生石膏、蜜枇叶宣肺气开腠理,清热泻火以治肺热;枯黄芩、川黄连、川大黄燥湿清热、泻火解毒以治心胃火炽;佐以绿升麻、香连翘,清热解毒、消痛散结,选方用药直入肺、心、胃、大肠诸经,诸药共奏清热泻火、解毒消疮之效。外治以手法还纳,使嵌顿之痔核得返本归原,阻遏随之而解;肛门注以紫草黄连油以清解局部之热毒,滋润糜烂之黏膜;外敷冰镇芒硝三黄液,取"热者寒之"之意,收清热解毒、通络消肿镇痛之功。二诊之后,肺经热毒已泻,当以改善血液循环为重,温泉沐浴可增进周身之血液循环;继用增液汤送服脏连丸,以调养津血,滋润大肠,肃清余热以固其效。

病案 2. 卢某,男,39 岁。

肛缘右后方 5 cm 处,有 3 个并列之肛瘘外口,外口周围肉芽呈灰白色,探针检查:主瘘管走向后正中肠管,内口位置距肛缘 4～5 cm。在局麻下,循探针切开主瘘管至齿状线下缘,支瘘管亦一一切开,开放引流,齿状线上方之主瘘管以橡皮筋挂线,开放之创面撒布止血散后加压固定。术后每日便后敷以紫草黄连膏及三黄纱布条,配合每晚吞服脏连丸 9 g。9 日后,橡皮筋脱落,历时 34 日,创面完全修复。

【按语】肛瘘,为肛痈溃后,湿热余毒未尽,蕴结不散,疮口不合,日久成漏,其特点是以局部反复流脓、疼痛、瘙痒为主要症状,该患者有 3 个肛瘘外口,为复杂性肛瘘,临床以手术治疗为主。手术成败的关键在于正确找到内口,将内口切开或切除,齿状线上方瘘管予橡皮筋挂线,以线代刀,以其紧缚所产生的压力或收缩力,缓慢勒开管道,给断端以生长并和周围组织产生粘连的机会,防止肛门失禁的发生,其次,一一切开支瘘管,引流通畅,不遗漏支瘘管,减少术后瘘管复发概率。术后予紫草黄连膏及三黄纱条外敷以清热祛湿解毒,纱条外敷同时引流残余脓水,使伤口从基底部开始生长,防止表面过早粘连封口,形成假愈合。橡皮筋未脱落前配合脏连丸清热利湿止血,橡皮筋脱落后,继续换药至创面完全修复。

病案 3. 李某,女,52 岁。

因经产多胎,平素体弱,排便困难,肛门重坠,排便时虽强力努责,甚至大汗淋漓,亦排出甚少,苦不堪言。经多方诊治,均诊为习惯性便秘,投以大黄等药,初尚能奏效,后不断加大剂量亦收效甚微,疑为直肠癌而就诊。患者形体消瘦,面色苍黄,体倦神疲,声音低弱,气短懒言,脉虚弱无力,舌苔薄白,质淡。局部检查:肛门松弛,指诊时可触及环形皱褶之肠黏膜,用手指推伸可平展,蹲位指诊时皱褶愈甚,其他无异常发现。拟诊为直肠内脱垂。此乃经产多胎,体质虚衰,肛周肌肉失养,直肠黏膜上提无力,松弛皱褶堆聚谷道,而致排出困难。治宜补中益气、升阳举陷,投以补中益气汤,原方重用黄芪,加桑椹、何首乌。初试见效,10 剂后,症状大有改善,痛苦释然。嘱按上方赴药店定制药丸常服,并多进富含纤维饮食,配合气功摄肛,以固疗效。

【按语】本案患者为年过五旬、经产多胎的妇女,在分娩过程中用力耗气,气血亏损,故在排便时虽强力努责,但大汗淋漓,此为大肠传送无力,属气虚便秘,就诊前投以大黄等苦寒通下、攻伐之品,耗伤阳气,气血益虚,固摄失司,以致肛管直肠向外脱出。治宜补中益气、升阳举陷，投以补中益气汤，方中重用黄芪补中益气、升阳固表，为君；人参、白术、甘草甘温益气、补益脾胃，为臣；陈皮调理气机，当归补血和营，为佐；升麻、柴胡协同黄芪、人参升举清阳，为使。综合全方，一则补气健脾，使后天生化有源，脾胃气虚诸证自可痊愈；一则升提中气，恢复中焦升降之功能，使下脱、下垂之证自复其位。加桑椹、何首乌益精血、润肠燥，10 剂见效后定制药丸，作用缓和，携带方便，配合提肛功能锻炼，巩固疗效。

第二节　邓正明老教授临证病案[2]

病案 1. 李某，女，34 岁。2008 年 11 月 8 日初诊。

患者平素喜食辛辣之品，大便干燥，排便努责，1 个月前出现肛门坠胀不适。便时有排便不尽感，便后有异物脱出，休息后能自行回纳，无出血及黏液排出，大便干燥，饮食尚可。舌质淡，苔薄白，脉细。肛周检查：肛周外观正常。直肠指诊：直肠中上段黏膜松弛堆积，未触及肿块及压痛。镜检：可见直肠黏膜松弛脱垂。诊断：脱肛。辨证为中气不足，气虚下陷。治宜补中益气，升提固涩。药用补中益气汤加减。党参 15 g，黄芪 15 g，白术 15 g，陈皮 9 g，当归 10 g，升麻 9 g，柴胡 9 g，金樱子 10 g，白芍 9 g，炙甘草 6 g。5 剂，水煎内服，每日 1 剂，每日 2 次。外治：局麻下用 1∶1 消痔灵注射液于直肠中下段黏膜下行高位点状注射术。术后嘱患者 12 h 内禁止排便。

2010 年 11 月 13 日二诊：便后肛门无肿物脱出，排便通畅，守方再进 5 剂以善后。

【按语】 本案患者喜食辛辣之品，中焦蕴热耗津，大便干燥，排便努责；气郁于下，脉络怒张，耗气损阴，久则致气虚下陷，升提固涩乏力，黏膜松弛脱垂致肛门坠胀，便时有排便不尽感，便后有异物脱出。肛周检查：外观正常。直肠指诊：直肠中上段黏膜松弛堆积。镜检：可见直肠黏膜松弛脱垂。符合中医脱肛之诊断。中焦气虚，气虚下陷之征明显。所以采用补中益气、升提固涩内服法，并行消痔灵黏膜下高位点状注射术外治法，内外结合，标本兼治而收功。方中黄芪补中益气，升阳固表，为君；人参、白术、甘草甘温益气，补益脾胃，为臣；陈皮调理气机，当归补血和营，为佐；升麻、柴胡协同人参、黄芪升举清阳，为使。综合全方，一则补气健脾使后天生化有源，脾胃气虚诸证自可痊愈；一则升提中气，恢复中焦升降之功能，使下脱、下垂之证自复其位。

病案 2. 丁某，女，62 岁。2010 年 12 月就诊。

患者因便秘，腹满，胸闷，头目眩晕，久治疗效欠佳，遂来就诊。患者于 2 年前开始大便干涩难行，初起 2～3 日一行，渐至 5～6 日一行，并常感脘腹部胀闷不舒。

饮食减少,稍微增多则胀满加重,嗳气频频,时有恶心、呕逆。之后又觉胸部满闷,两胁胀痛,心中时觉烦热,呼吸气粗而不顺畅,并自觉时常有气自小腹上冲于胸脘。近1年来又出现头晕目眩、耳鸣、头脑发胀,面目潮红,烦躁易怒,口苦,舌胀。每于生气、上火后诸症加重。视其身体发胖,形气俱实,舌红,苔白黄而厚,面目虚浮状,脉象弦而有力。询其以往治疗用药情况:因为大便干燥,曾用过清宁丸、番泻叶、酚酞片、蜂蜜等,也曾用过开塞露。以上诸药,用后则大便即通,过后仍然秘结。因胸脘痞满,腹部胀闷,曾服过紫蔻丸、疏肝丸、宽胸顺气丸、木香顺气丸、保和丸等理气开郁之品,服后胸腹暂舒,不用药则胀闷依然。因头目眩晕,上焦有火,曾用过上清丸、清眩丸、龙胆泻肝丸等,药后火热稍清,停药则仍然如前。还用过行气开郁、通便清火之汤药数剂,其作用大抵如前药。邓老曰:据其病情与服药情况,知其病为胃气不降,导致肺气不清,冲气上逆,肝气郁滞化火,而上焦有热。遂用降胃安冲,清金疏肝之法。处方:生赭石细粉30 g,生山药30 g,半夏15 g,竹茹10 g,玄参20 g,白芍20 g,麦冬15 g,当归15 g,牛膝15 g,生麦芽15 g,茵陈10 g。3剂,水煎,每日1剂。3剂后复诊,觉上逆之气渐少,大便稍通,胀闷略舒,头目眩晕也轻。又于前方中加入柏仁15 g,生赭石细粉每次冲服5 g,其余煎服。3剂后再诊,大便畅通,日行1次,腹满胸闷也大有好转,已不觉呕逆、恶心;头目也觉清爽。又服3剂后,诸证皆好转。后用脑立清善后。

【按语】 在临床中,经常有患者出现大便秘结,或3～5日一行,或7～8日一解,便时干涩困难,同时伴有腹部胀满,胸脘满闷,烦热,经常嗳气,呕逆,饮食减少,或两胁胀痛,或呼吸不顺畅而气粗,渐渐出现头晕目眩、耳鸣,或头部胀痛,高龄者尤多。其大便秘结难行,或用泻下药,或用润肠药,虽可暂通,而过后更甚;其胸腹胀满,饮食少思,嗳气、呕逆,极似气机郁滞,食积不消,但施以行气消导之品,药后稍舒而药停依旧;其头目眩晕、耳鸣口苦,似为上焦有热,用清热泻火之品而疗效不能持续者,皆可考虑为本证。因大便秘结,在用泻下药与润肠药后而效果不能持续者,说明其证非为热结或肠燥。若系热结便秘,当用苦寒泻下之品后,随着大便之通利而热邪自去,热邪去而津液不伤,自无再秘之理。如属肠燥津亏便秘,用滋阴润肠之品而大便滑润后,说明阴液渐复。而此证初用虽通而停后无效,其秘结既非热结,又非肠燥。其胸腹胀满,胁肋不舒、嗳气、呕逆等,用行气开郁消导之剂,疏而又滞者,说明其证非气郁食积,且其并无饮食自倍之因,即或少食或不食,而诸症并不减轻。其头目眩晕、耳鸣、口苦等,如为上焦有热,服清热泻火之品当火热渐除,头目自然清爽。而此证则不然,服药则清,药过则复。何处之火热,如此难除?且去而又至,其火伏于何处?凡此种种皆缘于胃气不降,诸脏腑之气升多降少,渐渐郁滞化火而然。故选用沉重降下之品,使胃气降而胃用复,则诸上逆之气皆得顺降,而脏腑之气机渐可复常,大便自然通润,而胀满、痞闷自除,气降则火也降,眩晕、耳鸣、口苦、胸中烦热等症,不用清凉而自去。

病案3. 刘某,女,61岁,退休工人。2009年8月5日初诊。

患者5年前出现肛门坠胀不适,呈间歇性,每于情绪波动后肛门坠胀加重,休息后缓解,大便尚正常,日行1次,无便血,无黏液脓血便,舌干,苔薄黄腻,脉弦滑,肛门局部望诊及指诊未发现异常。诊断:肛门坠胀。患者为中年女性,肝气郁结,气机不调,枢机不利,血脉不和,久之气阻湿滞,故而肛门坠胀不适,每于情绪波动后肛门坠胀加重,舌干,苔薄黄,脉弦滑,均为肝气郁结、气阻湿滞之象。治法:理气化湿。处方:柴胡疏肝散加减。柴胡5g,香附12g,枳实12g,石菖蒲10g,紫苏叶6g,杏仁10g,陈皮9g,白芍12g,甘草6g,上药水煎,内服,7剂,每日1剂。

复诊:用药7日后,患者诉便后肛门坠胀不适症状明显改善,舌淡红,苔薄黄腻,脉细弱,药证相符,守方再进,原方原量7剂后痊愈。

【按语】肛门坠胀是指想解大便的感觉,重者可表现为里急后重,即实质上无便可排,却反复有便意。这种情况,有时是非常典型的腹膜刺激局部症状,特别是血液在直肠窝积聚对直肠产生的刺激。通常,最常见的肛门坠胀原因是肛窦炎、直肠炎等炎症性病变。此外,脱出性内痔、直肠脱垂、外痔皮垂、肛乳头肥大、肛乳头纤维瘤,以及低位直肠息肉等肛肠病也可有肛门坠胀的感觉。临床上还发现,少数肛门坠胀患者系由肛门直肠神经官能症或粪便嵌塞引起。肛门坠胀是肛肠科常见的症状之一,中医学认为,肛门的正常生理功能依赖于肺气之宣肃、脾气之升清、肝气之疏泄、肾气之开阖。若上述脏腑有病,均可引发肛门病变。正如《血证论》中论述:"魄门之病,有由中气下陷,湿热下注者;有由肺经遗热,传于大肠者;有由肾经阴虚,不能润肠者;有由肝经血热,渗漏魄门者,乃大肠之滞与各脏腑相连之意也。"肛门坠胀一症,病位虽然局限于肛门部,但也与脏腑功能密切相关,其病因不外乎外感六淫、内伤七情、饮食不节、房劳过度,致使阴阳失调,脏腑亏损,气血不和,经络阻滞,瘀血浊气下注而出现本症。本案系肝郁气滞所致肛门坠胀,因此应在疏肝理气基础上辅以清热燥湿,本案胁肋疼痛,胸闷喜太息,情志抑郁易怒,或嗳气,脘腹胀满,脉弦为诊治要点,方中柴胡疏肝解郁,调理气机,为君药;香附、白芍助柴胡疏肝解郁,紫苏叶、陈皮、枳实行气导滞,共为臣药;佐药石菖蒲入足厥阴肝经,清热燥湿,理气活血;杏仁入肺、大肠经,润肠通便,即"开魄门洁净府"之意;甘草和中,调和诸药,为使药。

第三节　谢宝慈老主任临证病案[3]

病案1. 吴某,女,45岁。

患者有肛门下坠感3个月。下坠感明显时欲排便,下蹲用力努责常无大便排出,而肛门坠胀感加剧,晨起和午睡后症状可缓解,二便正常,每日排便一次,舌质淡红、苔薄白、脉缓。直肠指诊、肛门镜检：直肠黏膜呈皱褶状脱垂。诊断：直肠内脱垂。方用补中益气汤口服，连服7剂后复诊，肛门下坠感明显减轻，继服7剂后复查，肛门下坠感基本消失。直肠指诊、肛门镜检：直肠黏膜基本恢复正常。

【按语】补中益气汤为升阳补气的代表方剂，本方出自《东垣十方》，对于因脾胃虚弱而致的气虚下陷引起的肛肠疾病均可使用本方。补中益气汤由黄芪、党参、白术、陈皮、柴胡、当归、炙甘草组成，方中党参、黄芪补中益气，升阳举陷，升麻、柴胡升阳举陷，白术补脾益气，当归补血生气，诸药合用共奏补中益气、升阳举陷之功。临床上应用于内痔脱出、直肠脱垂等症，对于伴有肛内肿物脱出，面色无华，心悸失眠，神疲乏力，舌质淡，脉细弱或细数等属气血两虚之证者，治宜健脾益气，补血养血，可在补中益气汤基础上加用枸杞子、阿胶等补血养血。对于直肠或肛门炎症（湿热下注型）引起的肛门下坠感不宜本方，用之可致症状加重。

病案2. 陈某，男，50岁。

患者诉1周前出现便后肛内肿物脱出，无法还纳肛内，疼痛剧烈，大便干结，舌质红，苔黄腻，脉弦数。肛周检查：肛内肿物呈环状脱出，范围约4 cm×5 cm，部分血栓形成，触痛明显。诊断：内痔（急性嵌顿期）。中医辨证分析：热结便秘，湿热蕴结，排便努责致气血瘀结。治以清热解毒，活血化瘀，行气止痛。方用活血化瘀方，并予以复位疗法。

【按语】本案患者为内痔脱出，急性嵌顿期，属肛肠科急诊病案，脱出之肿物无法还纳肛内，疼痛剧烈，治疗宜"急则治其标"，先予以复位疗法，服用清热解毒、活血化瘀、行气止痛之活血化瘀方，待嵌顿解除后再行手术治疗内痔。活血化瘀方由当归、桃仁、赤芍、槟榔、荆芥、防风、槐花、苍术、乳香、没药、延胡索、鬼针草、甘草等组成。方中当归、桃仁、赤芍、乳香、没药活血化瘀，消肿止痛；延胡索行气止痛；荆芥、苍术祛风除湿，解痉止痛；槐花凉血止血；桃仁、当归、槟榔同时还有润肠通便作用。诸药合用共奏活血化瘀、行气止痛之效。临床应用于嵌顿痔、血栓性外痔，以及痔瘘术后瘀血、水肿、疼痛等。

病案3. 林某，女，34岁。1999年2月23日初诊。

患者诉每日排黏液血便5~6次持续1个月。近来症状加重，里急后重，便后有肛门灼热感，时而下腹闷痛，血色鲜红或暗红，经服用多种西药未见效，饮食、睡眠尚可，舌质红，苔黄腻，脉弦。直肠镜检查：直肠黏膜充血、水肿、渗血、肠黏液多。大便常规检查：脓球15~20个/HP，红细胞20个/HP。中医诊断：泄泻（肠道湿热证）。西医诊断：直肠炎。治以清热解毒，凉血止血。方用白头翁汤加味。药用白头翁、野麻草、仙鹤草各12 g，秦皮、黄连、黄柏、延胡索、槐花、地榆、丹参各9 g，木香6 g（后下），甘草3 g，水煎服，每日2次。服5剂后大便次数减少，日排便 3 次,大便带有气泡和黏液,无便血,里急后重和肛门灼热感减轻,时而腹胀,纳减,舌质偏红,苔黄腻,脉弦细。治以清热解毒利湿,理气消导。中药守上方减槐花、仙鹤草、丹参,加山楂炭、神曲、乌药各 9 g,再服 5 剂后,每日排便 1～2 次,里急后重减轻,无黏液血便,无肛门灼热感,纳可,舌质稍红,苔薄黄,脉弦。再续服上方 5 剂。

1999 年 3 月 7 日复诊:日排便 1～2 次,无腹痛、里急后重及黏液血便等,饮食正常,舌质淡红,苔薄黄,脉弦。大便常规检查阴性。直肠镜检:直肠黏膜正常。药用白头翁、秦皮、黄柏、怀山药、茯苓各 9 g,黄连、木香(后下)各 6 g,甘草 3 g,再服 3 剂以巩固疗效。

【按语】 肠道湿热证之泄泻(直肠炎和结肠炎发作期)多因外感六淫,内伤饮食,致湿热之邪与气血相搏结于大肠;湿热下注、运化失司,故见腹泻;热毒壅结、热伤血分,故便下脓血;火热郁结、气滞不通而致腹痛、里急后重;热气下迫故有肛门灼热感。白头翁汤方由白头翁、秦皮、黄连、黄柏四味组成。该方出自张仲景《金匮要略》,方中白头翁清热解毒,凉血止血,善治热毒赤痢,为主药,黄连、黄柏、秦皮协助白头翁清热解毒,凉血止痢燥湿之功效。在临床上有下述客观的临床指征者均可使用该方:腹痛、腹泻、里急后重、排黏液血便、肛门灼热感,以及舌质红、苔黄腻、脉弦滑。直肠镜检:黏膜充血、水肿、黏液多、散在性出血点。大便常规检查:可见脓球、黏液、红细胞。凡属于急性直肠炎、慢性直肠炎发作期,赤白痢属肠道湿热型者均可使用该方加减,疗效可靠。临床论治可根据患者病情加用以下药物:腹痛、腹胀加木香、乌药、延胡索等以理气、行气、止痛。腹痛、里急后重、大便不畅加木香、槟榔、白芍等以行气导滞、缓急止痛;排黏液血便时加丹参、地榆、槐花、仙鹤草等凉血止血。而对于排便不畅、肛门下坠感、无黏液血便,舌质淡、苔薄白,属虚寒证患者则不宜使用,使用后可引起胃脘部不适,甚至病情加重。

第四节　叶玲教授临证病案[4]

病案 1. 胡某,男,42 岁,工人。2000 年 10 月 11 日初诊。

患者诉 3 日前因大便秘结,排便努责后肛内肿物脱出,无法还纳,疼痛剧烈,行走困难。专科检查:肛门视诊见肛缘水肿,内痔核脱出,大小约 2.0 cm×2.5 cm,色泽紫红,表面糜烂。直肠指诊:触痛明显。舌质红,苔薄黄,脉弦。西医诊断:嵌顿痔。中医诊断:嵌顿性内痔。辨证:气滞血瘀证。治疗:手法复位固定,乙字汤合麻杏甘石汤口服,紫芨油外敷。处方:大黄 1 g,当归 6 g,升麻 1.5 g,柴胡 5 g,黄芩 3 g,麻黄 6 g,杏仁 9 g,石膏 15 g,甘草 2 g。2 日后复诊,大便转软,便后肛内肿物脱出,可自己用手法复位,疼痛明显减轻,痔核缩小,肛缘水肿消失。继服 5 剂后疼痛消失,痔核萎缩,便后无肿物脱出。

【按语】乙字汤系汉方,是由大黄、当归、升麻、柴胡、黄芩、甘草组成,具有清热解毒、止血止痛、升阳举陷、润肠通便的功效。药味少、用量轻是该方的一大特色。全方用药重量仅 18.5 g,尤为称奇的是全方仅有大黄一味泻药,且用量为1 g,却能达到很好的通便效果。混合痔、外痔炎症、嵌顿痔出现水肿、疼痛,常是由于肺热下移大肠所致,"肺与大肠相表里",以该方与麻杏甘石汤合用,则肺热得清,大肠气机通畅,从而使炎症之水肿、疼痛消失。根据日本医学家筱原央[5]的研究结果表明,乙字汤对肛门水肿有非剂量依赖性的抑制作用,其抗炎作用类似于吲哚美辛,该研究结果从药理学方面证实了乙字汤治疗痔疮炎症之水肿、疼痛的疗效是可靠的。方中升麻、柴胡升阳举陷固脱,便秘是痔疮患者常见的症状和诱因,该方还有很好的润肠通便作用,常常一剂见效,而又不会出现致泻作用,可见组方之妙。紫芨油系叶玲经验方,为治疗肛肠病的外用药,具有清热燥湿、凉血止血、活血止痛之功效,用于各种肛肠病引起的出血、疼痛,促进术后创面愈合之疗效显著。

病案 2. 陈某,男,23 岁,职员。2013 年 3 月 6 日初诊。

患者诉 8 个月来日排黏液血便 3～4 次,伴有腹痛,里急后重感,便溏,夹有黏液脓血,便血色泽不新鲜,有时呈酱色。专科检查:结肠镜检查示距肛缘 8～15 cm处见直、结肠黏膜呈高低不平、颗粒状增生,黏膜糜烂,并见弥漫性出血点。病理报告:距肛 15 cm 处结肠黏膜重度慢性炎症活动期,伴腺体增生,局部不典型增生。舌淡红,苔薄黄,脉数。西医诊断:重度慢性溃疡性结肠炎。中医诊断:大瘕泻、便血(湿热下注证)。治疗:中药保留灌肠。治法:清热解毒,凉血止血。方名:紫芨清解灌肠液(叶玲经验方,福建中医药大学附属第二人民医院院内制剂)。处方:紫草30 g,白及 30 g,蒲公英 30 g,紫花地丁 30 g,败酱草 30 g。用法:保留灌肠,每日1 次,每次 100～200 mL。观察:用药 1 周后症状明显好转,黏液血便、里急后重感明显减轻,日排便 1～2 次。治疗 1 个月后大便成形,每日 1 次,临床症状基本消失。结肠镜检查:直、结肠黏膜溃疡糜烂消失,表面平整,但黏膜色泽偏暗。继续巩固治疗 2 个月后临床症状全部消失,连续治疗半年后复查结肠镜,直、结肠病变黏膜恢复正常,表面光滑,色泽新鲜。半年后随访,未见复发。

【按语】溃疡性结肠炎根据其临床表现属于"大瘕泻""泄泻""痢疾""肠风""便血"等范畴。紫芨清解灌肠液保留灌肠能有效治疗溃疡性结肠炎,其是以五味消毒饮为基础加减而成的,方中紫草、白及清热解毒,凉血止血,为君药,紫草凉血活血、清热解毒、除湿利窍、通利大小肠,白及收敛止血,消肿生肌。臣以蒲公英清热解毒,利尿通便,凉血。佐使药为败酱草、紫花地丁。败酱草清热解毒,凉血止血,消痈排脓,祛瘀止痛,紫花地丁清热利湿,解毒消痈。众药合用共奏清热解毒、凉血止血、祛瘀止痛之功。该方主要用于治疗各种类型的结直肠炎、肛肠病术后出血及疼痛等,对于以肛门坠胀感、烧灼感、排便不尽感及便血为主要症状的湿热下注及气滞血瘀型肛肠病,紫芨清解灌肠液局部保留灌肠效果可靠,尤其是治疗溃疡性结肠炎疗效显著。

病案 3. 黄某,女,86 岁,务农。2020 年 1 月 3 日初诊。

患者诉便时或行走后肛内肿物脱出,需手法复位 3 年,脱出物呈圆柱状,需卧床休息后用手法还纳复位,伴肛门坠胀,排便不畅,大便质软成形,日排 1 次,大便溏薄时无法控制,常不自主排出,面色无华,神疲乏力。专科检查:肛门视诊见下蹲用力努责后直肠全层呈圆柱状脱出,长约 6 cm,直肠黏膜充血。复位后指诊:肛门括约肌松弛,收缩无力,直肠下端黏膜绕指感明显。肛门镜检:直肠下端黏膜充血折叠堆积。舌质淡,苔薄白,脉细弱。西医诊断:二型Ⅲ度直肠脱垂。中医诊断:脱肛(脾虚气陷证)。治法:补中益气,升提固涩。治疗:①吻合器痔上黏膜环切术+环形缝扎法。②补中益气汤口服。③固脱苦参洗剂熏洗。处方:补中益气汤(黄芪30 g,党参18 g,白术18 g,升麻6 g,柴胡6 g,当归9 g,陈皮6 g,炙甘草6 g),固脱苦参洗剂(黄芪18 g,党参15 g,升麻6 g,柴胡6 g,苦参15 g,黄芩9 g,金银花9 g,乌梅15 g,五倍子15 g,五味子15 g,甘草3 g)。观察:术后禁排便3日,第4日排便时无脱出,术后随访半年,未再脱出。

【按语】本案采用吻合器痔上黏膜环切术+环形缝扎法治疗完全性直肠脱垂。吻合器痔上黏膜环切术是通过对直肠黏膜及黏膜下层组织进行环形切除,缩短、拉紧松弛的直肠黏膜而达到治疗直肠脱垂的目的。术中加用直肠黏膜环形缝扎法,采用操作简便的选择性痔上黏膜切除吻合术开窗肛门镜下缝扎,以环形固定直肠黏膜,并使其术后产生柱状瘢痕。内服补中益气汤,外用固脱苦参洗剂熏洗治疗,以健脾益气、收敛固脱,采用中医中药标本同治,达到内治固本、外治固脱、术后防复发以治愈脱肛病的目的。补中益气汤临床用于证属脾虚气陷舌淡苔薄白者,能收敛大肠腑之气,诸药合用一则补气健脾以治气虚之本;二则升提下陷阳气,以求浊降清升,固脱有司。固脱苦参洗剂全方合用共奏健脾益气、升阳举陷、收敛固脱之功,用于熏洗坐浴治疗脾虚气陷型脱肛。

(叶 玲 郑霞霞)

【参考文献】

[1] 肖绍玮,黄秋云,孙坦村,等.榕峤医谭——福州历代中医特色[M].福州:福建科学技术出版社,2009:232-236.

［2］郑玉金,邓大鹏.邓氏痔科传薪录:邓正明学术经验集［M］.福州:福建科学技术出版社,2013:103-192.

［3］叶玲.谢宝慈临床用方经验总结［J］.福建中医药,2000,31(1):25,26.

［4］叶玲.脱肛病的中西医结合治疗［M］.北京:科学出版社,2020:144-151.

［5］筱原央.汉方制剂乙字汤治疗痔疾的基础研究［J］.国外医学·中医中药分册,1999,21(1):36.

第八章

叶玲中医肛肠病病案

第一节 痔 病 病 案

病案 1. 凉血地黄汤＋紫芨油治疗Ⅰ期内痔

陈某,男,35 岁。2016 年 3 月 1 日初诊。

【主诉】便时肛门滴血 3 日。

【现病史】患者便时肛门滴血,色鲜红,滴血量多,无肛门疼痛及肿物脱出,大便正常。舌质淡红,苔薄黄,脉弦。

【专科检查】肛门镜检:截石位 3、7 点齿状线上黏膜隆起各约 1 cm×2 cm 大小肿物,可见少许渗血。

【诊断】西医诊断:Ⅰ期内痔。

中医诊断:内痔(风伤肠络证)。

【治法】清热祛风,凉血止血。

【治疗】凉血地黄汤口服,紫芨油外用。

【疗效】2016 年 3 月 8 日二诊:诉次日出血减少,用药 3 日后即无出血,守方 1 周巩固疗效。

【按语】《丹溪心法》云:"痔者皆因脏腑本虚,外伤风湿,内蕴热毒……以致气血下坠,结聚肛门,宿滞不散而冲突为痔也。"风多挟热,热伤肠络,血不循经而下溢,故见便血,风善行而数变,血色鲜红,滴血量多;因便时出血,齿状线上黏膜隆起,故诊为内痔;舌质红,苔薄黄,脉浮数均为风热之征,综观症、舌、脉象,辨证结论为风伤肠络证之内痔,病性属实,病位在大肠、肛门,本为风伤肠络痔病,标为便时出血。凉血地黄汤中黄柏、知母清热燥湿;黄连、黄芩清热泻火解毒;生地黄、当归凉血养阴以降火,并能滋血和血;地榆、槐角、赤芍凉血止血,清热解毒;天花粉、荆芥、升麻祛风透邪。诸药合用共奏清热祛风、凉血止血之功。紫芨油系叶玲经验方,为治疗肛肠病的外用药,具有清热燥湿、凉血止血、活血止痛之功效,用于各种肛肠病引起的出血、疼痛,促进术后创面愈合之疗效显著。

病案 2. 化湿乙字汤＋紫芨油治疗Ⅱ期内痔

黄某,男,63 岁。2008 年 5 月 5 日初诊。

【主诉】便时肛门出血 1 周。

【现病史】患者便时肛门出血,色鲜红,呈滴血状,时伴脱出,便后脱出物可自行还纳肛内,排便不畅,大便黏腻难解,1 日 2～3 行,舌质红,苔黄厚腻,脉滑。

【专科检查】肛门镜检:截石位 3、7、11 点齿状线上黏膜隆起,各约 1 cm×2 cm 大小。

【诊断】西医诊断:Ⅱ期内痔。

　　　　中医诊断:内痔(湿热下注证)。

【治法】清热化湿。

【治疗】化湿乙字汤口服,紫芨油外用。

【疗效】2008 年 5 月 12 日二诊:次日出血减少,药后 3 日无出血,排便通畅,质软成形,日 1 次。守方 1 周巩固疗效。

【按语】本案内痔以湿热下注证为临床表现,故治以清热化湿,采用叶玲临床经验方化湿乙字汤治疗,本方是由茵陈、佩兰、白扁豆加乙字汤组成,方中茵陈、佩兰、白扁豆为君,茵陈苦平微寒,寒能清热,苦能燥湿,佩兰芳香化湿,白扁豆燥湿健脾;黄芩、大黄、当归为臣,黄芩清泄邪热并能燥湿,大黄苦寒泄热,荡涤胃肠,当归养血行血润肠通便;柴胡、升麻为佐,用于透解邪热,疏达经气;甘草调和诸药。紫芨油是福建中医药大学附属第二人民医院院内制剂、叶玲临床经验方,适用于肛肠病术前与术后出现的出血、疼痛等症状,外用紫及油清热凉血止血可直达病所。

病案 3. 补中益气汤＋固脱苦参洗剂治疗Ⅲ期内痔

赵某,女,76 岁。2003 年 3 月 10 日初诊。

【主诉】便时肛内肿物脱出,需用手法复位 1 个月。

【现病史】患者素有痔疮病史 10 多年,便时肛内肿物脱出,可自行复位,近 1 个月来症状加剧,排便不畅,常需排便努责,脱出之肛内肿物需用手法复位,舌质淡,苔薄白,脉缓。

【专科检查】便后脱出时见脱出物呈环状,肛门镜检见齿状线上黏膜隆起。

【诊断】西医诊断:Ⅲ期内痔。

　　　　中医诊断:内痔(脾虚气陷证)。

【治法】补中益气,升阳固脱。

【治疗】补中益气汤口服,固脱苦参洗剂熏洗。

【疗效】2003 年 3 月 17 日二诊:患者诉脱出减轻,便后轻轻按之即可复位,效不更方,守方 2 周。2003 年 3 月 31 日三诊:患者诉便后可自行复位,继守方 2 周。2003 年 4 月 14 日四诊:患者诉便后无脱出,继守方 2 周巩固疗效。

【按语】患者素体虚弱,脾气亏虚,气虚下陷,无以摄纳故便时肛内肿物脱出;因便时脱出,需手法复位,齿状线上黏膜隆起,故诊断为Ⅲ期内痔;舌质淡,苔薄白,脉缓均为气虚之征,综观症、舌、脉象,辨证结论为脾虚气陷证之Ⅲ期内痔,病性属虚,病位在大肠、肛门,本为脾虚气陷之痔病,标为痔核脱出。补中益气汤源于李杲《脾胃论》,方中重用黄芪峻补肺脾之气,为君;党参、白术、炙甘草同为臣药,助黄芪补气健脾之功;佐药当归、陈皮,当归养血润肠,助黄芪以补气养血,陈皮调理气机,以助升清降浊;炙甘草调和诸药,与升麻、柴胡升提下陷之清阳,共为使药。诸药合用共奏补中益气、升提固脱之功。固脱苦参洗剂系叶玲经验方,在苦参清热洗剂基础上加减组成。方中君药重用党参、黄芪补中益气,升阳举陷;升麻、柴胡为臣药,助黄芪、党参清阳上升,增强升提固摄之功;佐药苦参、黄柏,取其清热利湿以治其标;使药乌梅、五味子、五倍子,取其酸涩,治以收敛固摄。全方共奏益气健脾、升提固摄、清热利湿之效。

病案 4. 桃红化瘀汤＋桃红化瘀洗剂＋紫芨油治疗嵌顿痔

郑某,男,43 岁。2003 年 6 月 6 日初诊。

【主诉】便后肛内肿物脱出伴疼痛 3 日。

【现病史】患者素有痔疮病史 10 多年,3 日前排便努责后肛内肿物脱出,无法还纳,疼痛剧烈,行走困难,舌质红,苔薄黄,脉弦。

【专科检查】齿状线上黏膜呈环状肿胀,脱出在肛外,色泽紫暗,大小约 3.0 cm×3.5 cm,触痛明显。

【诊断】西医诊断:嵌顿痔。

中医诊断:嵌顿痔(气滞血瘀证)。

【治法】活血化瘀,行气止痛。

【治疗】桃红化瘀汤口服,桃红化瘀洗剂熏洗,紫芨油外敷。

【疗效】次日痛减,药用 3 剂后疼痛明显减轻,脱出肿物缩小,便后能自行还纳肛内,1 周后疼痛及脱出之肿物消失。

【按语】患者嗜食辛热酒味,以致湿热内生,下注肛肠,筋脉横解,肠澼为痔,排便努责致肛内肿物脱出;气滞血瘀,壅滞不散,故出现疼痛,无法还纳肛内;舌质红,苔黄,脉弦均为实证之征,综观症、舌、脉象,辨证为气滞血瘀证之嵌顿痔,病性属实,病位在肛门、直肠,本为气滞血瘀之嵌顿痔,标为脱出疼痛。治宜"急则治其标",先予以复位疗法,药用桃红化瘀汤口服、桃红化瘀洗剂熏洗、紫芨油外敷。桃红化瘀汤系叶玲经验方,方中以桃仁、红花为君,桃仁活血化瘀、消肿止痛、降气宣肺,《神农本草经》记载:"治瘀血、血闭瘕,止痛。"《名医别录》云:"破癥痕,通脉,止痛。"红花活血化瘀,通经止痛,尚可舒筋活络、缓解疼痛,乃是治疗瘀阻肿胀疼痛之常用药。川芎、当归、丹参、益母草同为臣药,川芎集行气活血、化瘀止痛功效于一身,恰合嵌顿痔之病机,张元素提及当归:"凡血受病,必须用之。"取其活血行瘀之效,与桃仁、红花同用治疗嵌顿痔气滞血瘀证,丹参通经活络化瘀,益母草活血调经、利水消肿,四药同为臣药,可增大君药桃仁、红花之活血止痛、化瘀消肿的作用。桃红化瘀汤加苦参、五倍子、乌梅、防己则为桃红化瘀洗剂,苦参、五倍子、防己、乌梅为佐使药,苦参清热燥湿解毒,五倍子止血敛疮,乌梅酸涩收敛,防己善治腰部以下至足部因湿热而致肿盛的病症。全方共奏活血化瘀、消肿止痛之效。

病案5. 消痔灵内痔注射术＋化湿乙字汤加味治疗Ⅰ期内痔

刘某,女,42岁。2003年12月2日初诊。

【主诉】反复便时肛门出血1年余。

【现病史】患者反复便时肛门出血,便血量多,色鲜红,近来时常射血,量多,无便时肛内肿物脱出,无疼痛,舌质红,苔黄,脉滑数。

【专科检查】肛门镜检:镜下见3、7、11点齿状线上黏膜充血隆起,大小各约1.5 cm×2.0 cm。直肠指诊:(一)。

【诊断】西医诊断:Ⅰ期内痔。

中医诊断:内痔(湿热下注证)。

【治法】清热化湿,凉血止血。

【治疗】消痔灵内痔注射术＋化湿乙字汤加味口服。

【疗效】术后次日便血止,但仍感肛门灼热不适,中药继服1周后症状消失,肛门镜检复查肛内情况正常,未见黏膜充血隆起。

【按语】消痔灵由五倍子、明矾等组成,消痔灵内痔注射术是广泛采用的痔硬化剂注射疗法,是将消痔灵注射液注射在黏膜下层的痔静脉周围组织内,其主要机制是使痔组织产生炎症反应,导致痔核组织纤维化,痔区血供减少,痔核萎缩、粘连、固定。适用于各期内痔、混合痔的内痔部分,尤其适合于Ⅰ、Ⅱ期内痔。对于痔疮出血明显的,辨证为湿热下注型的Ⅰ期内痔常通过内痔注射术加化湿乙字汤口服治疗,化湿乙字汤具有清热利湿的功效,出血多者常加入槐花、地榆、仙鹤草凉血止血,诸药合用共奏清热利湿止血之功。本案患者因饮食不节致湿热内生,损伤脾胃,脾失健运,湿热不化而下注肠道,热邪迫血妄行,溢于肠络之外则便血,自觉肛门灼热,系湿热下注型痔病,因反复便时肛门出血1年余,故治以消痔灵内痔注射术加化湿乙字汤加味口服治疗。

病案6. 弹力线胶圈套扎术＋固脱苦参洗剂治疗Ⅱ期内痔

刘某,女,42岁。2017年2月14日初诊。

【主诉】便时出血伴肛内肿物脱出1年余。

【现病史】患者便时出血伴肛内肿物脱出,便后可自行还纳肛内,便血量多,色鲜红,舌质淡红,苔薄白,脉缓。

【专科检查】肛门镜检:3、7、11 点齿状线上黏膜隆起充血,便后可见肛内肿物脱出呈颗粒状。直肠指诊:(一)。

【诊断】西医诊断:Ⅱ期内痔。

中医诊断:内痔(脾虚气陷证)。

【治法】健脾益气,升阳固脱。

【治疗】弹力线胶圈套扎术+固脱苦参洗剂熏洗。

【疗效】术后次日便时无出血、脱出,术后第 3 日出院。

【按语】弹力线胶圈套扎术(ruiyun procedure for hemorrhoids,RPH)是通过套扎器将小乳胶圈套扎在痔核基底部及上方直肠黏膜,利用胶圈弹力阻断血液循环,致痔核缺血坏死脱落。手术时采用肛门镜显露痔核,将吸引式套扎器的吸筒对准并顶在将套扎的痔核与其上方直肠黏膜上,借助套扎器的负压作用,将痔核与黏膜吸入套扎器的吸筒内,同时扣动扳机将胶圈推出并套扎在痔核黏膜基底部。弹力线圈套扎术是近年国内外较广泛使用的一种治疗痔疮的手术方法,其优点为疼痛轻、出血少、安全有效。固脱苦参洗剂具有益气健脾、升提固摄、清热利湿之效,用于脾虚气陷证之痔病术后的熏洗治疗。

病案 7. 痔动脉结扎悬吊术+补中益气汤治疗Ⅱ期内痔

胡某,女,52 岁。2010 年 3 月 2 日初诊。

【主诉】便时肛内肿物脱出,时伴出血半年。

【现病史】患者半年来便时肛内肿物脱出,便后可自行还纳肛内,时伴肛门出血,色鲜红,量多,大便干结难排,舌质淡红,苔薄白,脉缓。

【专科检查】肛门镜检:3、7、11 点齿状线上黏膜隆起,大小各约 1.5 cm×1.5 cm。直肠指诊:(一)。

【诊断】西医诊断:Ⅱ期内痔。

中医诊断:内痔(脾虚气陷证)。

【治法】补中益气,升阳固脱。

【治疗】痔动脉结扎悬吊术+补中益气汤口服。

【疗效】术后次日便时无出血、脱出,术后 1 周出院。

【按语】多普勒超声引导下痔动脉结扎悬吊术的原理是:①阻断痔血流,痔动脉血流减缓后,可使痔出血消失;肛垫内压力下降,痔萎缩,最终脱出症状消失。②在术中缝合时将直肠黏膜及痔上方组织缝合固定在肌层,阻止肛垫下移,对脱垂的肛垫起悬吊、复位作用。③还可能直接缝扎了出血的血管。手术操作:局麻下充分松弛肛门后,将多普勒超声痔动脉诊断治疗仪专用肛门镜插入齿状线上 2~3 cm,将肛门镜缓慢旋转 1 周,当诊断治疗仪发出清晰动脉搏动声信号时,通过该窗口用 2-0 可吸收线对痔动脉进行"8"字缝合,借助推线器打结、结扎,通常缝扎3～5 条,一旦动脉被结扎后诊断治疗仪发出的声信号就会减弱或消失。多普勒超声引导下痔动脉结扎术适用于内痔的治疗,具有微痛、微创、易操作、恢复快、疗效佳等优点。术后配合服用补中益气汤以健脾益气、升阳固脱巩固疗效。

病案 8. 选择性痔上黏膜切除吻合术＋苦参清热洗剂治疗混合痔

黄某,女,32 岁。2012 年 5 月 8 日初诊。

【主诉】反复便时肛内肿物脱出伴出血半年。

【现病史】患者半年来便时肛内肿物脱出,便后不能自行还纳肛内,需用手法还纳,时伴肛门出血,色鲜红,量多,舌质红,苔薄黄,脉数。

【专科检查】肛门视诊:3、7、11 点位肛缘可见各肿物大小约 1.5 cm×1.5 cm,肛门镜检:3、7、11 点齿状线上黏膜隆起,大小各约 1.5 cm×1.5 cm。直肠指诊:(－)。

【诊断】西医诊断:混合痔。

中医诊断:混合痔(湿热下注证)。

【治法】清热利湿。

【治疗】选择性痔上黏膜切除吻合术＋苦参清热洗剂熏洗。

【疗效】术后次日便时无脱出,出血少许,术后第 3 日无出血,出院。

【按语】选择性痔上黏膜切除吻合术是近年来在吻合器痔上黏膜环切术术式基础上发展起来的一种新型技术。选择性痔上黏膜切除吻合术利用特制的肛门镜形成的开环式窗口,运用吻合探头,锁定痔核,针对痔核的大小和多少来调节痔黏膜的切除范围,相比吻合器痔上黏膜环切术,其最大的特点是选择性切除痔上黏膜,从而保护了正常的痔上黏膜并最大限度地防止肛门狭窄。苦参清热洗剂系叶玲经验方,方中以苦参为君,取其味苦性寒,苦可燥湿、寒可泄热,苦参既有清湿热之功,又具止痒之效;臣以苦寒之黄柏,苦辛之野菊花,黄柏功在清下焦湿热,野菊花功专清热解毒,君臣相须为用以增强清下焦湿热之力;佐以酸温之五味子,辛散苦燥之苍耳子,五味子味酸收敛固涩力强,收敛肛周湿气,苍耳子祛风除湿。诸药合用共奏清热燥湿、解毒祛风之效,可用于肛肠疾病术前术后的熏洗治疗。

病案 9. 吻合器痔上黏膜环切术＋固脱苦参洗剂治疗环状混合痔

徐某,男,62 岁。2012 年 2 月 7 日初诊。

【主诉】便时肛内肿物脱出,需手法还纳 3 年。

【现病史】患者 3 年来便时肛内肿物脱出呈环状,便后需用手法还纳,时伴肛门疼痛滴血,大便质硬,排便费力,2 日一次,舌质红,苔薄黄,脉弦。

【专科检查】肛门视诊:肛缘见环状肿物隆起。肛门镜检:齿状线上黏膜呈环形隆起充血,齿状线上下隆起连贯大小肿物,分别约 2.5 cm×2.5 cm。直肠指诊:(一)。

【诊断】西医诊断:环状混合痔。

中医诊断:混合痔(湿热下注证)。

【治法】健脾益气,升阳固脱。

【治疗】吻合器痔上黏膜环切术,固脱苦参洗剂熏洗。

【疗效】术后次日便时无出血、脱出,术后第 3 日出院。

【按语】本案为环状混合痔,符合吻合器痔上黏膜环切术手术适应证。吻合器痔上黏膜环切术是近 20 年来随着肛垫下移学说的兴起而发展起来的治疗痔病的术式,是利用特制的圆形痔吻合器,经肛门环形切除脱垂内痔上方、直肠下端肠壁的黏膜和黏膜下层组织,并在切除的同时对远近端黏膜进行吻合,使脱垂的内痔及黏膜向上悬吊和牵拉,不再脱垂。其手术适应证为Ⅲ、Ⅳ期内痔与以内痔为主的环状混合痔。与传统手术相比较,该手术具有以下特点:手术时间短,术后住院时间短,肛门部疼痛轻,恢复正常生活、工作快,尤其治疗环状混合痔或内痔引起的脱垂、出血疗效佳。固脱苦参洗剂有清热利湿、升提固摄之功,可用于Ⅲ期脱垂性痔病术后熏洗治疗以促进创面愈合。

病案 10. 痔外剥内扎术＋桃红化瘀洗剂治疗嵌顿痔

陈某,男,33 岁。2019 年 9 月 20 日初诊。

【主诉】便后肛内肿物脱出伴疼痛 3 日。

【现病史】患者因便秘排便努责后肛内肿物脱出,无法还纳,疼痛剧烈,行走困难,舌质淡紫,苔薄黄,脉弦。

【专科检查】肛门视诊:截石位 3、5、7、9 点齿状线上黏膜呈紫色肿胀脱出于肛外,大小各约 2 cm×2 cm。直肠指诊:触痛明显。

【诊断】西医诊断:嵌顿痔。

中医诊断:嵌顿痔(气滞血瘀证)。

【治法】活血化瘀,行气止痛。

【治疗】痔外剥内扎术＋桃红化瘀洗剂熏洗。

【疗效】术后次日痛减,用药 3 剂后疼痛明显减轻,出院,出院时带药 7 剂以巩固疗效。

【按语】嵌顿痔是指内痔脱出不能还纳,激起括约肌痉挛而嵌顿,引起静脉充血肿胀,肛缘水肿甚至血栓形成,疼痛剧烈。急诊手术配合中药外用的综合治疗方法,不仅能快速缓解疼痛,而且可缩短疗程,加速愈合。中医认为嵌顿痔多由于湿热燥火下注大肠,气滞血瘀所致,治疗宜清热除湿、行气活血、化瘀止痛,本案采用痔外剥内扎术合叶玲经验方桃红化瘀洗剂熏洗治疗,方中桃仁活血祛瘀,《神农本草经》云其既能"治瘀血",又能"止痛",又因其质润,故祛瘀行滞中兼有濡润之效而不伤阴血;红花活血祛瘀、散肿止痛,《本草述》云红花辛温则血调和,多用则能破血。桃仁重在祛瘀逐瘀,红花则能活血行血,两者共为君药,使瘀祛而新血生,血活则筋脉养。益母草、丹参、川芎、当归共为臣药,益母草素有"血家圣药"的佳誉,具有行血养血、消浮肿、疗恶毒疔疮之效;丹参能磨坚破滞,疗一切痈疽疥癣;川芎主筋挛、金创等,无论病性如何均能配伍使用,虞山儒医在《本草经疏》中指出川芎性走窜不黏滞而能治血分病;当归,《神农本草经》言其金创,主饮之,清代汪昂在《本草备要》中提到当归能"养血生肌"是因为"血旺则肉长",能"排脓止痛"是因为"血和则痛止"。苦参、五倍子、防己、乌梅为佐使药,苦参清热燥湿、解毒杀虫,五倍子止血敛疮,防己善疗下焦至足部因湿热而致肿盛的病症,乌梅可生肌、蚀恶肉,乃有云"肝主筋,酸入肝而养筋,肝得所养,则骨正筋柔,机关通利而前证除矣"。诸药共奏活血祛瘀、散肿止痛、敛疮生肌之效。

病案 11. 选择性痔上黏膜切除吻合术＋外切术＋桃红化瘀汤＋桃红化瘀洗剂治疗嵌顿痔

陈某,男,50 岁。2018 年 2 月 12 日初诊。

【主诉】便后肛内肿物脱出伴疼痛,无法还纳肛内 1 周。

【现病史】患者便后肛内肿物脱出,无法还纳肛内,疼痛剧烈,大便干结,舌质红,苔黄腻,脉弦数。

【专科检查】肛门视诊:肛内肿物呈环状脱出,范围约 4 cm×5 cm,部分血栓形成。直肠指诊:触痛明显。

【诊断】西医诊断:嵌顿痔。

中医诊断:嵌顿痔(气滞血瘀证)。

【治法】活血化瘀,行气止痛。

【治疗】选择性痔上黏膜切除吻合术＋外切术＋桃红化瘀汤口服,桃红化瘀洗剂熏洗。

【疗效】术后第 1 日肛门疼痛减轻,术后第 3 日肛门疼痛明显减轻,术后第 5 日出院,出院时带内服外用方各 7 剂巩固疗效。

【按语】本案患者因热结便秘、湿热蕴结,排便努责致气血瘀结而急性嵌顿,治疗宜"急则治其标",予选择性痔上黏膜切除吻合术＋外切术,术后予桃红化瘀汤口服、桃红化瘀洗剂便后熏洗以清热利湿、活血化瘀、消肿止痛,促进创口愈合。桃红化瘀汤中桃仁、红花的主要作用是活血化瘀,通经止痛,是治疗瘀阻肿胀疼痛之常用药,两者相须,共为君药,诸药合用集行气活血、化瘀止痛功效于一身,恰合嵌顿痔之病机。桃红化瘀洗剂外用熏洗,其在桃红化瘀汤基础上加苦参、五倍子、防己、乌梅,共奏利水消肿、清热解毒、收敛止痛之效。通过手术配合中药内服外用,践行了"急则治其标、缓则治其本"的治疗原则。

病案 12. 化湿乙字汤＋紫芨清解灌肠液治疗痔术后吻合口炎

官某,女,36 岁,职员。2019 年 4 月 26 日初诊。

【主诉】痔术后肛门坠胀 4 个月。

【现病史】患者于 4 个月前因"混合痔"行选择性痔上黏膜切除术＋外痔切除术,术后出现肛门坠胀不适,排便不尽感,大便黏腻难排,时伴少量血及黄色黏液,无肛门疼痛,无肛内肿物脱出,舌质红,苔黄腻,脉弦数。

【专科检查】直肠指诊:截石位 1、5、11 点距肛缘 5 cm 处分别触及小肿物,质中等,无触痛,并触及钉状物,指套退出染少许淡红色血。肛门镜检:截石位 1、5、11 点齿状线上 2 cm 可见吻合钉外露,11 点结扎线未脱落,结扎处黏膜增生突起,直肠壁附少量淡黄色黏液。电子结肠镜检查:距肛门 5 cm 见吻合钉及缝线残留。病理诊断:(直肠隆起)大肠黏膜慢性炎症伴糜烂及肉芽组织增生。

【诊断】西医诊断:痔术后吻合口炎。

中医诊断:痔术后肛门坠胀(湿热下注证)。

【治法】清热利湿。

【治疗】摘除吻合钉及结扎线,化湿乙字汤内服＋紫芨清解灌肠液保留灌肠。

【疗效】患者第 2 日即感觉肛门坠胀减轻,2 周后肛门坠胀、排便不尽感、便血及黏液消失,4 周后复查肛门镜,增生突起消失,直肠黏膜无充血、糜烂。

【按语】叶玲教授认为吻合器手术后肛门坠胀多由于手术损伤肛门经络,气机逆乱,致大肠传导失司,引起肛门坠胀;患者素体湿热蕴结,阻滞大肠气机而见里急后重、肛门坠胀,湿热下迫大肠,肠道气机不利,瘀血浊气凝聚而成肉芽增生,治疗当以清热利湿、理气活血为要。化湿乙字汤清热利湿通便、调节气机,方中茵陈、佩兰为君,茵陈苦平微寒,寒能清热,苦能燥湿,佩兰芳香化湿;黄芩为臣,清泄邪热并能燥湿;柴胡、升麻为佐,用于透解邪热,疏达经气;当归为使,养血行血润肠。紫芨清解灌肠液全方药性偏苦寒,泄热利湿,君药紫草使邪热散,可祛湿利九窍而通利水道,臣药蒲公英配合紫草可利尿通便,与败酱草、紫花地丁共用清热利湿,使热散湿除,且方中紫草补益中气、败酱草补虚损、白及补肺,使全方苦寒而不伤阳,祛邪而不伤正。吻合器手术后,吻合口反复刺激直肠黏膜可导致直肠黏膜水肿、充血,出现吻合口炎,直肠黏膜增生肥厚、慢性炎症水肿,而紫芨清解灌肠液的药理作用为抑制炎症反应,防止自由基的生成,直接消除创面自由基,减轻局部黏膜水肿,从而减轻术后肛门坠胀。吻合钉一般 7 日后开始脱落,必要时择期摘除残留吻合钉(结扎线未脱落多因被吻合钉勾住所致),基于此时伤口已基本愈合,不会因摘除吻合钉而引起出血,可加快患者术后恢复。中药保留灌肠疗程可长可短,一般顽固性肛门坠胀者的疗程为 2 个月。

第二节 肛瘘、肛周脓肿病案

病案1. 高位切开低位挂线术并切开排脓术＋加味透脓散治疗高位复杂性肛瘘、直肠黏膜下脓肿合并糖尿病、虚脱

陈某,男,58岁,公务员。2017年8月2日初诊。

【**主诉**】肛门硬结肿胀疼痛伴发热5日。

【**现病史**】患者诉于入院前5日出现肛门硬结肿胀疼痛,呈持续性加重,伴恶寒发热,肛周灼热感,大小便难解,因出差在外省偏远地区无法诊治,于2日前回榕(福建省福州市)后就诊于福建某省级医院,予输液(具体不详)等处理,体温由39℃降为38℃,但肛门硬结肿胀疼痛未改善,遂求诊于福建中医药大学附属第二人民医院,门诊以"肛周脓肿"收入院。计划次日行肛周脓肿切开排脓术,但患者因重要会议必须出席,于入院次日上午在会场出现寒战、高热(体温39.2℃)、面色苍白、呼吸急促、四肢无力、肛周剧烈疼痛,经会场保健医生紧急处理后由救护车运送回医院,予急查血常规＋C反应蛋白、生化全套、血液细菌培养,并予心电监护、吸氧、血氧饱和度监测,予静脉滴注转化糖注射液补液支持,静脉滴注抗生素抗感染。既往患者有糖尿病病史多年,未系统服药,近期自行停用降糖药物。

【**专科检查**】周围皮肤色泽潮红,可见破溃外口有黄稠脓液溢出。触诊:截石位1点距肛缘3 cm处触及硬结,范围约4 cm×6 cm。直肠指诊:触痛明显,进指困难,肛管灼热、可触及液波感,指套退出无染血迹及脓液。肛周、经直肠彩超:探及肛周与直肠黏膜下低回声区,深达18 cm。MRI:高位复杂性肛瘘伴直肠黏膜下脓肿形成。

【**辅助检查**】血常规:WBC 15.5×10⁹/L, GR 80.9%, Hb 137 g/L, PLT 280×10⁹/L。尿常规:葡萄糖＋＋＋,蛋白质＋。生化全套:ALB 39.3 g/L↓, DBIL 10.3 μmol/L↑, ALT 183 U/L↑, AST 90 U/L↑, GGT 830 U/L↑, ALP 255 U/L↑, TG 2.27 mmol/L↑, CHOL 6.3 mmol/L↑, Apo-B 1.23 g/L↑, GLU 8.75 mmol/L↑, LDH 272 U/L↑, CA 2.08 mmol/L↓,余正常。DIC检测PT＋APTT＋TT＋FIB:FIB 8.14 g/L↑,余正常。

【**诊断**】西医诊断:高位复杂性肛瘘、直肠黏膜下脓肿合并糖尿病、虚脱。

中医诊断:肛痈(火毒蕴结证),肛漏(湿热下注证),消渴(肺热津伤证)。

【**治法**】清热解毒,透脓散结。

【**治疗**】高位复杂性肛瘘低位切开对口引流加高位挂线、拖线引流术,直肠黏膜下脓肿切开排脓术,服用中药加味透脓散。

手术记录:麻醉后直肠指诊发现肛内1～7点弥漫性肿胀隆起,5点距肛缘

8 cm 深处触及肿胀隆起,液波感明显。7 点肛内食指末端可触及长条形的肿胀隆起,液波感明显,先在 1 点外口用探针探查,发现瘘管达齿状线上约 5 cm,低位予以切开,呈梭形,高位予以紧挂线处理,在 5 点隆起液波感明显处,以 12 号注射针头连接 20 mL 注射器抽取脓液减压,注射器抽取约 50 mL,在隆起处做一放射状弧形切口,自 5 点外口探查发现瘘管通向肛缘 7 点处,在 7 点处做一人工外口,探针探查发现瘘管深达 18 cm 通向肛内齿状线上(一条探针可全部插入),齿状线以下予以切开,齿状线上高位处予以多股丝线松挂拖线引流处理。

【疗效】术后 30 日出院,高位松挂的拖线于术后 60 日剪除,术后 68 日痊愈,术后 3 个月复诊除手术瘢痕外,肛门未见其他不适。术后 3 年随访无复发。

【按语】高位复杂性肛瘘是肛肠疾病中的疑难复杂性疾病,该患者合并糖尿病且瘘管分支多,管道深达 18 cm,更是高度的疑难复杂性疾病。高位复杂性肛瘘手术既要彻底治愈又要预防肛门失禁,手术难度较大。本案患者为肛周脓肿继发高位复杂性肛瘘,且合并全身的虚脱症状,情况危急且复杂。首先积极控制感染,同时予以营养支持,在身体允许的情况下尽快行手术治疗,以免病情进一步发展。在如此复杂的情况下,一次性手术解决所有问题难度较大,基于肛周脓肿未完全切开,仅单纯引流辅以中医药治疗可痊愈,以及中药保守疗法治疗高位复杂性肛瘘的经验,因此术前讨论制订方案,予行直肠黏膜下脓肿切开排脓术+高位复杂性肛瘘低位切开对口引流加高位挂线、拖线引流并口服中药加味透脓散。加味透脓散系叶玲教授经验方,由《外科正宗》中的透脓散和《医宗金鉴》中的五味消毒饮两方相合、加减而成。方中金银花为君药,甘凉轻清气浮,清热解毒,既能解气分之热毒,又能清血分之热毒,芳香透达,疏解风热,前人称为治痈圣药;紫花地丁、蒲公英、野菊花消疮毒,散热结,为治疗疔疮痈疖的要药,共为佐药;当归、川芎活血和营;穿山甲①、皂角刺通行经络,软坚溃脓;黄芪生用益气托毒;甘草助清热解毒并调和诸药。诸药合用共奏清热解毒、透脓散结之功。

挂线疗法以线代刀缓慢切开瘘管,作为中医传统的外治疗法,自古人发明以来,沿用至今,一直都是国内治疗高位复杂性肛瘘的经典疗法。挂线疗法系利用橡皮筋的机械作用,使挂线处组织发生血运障碍,逐渐切割断裂;同时挂线可作为瘘管引流物,使瘘管内渗液排出;在组织切割的过程中,基底创面同时开始逐渐修复,此种逐渐切割瘘管的方法,最大优点是肛管括约肌系慢性切断,不至于因骤然切断括约肌而致肛门失禁。本案分别采用松紧挂线和拖线疗法,位于深达 18 cm 处的瘘管高位部分予以松挂拖线疗法,以发挥药线引流且蚀创生肌的功用,取得很好的疗效。

---

① 因穿山甲是国家保护动物,现多用其他药物代替。

病案 2. 切开挂线术＋加味透脓散治疗高位复杂性肛瘘(澳大利亚医院手术 6 次未愈)

陈某,男,24 岁,澳大利亚华人。2014 年 10 月 8 日初诊。

【主诉】多次肛瘘术后仍反复肛旁肿痛、溢脓 1 年。

【现病史】患者于入院前 1 年出现肛旁肿痛、溢脓,1 年内先后于澳大利亚某医院行"手术治疗"6 次(具体不详),未能治愈,症状反复发作。目前患者肛旁肿痛、流黄稠腥臭脓液,伴便时滴血,色鲜红,量 3~5 mL,排便不尽感,大便质软,日行 3 次。舌质红,苔黄腻,脉弦。

【专科检查】可见 3 个肛瘘外口,截石位距 7 点肛缘 7 cm 可见 2 个肛瘘外口,大小均约 1 cm×1 cm,向后外方见一弧形陈旧性瘢痕,长约 6 cm。距 1 点肛缘 3 cm 可见一肛瘘外口,大小约 2 cm×1 cm,距 10 点肛缘 2 cm 可见弧形陈旧性瘢痕,长约 3 cm,可见瘘口少许黄稠脓液溢出,破溃口周围组织隆起质硬,压痛,以 7 点肛缘外瘘口压痛明显。直肠指诊:6 点肛管环上缘可触及一包块,质软,压痛明显。肛门括约肌收缩尚可,肛内未触及硬性肿物,指套退出无染血及脓液。肛门镜检:齿状线上黏膜 3、7、11 点充血隆起,未见出血点。肛周彩超示:①肛周皮下多发长条形低回声区(考虑复杂性肛瘘形成)。②骶尾骨前方皮下无回声区(考虑皮下脓肿形成)。血常规:WBC 14.2×10^9/L, GR 75.2%, LY 14.1%, MO 8.82%,余未见异常。脓液细菌培养＋药敏:大肠埃希菌,对替卡西林、复方磺胺甲噁唑、阿莫西林 A 群青霉素、妥布霉素、庆大霉素、环丙沙星耐药,余均敏感。尿常规:尿潜血微量,白细胞＋,白细胞计数 42.8 个/μL,白细胞(高倍视野)7.7 个/HP,结晶计数 155.44 个/μL,余未见异常。肠镜:结肠未见明显异常。盆腔 CT 平扫:盆腔各脏器未见明显异常。瘘管 CT 造影:复杂性肛瘘多处窦道包绕直肠周围,并见部分与直肠交通。骶尾椎正侧位片:骶尾骨未见明显异常。

【诊断】西医诊断:高位复杂性肛瘘。

　　　　中医诊断:肛漏(湿热下注证)。

【治疗】高位复杂性肛瘘切开挂线术,配合加味透脓散口服。

【疗效】术后 10 日开始分次紧线,20 日后挂线脱落,术后 2 个月创面愈合,随访 3 年无复发。

【按语】本案高位复杂性肛瘘诊断明确,因在国外医院曾行 6 次手术未愈,瘘管走向复杂,瘢痕多,术前讨论认为分次手术较妥,但患者因曾多次手术,对手术有恐惧感,故拟一次性手术解决。根据肛周彩超、瘘管 CT 造影示瘘管走向复杂,可在术中于外口注入亚甲蓝以明确瘘管走向,探查瘘管分支情况,探查时必须予以探针辅助,以防瘘管堵塞,亚甲蓝无法通过则遗留支管。明确走向后依次切开各瘘管,在切开的瘘管之间留皮桥,皮桥下予皮筋松挂,以避免肛周皮肤变形,齿状线上高位瘘管予以紧挂线,避免损伤括约肌过多而引起肛门失禁。根据骶尾椎正侧位片:瘘管未侵及骶尾椎,术中可不必将切口延伸到此处,以免损伤过大。术中注意1点与10点瘢痕基底部在会阴处是否相交通,即此肛瘘类型是后马蹄形,还是前马蹄形,还是整圈的肛瘘走向,目前根据辅助检查结果不能明确,只能术中探查为宜。患者已静脉滴注抗生素5日,复查血常规,白细胞未见明显下降,考虑瘘管腔内感染较为严重,术后宜加强抗感染,手术创面可能较大,术后注意创面疼痛、出血及排便、排尿情况。总之,本次手术争取一次性解决患者痛苦,避免二次手术。术后服用加味透脓散以清热解毒、托毒透脓、软坚散结。

本案根据术前讨论进行手术,手术过程顺利,术后创面3个,松紧挂线各3根,紧挂线处两次紧线分次进行以保护肛门功能。一次性手术成功,避免了患者再次手术的痛苦。

病案3. 低位切开高位挂线置管引流术+加味透脓散、苦参清热洗剂治疗高位复杂性肛瘘院(外院手术7次未愈)

马某,男,28岁,军人。2020年5月7日初诊(院外会诊)。

【主诉】反复发作肛周肿痛、流脓5年,多次术后创口不愈、溢脓3年。

【现病史】患者诉5年前发现肛周肿物伴疼痛,大便时疼痛加重,未予以重视。3年前肛周肿物疼痛症状加重,遂就诊于漳州某部队医院,行肛周MRI检查,提示肛门右后侧异常信号影,符合肛周脓肿表现,后在南平某部队医院于2017年11月行肛周脓肿切开引流术,又于2018年3月行肛周脓肿挂线引流术,疼痛症状较前明显改善,但术后再次出现分泌物溢出,给予换药、引流对症治疗,分泌物溢出未见明显改善。遂就诊于福州某上级部队医院,考虑"复杂性肛瘘",先后行5次肛瘘手术治疗,即于2018年9月29日行复杂性肛瘘切除+肛周脓肿切开引流术,2018年12月14日与2019年4月25日分别两次行高位复杂性肛瘘挂线术,2019年6月24日行直肠窦道切开引流术,2020年4月27日行肛瘘切开引流术。至今创口未愈合,伴口干,乏力,寐欠安,纳可,二便尚调,舌红,苔黄腻,脉滑数。故申请院外会诊,邀请叶玲教授会诊指导手术。

【专科检查】截石位肛旁7、9点见手术瘢痕,直肠指诊:肛旁7～9点深压痛,肛门大小如常,收缩力稍弱,肛管后侧6～7点触及质硬瘢痕,肛内7～9点齿状线上方黏膜触及饱满感,伴压痛。肛门镜检:7～9点齿状线上方黏膜稍充血。肛周浅表彩超:肛周皮下条状低回声区。经直肠彩超:直肠黏膜下低回声区。(2020年4月23日)盆腔MRI平扫+增强检查:肛周异常信号,考虑肛瘘(复杂性)。

【诊断】西医诊断:高位复杂性肛瘘。

中医诊断:肛漏(湿热下注证)。

【治疗】行高位复杂性肛瘘低位切开高位挂线置管引流术,9、11点高位紧挂线,5点置管引流,切口之间皮桥下松挂线。加味透脓散口服,苦参清热洗剂熏洗坐浴。

2020年5月7日会诊手术记录：患者取侧卧位，在喉罩全麻下，将探针头从5点瘘管外口探入，循瘘管走向由内口穿出，然后将食指伸入肛管，摸查探针头，将探针头从瘘管内口完全拉出，在探针头上缚上连接橡皮筋的粗丝线，再将探针头退出瘘管外口，使橡皮筋进入瘘管通道，提起橡皮筋，切开瘘管外口之间的皮肤组织至齿状线，拉紧橡皮筋，紧贴皮下组织用止血钳将其夹住，在止血钳下方用粗丝线收紧橡皮筋并做双重结扎紧挂线，然后松开止血钳，修剪创面呈"V"字形。同法处理9、11点瘘管，在5点瘘管底部留置引流管，3个切口之间做皮桥下松挂线，术毕切口敷以凡士林油纱条。术后创面置负压引流管，每日冲洗后换药至愈合。

【疗效】术后10日紧线，半个月后拆引流管，换药后垫棉加压处理，20日后挂线脱落，术后1个半月创面愈合。

【按语】本案根据经直肠彩超、MRI检查示瘘管走向复杂，高位复杂性肛瘘诊断明确，因在外院已行7次手术未愈，瘘管走向复杂且瘢痕多，故一次性手术难度较大。术中采用高位复杂性肛瘘低位切开高位挂线置管引流术，在明确瘘管走向，找到内口挂线后，再探查瘘管分支情况，随后依次分别处理，在各瘘管之间留皮桥，皮桥下予皮筋松挂，以避免肛周皮肤变形，9、11点齿状线上高位瘘管予以紧挂线，5点高位处置管引流，以避免损伤括约肌过多而引起肛门失禁。本案根据术前会诊讨论进行手术，手术过程顺利，术后创面有3个，松紧挂线3根，置管引流1处，一次性手术成功，解决了患者多次手术未愈的难题与痛苦。根据加速康复理念，予患者术后服用加味透脓散以清热解毒、托毒透脓、软坚散结，予苦参清热洗剂熏洗坐浴，引流管负压冲洗后换药，定期检查换药。为保证此次手术能一次性治愈，予以该患者术后静脉滴注肠道营养液，禁食1周，促进创面愈合。

病案4. 多切口切开排脓挂线术治疗肛门阴囊脓肿

陈某，男，48岁，工人。2016年10月24日初诊。

【主诉】肛门阴囊肿胀疼痛1周。

【现病史】患者肛门及阴囊肿胀疼痛1周，呈持续性加重，无恶寒、发热，不伴便时肛门出血，无黏液血便，不伴肛内肿物脱出，纳少，寐欠安，二便尚可，舌质红，苔黄厚，脉弦数。

【专科检查】肛门视诊：截石位1～5点距肛缘3 cm处可见肿胀隆起通向阴囊，范围约7 cm×5 cm，肿胀处皮肤潮红，未见破溃外口。肛门触诊：触痛明显，皮肤灼热，硬结周围组织质硬，中心部位有液波感。直肠指诊：肛内未触及索状物，指套退出无染血及脓液。肛门镜检：无内漏口。肛周彩超：肛周与阴囊下为低回声区。

【诊断】西医诊断：肛门阴囊脓肿。

中医诊断：肛痈（火毒蕴结证）。

【治疗】肛门阴囊脓肿多切口切开排脓挂线术。加味透脓散口服,初期用苦参清热洗剂熏洗坐浴、复方黄柏液涂剂换药,后期用康复新液、芪白生肌散换药至愈合。手术记录:在腰硬联合麻醉下,取左侧卧位,常规消毒铺巾,在肛缘 3 点隆起液波感明显处,做一放射状切口,引流脓液约 50 mL,探针探及脓腔分别通向肛缘 1、5 点,同法处理 1、5 点,从 1 点处可继续探及脓腔通向阴囊,距离肛缘约 10 cm、15 cm 处可探及脓腔,同法切开排脓,总共引流脓液约 100 mL,手术切口 5 个,切口之间均予皮筋松挂线引流,并修剪创面呈梭形,用刮匙搔刮清除腐烂坏死组织。

【疗效】术后 2 周开始分批拆除挂线,术后 1 个月创面愈合。随访 5 年无复发。

【按语】本案肛门阴囊脓肿诊断明确,但脓肿范围大、脓液多,且波及阴囊,故一次性手术难度较大。术中采用多切口切开排脓挂线术,在各切口之间留皮桥,皮桥卜予皮筋松挂,以避免肛周皮肤组织切除过多而变形。本案手术过程顺利,术后创口 5 个,松挂线 4 根,一次性手术成功,避免了患者二次手术的痛苦。根据加速康复理念,予患者术后服用加味透脓散以清热解毒、托毒透脓、软坚散结,初期采用清热解毒、祛腐生肌、消肿止痛的苦参清热洗剂熏洗坐浴、复方黄柏液涂剂换药,后期采用健脾生肌的康复新液、芪白生肌散换药至愈合。

病案 5. 切开排脓术治疗直肠黏膜下脓肿

陈某,男,48 岁。

【主诉】肛内肿胀疼痛 10 余日,加剧伴发热 2 日。

【现病史】患者诉肛内肿胀疼痛 10 余日,近 2 日加剧伴发热,在其他医院治疗后症状未见减轻,疼痛日渐加剧,坐卧不宁,纳少,寐欠安,二便尚可,舌质红,苔黄厚,脉弦数。

【专科检查】肛门视诊:肛周皮肤未见明显异常。直肠指诊:截石位 7～11 点距肛缘 3～7 cm 直肠黏膜下触及硬结范围约 4 cm×5 cm,中心部位有液波感,灼热触痛。肛门镜检:镜下未见内口与脓液溢出。经直肠彩超:直肠黏膜下低回声区深达 8 cm。

【诊断】西医诊断:直肠黏膜下脓肿。

中医诊断:肛痈(火毒蕴结证)。

【治疗】直肠黏膜下脓肿切开排脓术,在肛缘 7～11 点对应肛内液波感明显处,做一弧形切口,脓腔深达 8 cm,引流脓液约 90 mL。术后服用加味透脓散,每日换药,直至愈合。

【疗效】术后 3 周创面愈合。

【按语】本案患者系深部直肠黏膜下脓肿,脓腔深达 8 cm,中医诊断为肛痈,系由饮食不节,嗜食辛热,以致湿热下注,热盛肉腐成脓成痈。在肛痈初起阶段,宜用清热解毒之剂内服外敷,强调以内治为主,外治为辅,在脓成熟期则强调脓已成要托脓外出,使邪有出路,否则可导致邪毒内陷,损及脏腑而致邪盛正衰,病情恶化,这时要根据"急则治其标"的原则,以手术疗法为主,进行切开排脓,并保持创口引流通畅,同时配合内服托脓解毒之剂。在脓肿切开时,注意应在液波感最明显之处做切口,并将切口修剪为梭形,以利创口引流通畅,但亦应注意不可过多地切除正常皮肤和皮下组织,以防术后肛门畸形。

病案 6. 中药保守疗法治疗高位复杂性肛瘘

林某,男,38 岁。2018 年 10 月 8 日初诊。

【主诉】反复肛旁硬结隆起破溃、流脓 2 年。

【现病史】肛旁硬结隆起 2 年,症状反复,伴肛旁胀痛流脓,无黏液脓血便,纳可,寐安,小便利,排便通畅,质软成形,日 1 次。舌质红,苔黄腻,脉弦。

【专科检查】肛门视诊:截石位见肛缘 1、5 点硬结隆起,可见外口破溃,未见黄稠脓液溢出。直肠指诊:肛缘硬结轻微压痛,可触及条索状硬结通向肛门齿状线上约 3 cm 处,直肠下端黏膜光滑,指套退出无染血及脓液。肛门镜检:无凹陷性内口。

【诊断】西医诊断:高位复杂性肛瘘。

　　　　中医诊断:肛漏(湿热下注证)。

【治法】清热解毒,托毒透脓,软坚散结。

【治疗】加味透脓散口服,单方白蔹炖羊肉食之,杠板归熏洗坐浴。

【疗效】用药 1 周后症状明显缓解,肛周检查提示肛缘硬结质地变软。二诊:效不更方,守方续用 7 剂。三诊:肛旁胀痛、压痛消失,减口服中药加味透脓散,嘱单方白蔹炖羊肉,杠板归熏洗续用 1 个月后复查。四诊:诸症消失,检查肛旁硬结、肛内索状物均消失。共用药 1 个半月,随访 1 年无复发。

【按语】肛瘘的治疗原则是手术治疗,本案患者及家属拒绝手术治疗,要求保守治疗。故以纯中药保守治疗,嘱患者严格遵守饮食宜忌,忌食辛辣酒味易发之品,注意休息,保持大便通畅。患者既往饮食不节,嗜食辛热刺激之品,湿热内生,下注肠道,湿热蕴阻肛门,蕴结日久化火,腐肉成痈成漏。湿热壅滞肛门,气血运行不畅,故见肛旁胀痛。结合舌质红,苔黄腻,脉弦,证属湿热下注之象。病位在肛门、直肠,病性属实。

本案以中药内服和外用熏洗治疗,内服采用叶玲经验方加味透脓散口服及单方白蔹炖羊肉之药膳[白蔹(50 g)、炖羊肉(50 g),饮汤食肉]治疗。《神农本草经》曰:"白蔹,味苦平,主痈肿疽疮,散结气,止痛,除热。"在古代医书《五十二病方》中运用白蔹的有 4 条,黄芪的有 3 条,它们都集中在疽病的治疗中,白蔹与黄芪多配合应用,以白蔹之苦、微寒,清热解毒,消痈肿,配合黄芪,托毒透脓,生肌止痛。遵循古方记载的治疗原则,寒温并用,采用大量的白蔹炖羊肉,组成单方药膳,从而达到清热解毒、托毒排脓、生肌止痛之功效。外用也是采用单方杠板归 50 g 熏洗坐浴。《中药大辞典》

记载杠板归性平,味酸、苦,归肺、膀胱经,具有利水消肿、清热、活血、解毒的功效,采用熏洗坐浴的治疗方式,直接作用于肛门局部,可增强其清热解毒、消肿散结之功。三方内服与外用合用,共奏清热解毒、托里排脓、消肿止痛、软坚散结之功。

第三节　直肠脱垂病案

病案1. 补中益气汤治疗直肠内脱垂

吴某,女,45岁。2010年6月7日初诊。

【**主诉**】肛门下坠排便不尽感3个月。

【**现病史**】患者肛门下坠伴排便不尽感,下坠感明显时欲排便,下蹲用力努责常无大便排出,而肛门下坠与排便不尽感加剧,晨起和午睡后症状可缓解,大便质软成形,每日排便1次,小便正常。舌质淡红,苔薄白,脉缓。

【**专科检查**】直肠指诊:可触及折叠堆积的直肠黏膜。肛门镜检:直肠黏膜呈皱褶状脱垂。

【**诊断**】西医诊断:直肠内脱垂。

　　　　　中医诊断:脱肛(脾虚气陷证)。

【**治法**】补中益气,升阳举陷。

【**治疗**】补中益气汤口服。

【**疗效**】1周后肛门下坠与排便不尽感明显减轻,2周后肛门下坠与排便不尽感消失,2个月后复查,直肠指诊未触及折叠堆积的直肠黏膜,肛门镜检:未见直肠黏膜皱褶状脱垂。

【**按语**】直肠内脱垂的中医病名为"脱肛",祖国医学有关本病的论述很多,现存最早医书《五十二病方》中就有"人洲出"的治疗记载。西汉时期的《神农本草经》首先提出了"脱肛"病名。本病多由禀赋不足,妊娠分娩,久痢便秘,内伤饮食,感受外邪导致脾胃虚弱,中气下陷,固摄乏力,升举无力而出现直肠内脱垂。现代医学认为直肠内脱垂发生是由于直肠黏膜松弛、脱垂,排便时形成套叠,堵塞肛管上口,引起排便困难,在排便过程中近侧直肠黏膜层折入远侧肠腔或肛管内,不超出肛门缘,堵塞于直肠腔内。其发生原因受人体衰老功能减退影响,体质虚衰,骨盆直肠间隙与坐骨肛门窝内脂肪减少,妇女分娩次数多,导致盆底肌群和肛门括约肌功能减弱,同时直肠黏膜松弛无力,使直肠黏膜与肌层固涩不牢而分离。补中益气汤是金元时期著名医家李杲所创。李杲认为脾胃是元气之本,气机升降之枢,生长与升发是脾胃气机升降的关键,只有谷气上升,脾气升发,元气充沛,才能抵抗病邪侵袭,针对脾胃气虚、清阳下陷的病机提出了"补中、升阳"的制方原则。本案脱肛(直肠内脱垂)是因脾胃气虚,清阳下陷,以致气虚摄纳无力所形成。纵观全方配伍,一是补气健脾以治气虚之本；一是升提下陷阳气，以求浊降清升，于是脾胃和调，水谷精气生化有源，脾胃气虚诸症可愈。中气不虚，则升举有力，凡下脱、下垂诸症皆可以自复其位。

病案2. 补气紫芨灌肠液治疗直肠内脱垂

刘某，女，69岁。2014年7月7日初诊。

【主诉】 反复排便不尽感2年余。

【现病史】 患者近2年来反复排便不尽、肛门坠胀，伴灼热感，大便日行1～2次，每次排便时间10～20 min，质软黏腻难排，伴神疲乏力，无便时肛内肿物脱出及便时肛门出血、疼痛，舌质淡，苔薄白，脉缓。

【专科检查】 直肠指诊：直肠下端黏膜绕指感明显。肛门镜检：齿状线上方黏膜下移呈套叠状，可见黏膜充血。盆底表面肌电评位：盆底肌肉收缩能力较弱，最大收缩力为14.24 μV，平均波幅为5.97 μV，变异系数为0.29。

【诊断】 西医诊断：直肠内脱垂。

中医诊断：脱肛（脾虚气陷，本虚标实）。

【治法】 健脾益气，升阳举陷，兼以清热利湿。

【治疗】 补气紫芨灌肠液保留灌肠。

【疗效】 1周后肛门坠胀感减轻；1个月后大便日行1次，每次排便时间小于5 min，质软成形，排便不尽、肛门坠胀感明显缓解。盆底表面肌电评位：盆底肌肉收缩能力较前明显增强，最大收缩力为25.33 μV，平均波幅为15.72 μV，变异系数为0.29。2个月后排便不尽及肛门坠胀感消失，肛门镜检：直肠黏膜脱垂明显减轻。

【按语】 本案患者由于素体虚弱、饮食不节，致中气下陷、固摄乏力、升举无力而出现直肠内脱垂。排便不尽感，神疲乏力，舌质淡，苔薄白，脉缓为本虚，肛门坠胀伴灼热感、直肠黏膜充血为标实，综观症、舌、脉象，辨证结论为脾虚气陷、本虚标实之脱肛。补气紫芨灌肠液是叶玲经验方，由紫草清解灌肠液加黄芪、白术、升麻、柴胡、五倍子、诃子组成。方中黄芪、白术为君，黄芪补脾肺气、升阳举陷、补血活血，有"补药之长"之称，肺与大肠相表里，有助于升提脱垂之直肠黏膜，白术被誉为"脾脏补气第一要药"，可补气健脾，白术为健脾润肠通便要药。臣以紫草、白及清热利湿、活血解毒，紫草清热解毒、凉血活血，其寒可清热，苦能通泄，《本草经疏》曰："紫草为凉血之要药……湿热在脾胃所成，去湿除热利窍……邪热在内，能损中气，邪热散即能补中益气矣。"白及补肺生肌、止血敛疮、清热消肿。佐药五倍子、诃子味酸涩，酸能收敛，涩能固脱，诃子敛肺、下气、利咽，《本草经疏》中言五倍子："李时珍谓其——敛溃疮、金疮，收脱肛、子肠坠下者，悉假其入肺清金，收敛固脱之功耳。"故能收敛大肠腑之气，使腑气固，肠腑生机运化正常，固脱有司。升麻、柴胡为使药，升举下陷清阳，《本草纲目》认为："升麻引阳明大肠清气上行，柴胡引少阳清气上行,次乃禀赋虚弱,元气虚馁,及劳役饥饱,生冷内伤,脾胃引经最要药也。"升麻、柴胡配合白及补肺、败酱草补虚损使全方祛邪而不伤正,且方中紫草使邪热散即是补中益气。诸药合用则健脾益气,升阳举陷,清热利湿,固脱有司。

病案3. 化湿乙字汤＋紫芨清解灌肠液治疗直肠内脱垂

张某,女,78岁。2016年2月8日初诊。

【主诉】排便不尽感2年多。

【现病史】患者排便不尽感2年多,肛门坠胀,大便艰难,便出不爽,排便努责,欲便不能,日临厕5～6次,每次排便时间10～20 min,大便黏滞腥臭,便池不易冲净,伴口腻纳呆。舌质淡红,苔黄腻,脉弦滑。

【专科检查】肛门视诊:肛缘外观平整。直肠指诊:直肠下端黏膜松弛堆积有绕指感。肛门镜检:齿状线上方黏膜下移堆积折叠于直肠末端。盆底表面肌电评估:盆底肌肉收缩能力较弱,最大收缩力为14.24 μV,平均波幅为5.97 μV,变异系数为0.29。

【诊断】西医诊断:直肠内脱垂、排便障碍性便秘。

中医诊断:脱肛、便秘(湿热下注证)。

【治法】清热化湿导滞,升阳举陷。

【治疗】紫芨清解灌肠液保留灌肠,化湿乙字汤口服。

【疗效】4周后复查:排便不尽、肛门坠胀感明显缓解,日排便2～3次。直肠指诊:黏膜堆积绕指感减轻。肛门镜检:折叠堆积的直肠黏膜明显减少。8周后复查:排便不尽、肛门坠胀感消失,大便质软成形,日排便1～2次,每次排便时间约5 min。直肠指诊:无黏膜堆积绕指感。肛门镜检:折叠堆积的直肠黏膜消失。12周后复查:无排便不尽、肛门坠胀感,大便质软成形,日排便1次,每次排便时间约5 min。盆底表面肌电评估:盆底肌肉收缩能力较前明显增强,最大收缩力为25.33 μV,平均波幅为15.72 μV,变异系数为0.29。

【按语】本案患者由于嗜食肥甘厚味、辛辣刺激之品,致脾失健运,湿浊内生,蕴而化热,湿热下迫大肠致直肠内脱垂而出现排便不尽感,肛门坠胀,大便艰难,黏滞不下,欲便不能;口腻纳呆,苔黄腻,脉弦滑均为湿热之象;中医辨证为湿热下注证之脱肛、便秘;本病病位在大肠、肛门,病机为湿热下迫大肠,湿阻气滞热蕴,大肠传导失司。紫芨清解灌肠液系叶玲经验方,方中紫草、白及为君药,紫草清热除湿利窍、通利大小肠,《本草经疏》言紫草为凉血之要药,湿热在脾胃所成,去湿除热利窍,邪热在内,能损中气,邪热散即能补中益气矣。杨士瀛《仁斋直指方》指出紫草治痘,能导大便。《本草纲目》言紫草,其功长于凉血活血,利大小肠。白及补肺生肌,止血敛疮,清热消肿;臣以蒲公英清热解毒,利尿通便,凉血。《山东中药》谓其主治黄疸,目赤,小便不利,大便秘结。《常用中草药手册》言其主治消化不良,便秘,蛇虫咬伤,尿路感染等。《上海常用中草药》谓其清热解毒,利尿,缓泻。佐使药败酱草、紫花地丁,败酱草清热利湿,凉血止血,补虚损,《本草纲目》云其下气,解热。《本草正义》曰败酱草能清热泄结,利水消肿,紫花地丁清热利湿,解毒消痈。全方药性苦寒泄热,紫草祛湿利九窍而通利二便,配合蒲公英利尿通便、败酱草及紫花地丁清热利湿得以热散湿除,配合白及补肺、败酱草补虚损,使全方祛邪而不伤正。诸药合用共奏化湿清热、补虚损通便之功,用于治疗湿热下注型直肠内脱垂。化湿乙字汤系叶玲在乙字汤的基础上加清热化湿药组成的临床经验方,临床上用于治疗湿热下注型脱肛引起的排便不畅及习惯性便秘。诸药合用共奏清热化湿、升阳举陷之功,使湿热除,气机畅,排便通畅则脱肛自消,排便不尽、坠胀感尽除。

病案4. 加味补中益气汤＋补气紫芨灌肠液治疗直肠脱垂

陈某,男,16岁。2008年6月22日初诊。

【主诉】便时肛内肿物脱出1月余。

【现病史】患者便时肛内肿物脱出1月余,需用手还纳,伴神疲乏力,二便尚可,舌淡,苔白,脉缓。

【专科检查】肛门视诊:直肠脱垂在外约3 cm。

【诊断】西医诊断:直肠脱垂。

　　　　中医诊断:脱肛(脾虚气陷证)。

【治法】补中益气,升提固涩。

【治疗】加味补中益气汤口服,补气紫芨灌肠液保留灌肠。

【疗效】2008年7月6日二诊:用药2周,便时肛内肿物脱出,程度较前减轻,神疲乏力感较前明显改善。肛门视诊:直肠脱垂在外2 cm。

【按语】加味补中益气汤系叶玲经验方,补中益气汤源于李杲《脾胃论》,依据中医治病求本的原则,以"虚者补之""陷者升之"的理论为指导,同时依据"下者举之""酸可收敛""涩可固托"的治则,在补中益气汤原方的基础上,加入升陷固涩的药物,组成加味补中益气汤,方中黄芪为君,补肺气,益脾胃,升清阳,肺气旺则五脏之气皆旺,重用黄芪峻补肺脾之气,增强大肠传导功能;党参、白术、炙甘草助黄芪补气健脾之功,同为臣药,方中加大白术用量,取得良好的补气通便之功;日久气虚常伤及血,故配伍当归养血润肠,助黄芪以补气养血,清阳不升则浊阴不降,故配伍陈皮调理气机,以助升清降浊,当归、陈皮均为佐药;五倍子涩以固脱,五味子酸以收敛,助升麻、柴胡升提下陷之清阳,共为使药。诸药合用,共奏补中益气、升提固涩之功。补气紫芨灌肠液是叶玲经验方,由紫芨清解灌肠液加黄芪、白术、升麻、柴胡、五倍子、诃子组成。方中黄芪、白术为君,补脾肺气,升阳举陷;臣以紫草、白及清热利湿、活血解毒;五倍子、诃子为佐药;升麻、柴胡为使药,使全方祛邪而不伤正。诸药合用则健脾益气,升阳举陷,清热利湿,固脱有司。

病案 5. 消痔灵＋补中益气汤治疗直肠内脱垂

黄某,男,89 岁。2008 年 6 月 23 日初诊。

【主诉】肛门坠胀感 4 年。

【现病史】患者 4 年前出现肛门坠胀,排便不畅,伴排便时下腹部及骶尾部疼痛感,劳累时会阴部有酸胀感,大便 1 日 2～3 行,质软成形,但排便时间长,每次排便需要 20～30 min,神疲乏力,舌质淡,苔薄白,脉弱无力。

【专科检查】直肠指诊:直肠下端黏膜松弛堆积有绕指感。肛门镜检:直肠下端黏膜下移折叠堆积。

【诊断】西医诊断:直肠内脱垂。

　　　　中医诊断:脱肛(脾虚气陷证)。

【治法】补中益气,升阳举陷。

【治疗】消痔灵直肠黏膜下注射术,补中益气汤口服。

【疗效】术后 1 周复查:肛门坠胀感及诸症消失,排便通畅,质软成形,每日 1 次。

【按语】消痔灵注射治疗直肠内脱垂的作用机制系将消痔灵注射剂注射于直肠黏膜下,通过药物的致炎作用和异物刺激作用,使直肠黏膜与肌层之间或直肠及周围组织间产生纤维化而被粘连固定从而达到治疗直肠内脱垂的目的。"治未病"防复发采用补中益气汤口服,祖国医学认为本病与脾胃功能的强弱有着密切关系,认为本病由于禀赋不足,妊娠生产,久痢便秘,多食不节而致脾胃虚弱,中气下陷,固摄乏力。《诸病源候论》记载:"脱肛者,肛门脱出也,多因久痢,大肠虚冷所致。"针对本病以虚为主,"治未病"防复发当从气虚下陷着手,《本草备要》中记载了"下者举之""酸可收敛""涩可固托"的治则,采用补中益气汤健脾益气,使之气血充盛,升举有力。经曰:"病之虚实,入者为实,出者为虚,肛门脱出,非虚而何?"是因感受外邪,内伤饮食损伤脾胃,致脾胃虚弱,脾虚下陷,升举无力而出现直肠内脱垂、肛内堵塞、坠胀不适、排便不畅等症,依据补中益气,升提固涩的中医法则,补中益气汤可以有效起到"治未病"防复发的作用。

病案 6. 直肠黏膜缝扎悬吊术＋消痔灵＋苦参清热洗剂治疗直肠内脱垂

徐某,女,40 岁。2010 年 3 月 4 日初诊。

【主诉】反复肛门坠胀感 4 年。

【现病史】患者肛门坠胀感,呈阵发性发作,排便时下腹部及骶尾疼痛感,劳累时会阴部有酸胀感,症状反复发作,大便 1 日 1 行,质软成形,排便费时、费力,每次排便需要 20～30 min,时常努责不下、欲便不能。舌质红,苔黄腻,脉弦。

【专科检查】直肠指诊:直肠下端黏膜松弛、绕指感明显。肛门镜检:镜下见直肠下端黏膜松弛下移呈套叠状。

【诊断】西医诊断:二型Ⅰ度直肠内脱垂。

中医诊断:脱肛(湿热下注证)。

【治法】清热解毒。

【治疗】直肠黏膜缝扎悬吊术＋消痔灵注射＋苦参清热洗剂熏洗。

【疗效】术后第 2 日排便通畅,质软成形。2 周后随访,肛门坠胀感、会阴部酸胀感下腹部及骶尾疼痛感等消失,大便 1 日 1～2 行,质软成形通畅。

【按语】采用多普勒超声引导下直肠黏膜缝扎悬吊术治疗直肠内脱垂的原理是环形缝合直肠黏膜,将直肠黏膜组织缝合固定在肌层,使直肠黏膜层、黏膜下层和肌层粘连,使松弛的 Parks 韧带产生粘连固定,从而阻止肛垫下移并使肛垫上提,对脱垂的肛垫起悬吊、复位作用。消痔灵注射治疗直肠脱垂的疗效机制,主要是通过注射发挥药物的致炎作用和异物刺激作用,使直肠脱垂的黏膜与肌层、直肠及周围组织产生纤维化而被粘连固定,从而达到治疗目的。苦参清热洗剂以清热燥湿、解毒祛风为组方思路,五味中药合用应用于湿热下注型肛肠病术前、术后的治疗。

病案 7. 弹力线胶圈套扎术＋固脱苦参洗剂治疗直肠脱垂

张某,男,38 岁。2016 年 2 月 8 日初诊。

【主诉】便时肛内肿物脱出 1 年。

【现病史】患者便时肛内肿物脱出,需用手法还纳复位,伴肛门坠胀,排便不畅,大便质软成形,日排 1 次,排便时间长,每次排便需 15 min 左右,神疲乏力。舌质淡,苔薄白,脉缓。

【专科检查】肛门视诊:直肠黏膜脱出约 2 cm。直肠指诊:直肠下端黏膜松弛堆积有绕指感。肛门镜检:直肠下端黏膜下移折叠堆积。

【诊断】西医诊断:二型Ⅰ度直肠脱垂。

中医诊断:脱肛(脾虚气陷证)。

【治法】健脾益气,升阳固脱。

【治疗】弹力线胶圈套扎术＋固脱苦参洗剂熏洗。

【疗效】2 周后复查:便时无脱出,排便通畅,日排 1 次,时间约 5 min。

【按语】弹力线胶圈套扎术通过套扎松弛的直肠黏膜致其坏死脱落,套扎后黏膜皱缩上提,局部炎症反应致黏膜、黏膜下层与浅肌层粘连固定,直肠黏膜环部分纤维化,从而缩短拉紧松弛的直肠黏膜达到治疗直肠脱垂的效果。手术时采用肛门镜显露直肠黏膜,将吸引式套扎器的吸筒对准并顶在欲套扎的黏膜上,借助套扎器的负压作用,将黏膜吸入套扎器的吸筒内,同时扣动扳机将胶圈推出并套扎在黏膜基底部。弹力线胶圈套扎术由于负压的作用可吸入较多的直肠黏膜,较之普通套扎术能套扎更多的直肠黏膜从而达到更好的治疗直肠脱垂的效果。固脱苦参洗剂系叶玲长期使用的临床经验方,方中黄芪、党参健脾益气,乌梅、五味子、五倍子酸涩收敛固脱,加上苦参清热洗剂,全方合用共奏健脾益气、升阳举陷、收敛固脱之功,用于熏洗坐浴治疗脾虚气陷型脱肛。

病案 8. 经肛吻合器选择性直肠黏膜切除吻合术＋补气乙字汤治疗直肠脱垂

汪某,男,96 岁。2016 年 3 月 1 日初诊。

【主诉】便时肛内肿物脱出伴排便不尽感 10 余年。

【现病史】患者便时肛内肿物脱出,需手法还纳 10 余年,伴肛门坠胀、排便不尽感,腰背部、下腹部闷痛。舌质淡,苔薄白,脉缓。

【专科检查】肛门视诊:直肠脱出 3～4 cm。直肠指诊:直肠下端黏膜松弛堆积有绕指感。肛门镜检:直肠下端黏膜下移折叠堆积。

【诊断】西医诊断:二型Ⅰ度直肠脱垂。

中医诊断:脱肛、便秘(脾虚气陷证)。

【治法】补中益气,升提固涩。

【治疗】吻合器选择性直肠黏膜切除吻合术,补气乙字汤口服。

【疗效】术后次日便时肛内肿物无脱出,肛门坠胀感、排便不尽感较前明显改善。术后 3 周专科检查:镜底无折叠堆积的直肠黏膜。

【按语】经肛吻合器选择性直肠黏膜切除吻合术通过对直肠黏膜及黏膜下层组织进行选择性切除吻合,缩短松弛的直肠黏膜而达到治疗直肠脱垂目的。在治疗脱肛病包括直肠脱垂、直肠内脱垂全过程应注重采用中医中药标本同治,手术外治固脱治标,术后服用中药补气乙字汤内治固本且防术后复发,中西医结合治疗以期达到更理想的远期疗效。

补气乙字汤系叶玲在乙字汤的基础上加健脾益气的黄芪、党参、白术组成的临床经验方,方中君药黄芪、党参、白术,皆味属甘,"甘能补",黄芪善走脾胃,既可补亏虚之脾气,又可升下陷之脾气,尤善补气升阳举陷;党参健脾补肺益气,《本草从新》云其药力平缓、药效平和,可用于调补中气虚弱;白术苦甘温,功善健脾,且为通便之要药。臣药升麻、柴胡,升麻辛甘,既能升举下陷之气,又有补益肺气、调理大肠气机的功能;柴胡苦辛,具升举阳气、疏肝解郁之功。佐药当归、陈皮、黄芩、大黄,当归味甘走肝脾补血,黄芪、当归二药相伍,一气一血,黄芪补气,当归养血,气为血之母,当归助君药补益气血;陈皮理气和胃,助君臣理气升提;黄芩、大黄味苦,苦善于泄燥,黄芩清热燥湿,祛除脾虚不运瘀滞中焦的湿热,大黄攻积清热、泻火通便,促进大肠蠕动。使药甘草甘平,甘味为脾之主味,可益气补中,调和诸药。方中当归润肠通便,白术通便,大黄泻火通便,诸药合用一则补气健脾以治气虚之本;二则升提下陷之阳气,以求浊降清升,固脱有司;三则健脾润肠通便,用于证属脾虚气陷湿阻便秘者。全方合用以达补气升提,佐以通便之功。

病案 9. 吻合器直肠黏膜环切术＋消痔灵＋加味补中益气汤治疗直肠脱垂

陈某,男,32 岁。2018 年 6 月 22 日初诊。

【主诉】便时肛内肿物脱出 3 年。

【现病史】患者便时肛内肿物脱出,需用手还纳 3 年,伴神疲乏力,肛门拘急坠胀、排便不尽感。舌淡,苔白,脉缓。

【专科检查】肛门视诊:直肠脱出 5~6 cm。直肠指诊:直肠下端黏膜松弛堆积有绕指感。肛门镜检:直肠下端黏膜下移折叠堆积。

【诊断】西医诊断:二型Ⅱ度直肠脱垂。

　　　　中医诊断:脱肛(脾虚气陷证)。

【治法】补中益气,升提固涩。

【治疗】吻合器直肠黏膜环切术＋消痔灵直肠黏膜下注射＋加味补中益气汤口服。

【疗效】术后次日便时肛内肿物无脱出,肛门坠胀、排便不尽感较前明显改善。

【按语】吻合器直肠黏膜环切术通过对直肠黏膜及黏膜下层组织进行环形切除,缩短、拉紧松弛的直肠黏膜而达到治疗直肠脱垂的目的。消痔灵注射使直肠黏膜与肌层之间或直肠及周围组织间产生纤维化而被粘连固定从而达到治疗目的。吻合器直肠黏膜环切术与消痔灵注射联合应用,克服了吻合器直肠黏膜环切术切除直肠黏膜长度有限的不足,通过在吻合口上方直肠黏膜下注射消痔灵,对吻合口上方的直肠黏膜起到了固定粘连作用,两者相互协同作用,可以使吻合口附近较大范围的直肠黏膜提升恢复正常位置,从而达到更好的治疗效果。加味补中益气汤系叶玲经验方,在补中益气汤原方的基础上,加入升陷固涩的药物,组成加味补中益气汤。诸药合用共奏补中益气、升提固涩之功,内治固本以防术后复发。

病案 10. 消痔灵＋环形缝扎法＋补中益气汤、固脱苦参洗剂治疗直肠脱垂

赖某,女,69 岁。2018 年 7 月 3 日初诊。

【主诉】便时或行走后肛内肿物脱出,需手法复位 3 年。

【现病史】患者便时或行走后肛内肿物脱出,需手法复位 3 年,脱出物呈圆柱状,常有黏液附着,需卧床休息后用手法还纳复位,伴便时出血,色鲜红,肛门坠胀,排便不畅,大便质软成形,日排一次,大便溏薄时无法控便常不自主排出,面色无华,神疲乏力。舌质淡,苔薄白,脉细弱。

【专科检查】肛门视诊:截石位见肛门外观正常,下蹲用力努责后可见直肠全层呈圆柱状脱出,长约 12 cm,直肠黏膜充血水肿,伴有轻度糜烂。复位后直肠指诊:肛门括约肌松弛,收缩无力,直肠下端黏膜绕指感明显。肛门镜检:直肠下端黏膜折叠堆积,黏膜充血水肿,伴有轻度糜烂。

【诊断】西医诊断:二型Ⅲ度直肠脱垂。

中医诊断：脱肛（脾虚气陷证）。

【治法】补中益气，升提固涩。

【治疗】消痔灵直肠黏膜下柱状注射＋环形缝扎法，术后禁排便3～4日，补中益气汤口服，固脱苦参洗剂熏洗。

【疗效】术后第5日排便，未见直肠脱垂，术后3周便后复查无脱出。术后2年随访未再脱出。

【按语】直肠脱垂是指肛管、直肠黏膜、直肠全层和部分乙状结肠向下移位，脱出肛门外的一种疾病。本病任何年龄均可发生，但多发于小儿、老人、经产妇及体弱的青年。中医称为"脱肛"或"截肠症"。乃因小儿气血未旺，妇女分娩用力耗气，气血亏损，老年人气血衰退，中气不足，气虚下陷，固摄失司所致。完全性直肠脱垂是一种相对少见的盆底外科疾病，属于疑难病症，国外多采用手术治疗，手术方式分为经肛门（会阴）入路和经腹入路，但术后复发率较高，经多次手术仍不能治愈的病案不少。

在祖国医学的直肠脱垂治疗中，完全性直肠脱垂采用单一的注射方法治疗，近期虽有疗效，但远期疗效欠佳，有的患者甚至在较短的时间内又复发。故常采用注射疗法＋手术以期取得更好的疗效，完全性直肠脱垂注射治疗技术含量较高，应使用12 cm长喇叭状肛门镜注射，且注射药物剂量多少没有严格客观指标规定，只能根据个人临床经验一次注射一定量的注射液，注射部位和进针深浅、注药多少，也是凭借医者经验。本案采用直肠黏膜下分段柱状注射＋直肠黏膜环形缝扎法治疗完全性直肠脱垂，简化和优化了原有的注射治疗方法，更适合初学者操作，镜下直肠黏膜下分段柱状注射较直肠脱出点状注射具有操作简便、进针点位少、感染概率小且收缩力强的特点，术中加用直肠黏膜环形缝扎法，以环形固定直肠黏膜，缩窄直肠肠腔，并使其术后产生柱状瘢痕，使注射后直肠壁与周围组织有较完全的黏合牢固的柱状组织，其原理类似钢筋混凝土的固定作用，缝线类似钢筋的作用，消痔灵类似水泥的作用，从而可以较长时间起到框架支撑作用，达到较理想的效果。围术期处理：术前清洁灌肠，备皮，禁食；术后禁食4～5日，静脉营养，抗生素预防感染；术后服用中药补中益气汤，外用固脱苦参洗剂熏洗治疗以健脾益气，收敛固脱，采用中医中药标本同治，达到内治固本、外治固脱、术后防复发的目的。

第四节　便秘病病案

病案1. 大承气汤治疗粪嵌塞

郭某，男，55岁。2006年10月19日初诊。

【主诉】大便不通4日，发热头痛1日。

【现病史】患者肛瘘术后大便不通 4 日,发热头痛 1 日,腹胀纳呆,四肢酸痛,口臭溲赤,寐欠,排便困难,日如厕 3~4 次,但每次仅排出大量黏液而无粪便,先后以各种润肠通便药物治疗,均无效,舌干苔焦黄燥,可见芒刺,脉滑数。体温 39.4 ℃,血常规、血培养未见明显异常。

【专科检查】肛门视诊:肛瘘创面覆盖脓性分泌物。直肠指诊:肛管内充满粪便,质硬如卵石。

【诊断】西医诊断:粪嵌塞。

中医诊断:大便嵌塞(阳明腑实证)。

【治法】峻下热结,行气导滞。

【治疗】大承气汤口服。

【疗效】2006 年 10 月 20 日二诊:服上药后日排便 2 次,第一次排出十余粒羊屎样粪便,第二次排出成形硬便,黏液减少,热退痛减,腹胀稍减,纳可寐安,小便少,舌质红,苔黄燥,脉弦滑。体温 36.8 ℃,守上方续服 2 剂。2006 年 10 月 23 日三诊:诉服药后排出大量秽臭的粪便,初起为羊屎样粪便,后为黏液便,便后腹胀消失。今大便尚可,仍有黏液,口干欲饮,小便自调,舌质红,苔黄,脉弦滑。体温 36.6 ℃,患者经大承气汤泄热通腑后黏液排出较多,为防津伤采用增液承气汤合乙字汤以增水行舟、润肠通便。4 剂,水煎服。

【按语】《伤寒论》大承气汤由大黄、厚朴、枳实、芒硝四味组成。功效:峻下热结。主治:①阳明腑实证。②热结旁流。本案患者 4 日未通便,且出现高热烦渴,舌苔焦黄燥、起刺,脉滑数,系典型的热入阳明,胃肠燥热,大便秘结不下之阳明腑实证,故采用大承气汤原方服用。患者 1 剂下腹即收到立竿见影之效,数日宿便一泄而出,体温亦随之下降,效不更方,故二诊守方续服。"得下,余勿服",中病即止,故三诊方用增液承气汤合乙字汤,以增水行舟、润肠通便而巩固疗效,药后症消,日排软便 1 次。

病案 2. 大承气汤治疗粪嵌塞

吴某,女,100 岁。2019 年 6 月 10 日初诊。

【主诉】大便不通 5 日。

【现病史】患者素有便秘病史 10 余年,常 3~4 日通便 1 次,粪便质黏腻,排出困难。刻下:大便不通 5 日,有便意感但排便努责仍无法排出粪便,仅有粪水溢出肛门,伴腹部胀满疼痛。舌红,苔黄厚腻,脉弦。

【专科检查】直肠指诊:肛管直肠内大量粪便嵌塞。

【诊断】西医诊断:粪嵌塞。

中医诊断:大便嵌塞(热结旁流证)。

【治疗】大承气汤口服,中病即止,化湿乙字汤合理气乙字汤日服 1 剂。

【治法】峻下热结,行气导滞。

【疗效】2019年6月17日二诊:诉药后2 h即排出羊屎样粪便,4 h后排出大量粪质黏腻的大便,之后1~2日排便一次。守方化湿乙字汤加味巩固疗效。

【按语】老年患者便秘日久,多正气亏虚,应避免滥用芒硝、大黄等攻伐峻下的药物,然该患者嗜食辛辣厚味,大便不通,粪汁流溢,腹部胀满,舌红,苔黄厚腻,脉弦,为湿热之体,证属于热结旁流,急则治其标,故急予大承气汤攻下热结,中病即止,以免过剂伤正。嘱大承气汤应采用传统煎药方法:枳实、厚朴先煎,宜武火煎沸后文火再煎20~25 min,生大黄后入煎煮5 min,取药汁冲服芒硝。叶玲教授每每遇有多日大便不通之阳明腑实证、热结旁流者,一日同时开具两个方:第一个方急则治其标,急予大承气汤攻下热结,中病即止,同时根据辨证论治嘱患者于便后服用第二个方,患者一般多在服药后2 h开始排硬便,随后当日可便溏1~2次,次日始多能每日排便,对于素有便秘的患者嘱其应继续服用第二方以治疗长期便秘之症。

病案3. 承气乙字汤治疗便秘

林某,男,50岁。2005年4月19日初诊。

【主诉】大便秘结5月余。

【现病史】患者大便秘结难解,2~3日方通便一次,大便干结,状如羊屎,每次排便均需久蹲努责,先后服用酚酞、便秘舒、番泻叶等,初起效果尚可,后渐无效,近来常需用开塞露后才能通便,刻下3日未通便,舌质红,苔黄,脉滑。

【专科检查】直肠指诊:肛管内充满硬便。

【诊断】西医诊断:便秘。

中医诊断:便秘(肠道实热证)。

【治法】润肠泻热,行气通便。

【治疗】承气乙字汤口服。

【疗效】2005年4月22日二诊:药后排出硬便,此后日排软便一次,舌质淡红,苔薄白,脉缓,效不更方,守方继服巩固疗效。

【按语】此证属肠道实热、燥热内结、腑气不通之便秘,本案采用承气乙字汤治疗肠道实热便秘证。承气乙字汤系叶玲经验方,是以经方小承气汤合汉方乙字汤组成,以发挥两方的互补作用,升降并用,全方由大黄、厚朴、枳实、当归、升麻、柴胡、黄芩、甘草组成。乙字汤源自日本汉医原南阳方,用以治疗大便硬或者有便秘症的痔病、肛瘘、直肠脱垂;经方小承气汤大黄、厚朴、枳实功用轻下热结,方中大黄攻积导滞、清热泻火,为苦寒攻下要药;枳实消痞破结;厚朴下气除满;当归润肠通便;升麻、柴胡升阳举陷固脱,升麻尚有清热解毒之功用;黄芩清热燥湿、泻火解毒;甘草清热解毒、缓急止痛、调和药性。两方合用共奏清热泻火、润肠通便之功。

病案 4. 承气贴治疗便秘

章某,男,53 岁。2017 年 3 月 6 日初诊。

【**主诉**】术后大便不通 3 日。

【**现病史**】患者以便时肛内肿物脱出 1 年为主诉,拟诊"脱肛、混合痔"收住院后行经肛门直肠脱垂手术。术后第 3 日上午医生查房时患者诉术后 3 日未排便,主管医师指诊肛内无粪便,故未予处理。于当晚 8 时患者诉腹中胀气,腹胀如鼓,欲便不能,舌质红,苔黄厚,脉弦。

【**专科检查**】直肠指诊:肛内可触及粪便。

【**诊断**】西医诊断:术后便秘。

中医诊断:便秘(肠道气滞证)。

【**治法**】行气导滞。

【**治疗**】承气贴神阙穴穴位贴敷。

【**疗效**】于贴敷后 1 个多小时患者感腹中肠蠕动明显,继而排出大量稀便,腹中胀气消失,感神清气爽。

【**按语**】本案患者系肠道气滞致大便秘结,3 日未通,治疗采用承气贴神阙穴穴位贴敷,方药组成为大黄、芒硝、枳实、厚朴,贴敷药物方用《伤寒论》大承气汤研末备用,使用时将大承气汤药末与紫芨油调配成糊状,制成圆形状药饼贴敷于神阙穴,贴敷时间为 2~4 h。该患者于神阙穴穴位贴敷 1 个多小时后开始感腹中肠蠕动明显,继而排出大量稀便后,腹中胀气消失后明显感觉神清气爽。根据叶玲教授经验,承气贴穴位贴敷患者一般多于贴敷 2 h 后开始排气排便,穴位贴敷具有使用方便,不需要煎煮等一系列程序,可以立刻使用的优点,叶玲教授每每在门诊临床遇有大便不通数日患者,就诊时即给予承气贴神阙穴穴位贴敷,同时根据辨证论治处方用药,二诊时不少患者诉回家后即可排出大便,可见承气贴神阙穴穴位贴敷临床疗效显著。

病案 5. 加味六磨贴＋承气乙字汤治疗慢传输型便秘

肖某,男,81 岁。2017 年 10 月 21 日初诊。

【**主诉**】大便秘结 3 月余,大便不通 4 日。

【**现病史**】患者诉于 3 月余前出现大便秘结难排,无便意,时常 3~4 日通便一次,近 4 日来大便不通,腹中胀满,矢气频繁,经口服药物治疗(于其他科室治疗)20 余日,生物反馈治疗 4 日,未见明显疗效。舌质红,苔黄厚,脉弦。

【**专科检查**】直肠指诊:肛内可触及粪便。结肠传输试验:48 h 和 72 h 钡条排出率分别为 0 和 20%。

【**诊断**】西医诊断:慢传输型便秘。

中医诊断:便秘(肠道气滞证)。

【治法】行气导滞。

【治疗】加味六磨贴神阙穴穴位贴敷,承气乙字汤口服。

【疗效】当天晚上即通便,次日又通便一次。

【按语】加味六磨贴系叶玲经验方,由六磨汤加砂仁、枳实组成,功效为行气散结、攻积导滞,主治气滞腹痛、腹胀痞满、大便秘结而有热者。方中以乌药行气疏肝,沉香下气降逆,槟榔行气导滞,共为君药;大黄攻积导滞、清热泻火,为苦寒攻下要药,为臣药;木香、砂仁、枳壳、枳实四药合用,大量理气行气药共为佐使。诸药合用共奏行气散结、攻积导滞之功。叶玲教授在临床上对于肠道气滞型便秘、结肠慢传输型便秘患者常喜用加味六磨贴神阙穴穴位贴敷,同时予承气乙字汤口服治疗,取得了很好的临床疗效。

病案 6. 麻子仁丸汤治疗便秘

林某,女,60 岁。2005 年 11 月 7 日初诊。

【主诉】排便困难 3 个月。

【现病史】患者排便困难,大便干结如羊屎,每次排便均需久蹲努责,2~3 日排便一次。舌质淡红,苔薄黄,脉弦。

【专科检查】直肠指诊:(一)。

【诊断】西医诊断:便秘。

　　　　中医诊断:脾约。

【治法】润肠通便。

【治疗】麻子仁丸汤口服。

【疗效】2005 年 11 月 15 日二诊:药后日排软便一次,舌质淡红,苔薄白,脉缓,效不更方,守方继服 3 剂巩固疗效。

【按语】《伤寒论》云:“跌阳脉浮而涩,浮则胃气强,涩则小便数,浮涩相搏,大便则硬,其脾为约,麻子仁丸主之。”脾约是由于胃有燥热,脾阴不足,脾受约束,不能为胃行其津液,津液不能四布,偏渗于膀胱而不能濡润大肠,其便秘主要是由于肠道失于清润所致。麻子仁丸汤由火麻仁、大黄、白芍、杏仁、枳实、厚朴组成,方中火麻仁质润多脂,既能滋脾润燥,又能滑肠通便,故重用为君药。大黄既能泻下,又能清热;白芍质滑性寒,养阴和里;肺与大肠相表里故用质润多脂,既能润燥通便又能宣肺降气之杏仁以奏“开上通下”之效。三药各有所司,合而用之又能增强通便之效,并可使大黄攻下不伤阴,共为臣药。枳实、厚朴下气破结,既可助君药之通便,又可防火麻仁之腻滞,为佐药。蜂蜜养胃润肠,为使药。《伤寒论》原方为丸剂,主治肠胃燥热,脾津不足,大便秘结,小便频数之脾约。本案改丸剂为汤剂,采用麻子仁丸汤治疗脾约,既保留了麻子仁丸治疗脾约的特有疗效,又纠正了丸剂效果缓慢的不足。

病案 7. 化湿乙字通便汤加味治疗便秘

林某,男,55 岁。2019 年 2 月 15 日初诊。

【主诉】排便困难 1 年。

【现病史】患者 1 年来反复出现便秘症状,食辛辣食物后更为明显,症见 3～4 日排便一次,质硬,排出困难,时伴腹胀,曾多次就诊于外院,症状反复出现,舌质红,苔薄黄,脉滑。

【专科检查】直肠指诊:(一)。肠门镜检:未见明显异常。

【诊断】西医诊断:便秘。

　　　　中医诊断:便秘(肠道湿热证)。

【治法】清热利湿,理气通便。

【治疗】化湿乙字通便汤加木香、砂仁口服。

【疗效】2019 年 2 月 22 日二诊:药后症减,1～2 日排便 1 次,质较前软,腹胀减轻。舌质淡红,苔黄,脉弦,守方续服 7 剂。2019 年 3 月 1 日三诊:大便稍干,日排便 1 次,余诸症消失,舌质淡红,苔薄黄,脉缓。化湿乙字通便汤,续服 7 剂。

【按语】便秘一证,有虚实之分,本案患者 3～4 日排便一次,质硬,腹胀,舌质红,苔薄黄,脉滑。此乃饮食不节,脾失健运,湿热下注之证。脾为后天之本,主运化水谷精微,为气血生化之源,患者平素饮食不节,伤及脾胃,脾失健运,湿热不化,下注肠道,大肠传导失司,故致本病。方中茵陈、佩兰、白扁豆为君,茵陈苦平微寒,寒能清热,苦能燥湿,佩兰芳香化湿,白扁豆燥湿健脾;大黄、黄芩为臣,大黄苦寒泄热,荡涤胃肠,黄芩清泄邪热并能燥湿;柴胡、升麻为佐,用于透解邪热,疏达经气;当归养血行血润肠通便,甘草调和诸药,加芳香化湿醒脾除胀之木香、砂仁。全方共奏清热利湿、理气通便之功。二诊患者症状持续改善,效不更方。三诊仅便稍干,腹胀等诸症皆除,故予化湿乙字通便汤原方再服 7 剂,巩固疗效而痊愈。

病案 8. 化湿乙字通便汤＋紫芨清解灌肠液治疗便秘

姚某,男,93 岁。2020 年 3 月 3 日初诊。

【主诉】便秘 2 年余(代述)。

【现病史】患者素体湿热,长期卧床不起,有便秘病史 2 年余,无便意感,时常 3～4 日通便一次。长期使用尿毒清颗粒、乳果糖口服溶液、开塞露等,均无明显疗效。舌质淡红,苔黄黑厚浊腻,脉弦。

【诊断】西医诊断:便秘。

　　　　中医诊断:便秘(湿热下注、肠道气滞证)。

【治法】清热利湿,行气导滞。

【治疗】化湿乙字通便汤口服,紫芨清解灌肠液保留灌肠。

【疗效】2020年3月3日二诊:药后2日排便一次,舌质淡红,苔黄厚腻,效不更方,守方继用1周,每1～2日排一次大便,质软,呈褐色。

【按语】本案患者素体湿热且因长期卧床,致肠道湿热内生,脾失健运,湿热不化,下注肠道,大肠传导失司而气滞不行,腑气不通,故采用化湿乙字通便汤＋紫苈清解灌肠液治疗湿热下注、肠道气滞之便秘。化湿乙字汤清热利湿,润肠通便,加白术、瓜蒌增强润肠通便之功;紫苈清解灌肠液全方苦寒清热。内服外用,共奏化湿清热行气通便之功。效不更方,患者便秘日久,宜守方续用至黄厚腻苔消退。

病案9. 化湿乙字通便汤、紫苈清解灌肠液配合生物反馈治疗便秘

赵某,男,66岁。2017年6月12日初诊。

【主诉】反复排便困难5年。

【现病史】患者5年前出现排便困难,口服泻药后方可排便,近期症状加重,服用各种中药、西药均未能改善症状,仍感排便困难,需久蹲努责才能排出,大便质黏腻味臭,2日1行,舌质淡红,苔白厚,脉弦。某市立医院诊为顽固性便秘,应患者要求转诊至福建中医药大学附属第二人民医院行生物反馈治疗。

【专科检查】肛门镜检:直肠内脱垂。电子肠镜检:大肠黑变病。排粪造影:盆底痉挛综合征。

【诊断】西医诊断:便秘、盆底痉挛综合征、大肠黑变病、直肠脱垂。

中医诊断:便秘、脱肛(湿热下注证)。

【治法】清热利湿。

【治疗】化湿乙字通便汤口服＋紫苈清解灌肠液灌肠＋生物反馈治疗。

【疗效】二诊患者症状改善,但大便量较少,口苦口干喜凉饮,舌质淡红,苔白厚,故守方加增液汤以增水行舟,加竹茹、半夏取温胆汤之意以治口苦口干,再服14剂,继续生物反馈治疗巩固疗效。

【按语】本案患者排便困难多年、大便质黏味臭,舌质淡红,苔白厚,脉弦。此乃饮食不节,脾失健运,水谷精微失运,湿热内生,下注肠道,大肠传导失司。化湿乙字汤系在汉方乙字汤基础上加国医大师杨春波老先生"清化饮"中的清热利湿药组成,具有清热利湿、润肠通便之功,加白术、瓜蒌增强润肠通便。紫苈清解灌肠液全方苦寒清热,众药合用共奏化湿清热通便之功。本病病位在肠,病机为湿阻气滞热蕴、传导失司。治疗应化湿清热导滞。中药保留灌肠可使药物直达病位,提高药物吸收度,临床效果确切。生物反馈治疗是现代医学治疗顽固性便秘的首选治疗方法,叶玲教授认为对于病情复杂的顽固性便秘患者,单纯生物反馈治疗短期内无法见效,而在中药口服加灌肠治疗便秘疗效肯定的基础上,配合使用生物反馈治疗可达到更好的远期疗效。临床观察中药紫苈灌肠液灌肠治疗2个月可使黑变的大肠明显淡化甚至黑变消失。

病案 10. 补气紫芨清解灌肠液＋补气乙字汤治疗排便障碍型便秘

李某,男,93 岁。2019 年 12 月 1 日初诊。

【主诉】排便困难伴便后肛内肿物脱出 2 年。

【现病史】患者排便困难,每次排便均需久蹲努责才能排出,伴便后肛内肿物脱出,长 3～4 cm,需用手法复位,神疲乏力,舌质淡,苔薄白,脉缓。

【专科检查】肛门视诊:直肠脱出 3～4 cm。直肠指诊:直肠下端黏膜松弛堆积有绕指感。肛门镜检:直肠下端黏膜下移折叠堆积。

【诊断】西医诊断:排便障碍型便秘。

　　　　中医诊断:便秘、脱肛(脾虚气陷证)。

【治法】补中益气,升提固脱,润肠通便。

【治疗】补气紫芨灌肠液灌肠,补气乙字汤口服。

【疗效】2019 年 12 月 15 日二诊:药后症减,排便较前通畅,效不更方,守方治疗。

【按语】本案因患者年老体弱、中气不足、脾虚气陷致排便困难伴便后肛内肿物脱出,治以补中益气,升提固脱,润肠通便,采用补气中药内服外用治疗,取得很好的临床疗效。补气乙字汤系在乙字汤的基础上加健脾益气药组成的临床经验方,方中重用黄芪、党参、白术以补气,全方诸药合用共奏补气升提、清热通便之功。补气紫芨灌肠液系在院内制剂紫芨清解灌肠液的基础上加补气升提药组成,众药合用共奏健脾益气、升阳举陷、补虚损通便之功。

病案 11. 中医结合综合疗法治疗便秘(混合型)、结肠黑变病

林某,女,73 岁。2017 年 4 月 10 日初诊。

【主诉】排便困难 10 余年。

【现病史】患者 10 余年来排便困难,4～5 日 1 行,质软成形,伴腹胀、手抖、怕冷,便时肛内肿物脱出,可自行还纳,曾就诊于多家医院,予开塞露、蒽醌类及中药治疗,疗效欠佳,舌质淡,苔白,脉沉。

【专科检查】直肠指诊:直肠下端黏膜松弛。肛门镜检:齿状线上方黏膜下移呈套叠状。电子结肠镜:结肠黑变病。肛门直肠测压:①盆底肌协调运动功能障碍,排便松弛反射矛盾运动(2 型);②直肠推进力不足;③直肠感觉轻度异常。排粪造影:直肠黏膜脱垂。结肠传输试验:48 h 和 72 h 钡条排出率分别为 0 和 10%。

【诊断】西医诊断:便秘(混合型)、结肠黑变病、二型Ⅰ度直肠脱垂。

　　　　中医诊断:便秘(脾肾阳虚证)、脱肛(脾虚气陷证)。

【治法】益气健脾,温阳通便。

【治疗】补中益气汤合温脾汤口服,补气紫芨灌肠液灌肠,六磨理气贴神阙穴穴位贴敷。

【疗效】2017年4月17日二诊:药后症减,排便较前通畅,效不更方,守方治疗。2017年5月3日三诊:1～2日排便1次,守方续用。治疗2个月后感排便通畅而停药,3个月后复查电子结肠镜:结肠无黑变。

【按语】患者属于混合型便秘,既有慢传输型,也有排便障碍型,加之结肠黑变病,盆底肌协调运动功能障碍,排便松弛反射矛盾运动等,属于疑难性疾病。患者年过七旬,五脏六腑之气渐衰,脾虚气血生化乏源,气虚推动无力,肠道传导失常,大便糟粕运行乏力而致排便困难;气虚固摄无力,黏膜失其固涩,黏膜下移而成内脱垂,加重排便困难。结合舌质淡、苔白、脉沉,考虑为脾虚气弱、脾肾阳虚。中医治法:益气健脾,温阳通便。中药口服补中益气汤合温脾汤从整体气血上进行调理以益气健脾,温阳润肠通便。中药补气紫芨清解灌肠液保留灌肠,通过肠道黏膜吸收后调节肠道气机。六磨理气贴神阙穴穴位贴敷以行气润肠通便。本案患者3个月后复查电子结肠镜示结肠黑变消失,达到理想的效果。

病案12. 中医综合疗法治疗小儿慢传输型便秘

肖某,男,6岁。2017年10月21日初诊。

【主诉】大便秘结3月余,大便不通11日。

【现病史】患者诉于3月余前无明显诱因出现大便秘结难排,时常3～4日通便1次,近11日来大便不通,腹中胀满,矢气频繁,口干、纳欠,饭后懒动,经当地医院中西医治疗未见效果,舌红少津,苔薄白,脉细。

【专科检查】肛门镜检:未见明显异常。

【诊断】西医诊断:慢传输型便秘。

中医诊断:便秘(肠道气滞、阴液亏虚证)。

【治法】行气导滞,增液行舟。

【治疗】急则治其标,承气贴神阙穴穴位贴敷,中病即止;缓则治其本,理气增液乙字汤口服。

【疗效】用药后当日晚上即排出大便,次日中午再次排出大便,质软,成形。2017年10月28日二诊:药后症减,1～2日排便1次,质较前软,腹胀减轻,舌质淡红,苔白,脉细,守方续服7剂。2017年11月6日三诊:大便稍干,日排便1次,余诸症消失,舌质淡红,苔薄黄,脉缓。故仅予增液汤口服,续服7剂。

【按语】小儿便秘,多由小儿体弱,脾胃不能化津,津液不能润泽肠道,故多予润脾通结之法有效。本案考虑小儿年幼体弱,予承气汤剂过于猛烈,故先予承气贴神阙穴穴位贴敷,既有药物对穴位的刺激作用,又有药物本身的作用,其之间相互影响、相互作用、相互补充,共同发挥理气润肠通便的治疗作用,但需注意中病即止。理气增液乙字汤由厚朴、枳实、木香、砂仁、大腹皮、沙参、麦冬、生地黄、大黄、当归、升麻、柴胡、黄芩、甘草组成,即由理气乙字汤加增液汤构成,方中采用理气药为君药以行气导滞,增液汤以增水行舟、润肠通便,乙字汤源自日本汉医原南阳方,用以治疗大便硬或者有便秘症的痔病、肛瘘、直肠脱垂。全方共奏滋阴润肠、理气通便之功。二诊患者症状持续改善,效不更方;三诊仅大便稍干,腹胀等诸症皆除,故仅予增液汤口服以增水行舟,再服 7 剂,巩固疗效而痊愈。本例治小儿便秘通过外用中药穴位贴敷,配合内服中药汤剂,安全且疗效显著。

第五节　炎症性肠病病案

病案 1. 加味白头翁汤治疗直肠炎

陈某,男,35 岁。2003 年 4 月 7 日初诊。

【主诉】肛门拘急坠胀伴黏液便 2 月余。

【现病史】患者肛门拘急坠胀,日排黏液便 2～3 次,常伴腹部闷痛,舌质红,苔黄厚腻,脉弦数。

【专科检查】肛门镜检:直肠黏膜充血水肿,可见黏液附着。

【诊断】西医诊断:直肠炎。

　　　　中医诊断:泄泻(湿热下注证)。

【治法】清热解毒,燥湿止泻。

【治疗】加味白头翁汤口服。

【疗效】服用 7 剂后肛门拘急坠胀减轻,日排便 1～2 次,继服 7 剂后复查症状、体征均消失。

【按语】本案属于中医学"泄泻""肠澼"等范畴,系饮食所伤、感受外邪、脏腑虚弱及七情不和引致气血阻滞、湿热蕴结肠道。患者久居福建多湿多火之地,湿热蕴结、运化失常、热毒下迫,因湿热下注而致拘急坠胀。《三因极一病证方论》提出"肠风脏毒,自属滞下门",治疗宜清热解毒、燥湿止泻,方用加味白头翁汤治之,白头翁汤方出自《伤寒论》,方中白头翁善于凉血解毒,为治热病要药,故重用为君药。黄连、黄柏清热解毒、燥湿止痢,为臣药。秦皮既清热解毒,又兼收涩止痢,防泻下频频而出现伤阴之象,有标本兼顾之意,为佐药。四药相伍清热解毒之中兼以收涩止泻。"肺与大肠相表里",故加入肺经之黄芩清热燥湿,葛根解肌清热,甘草调和诸药。全方共用以清热解毒、燥湿止泻,湿热毒清则坠胀自消。

病案 2. 加味参苓白术散治疗慢性直肠炎

江某,男,45 岁。2008 年 4 月 7 日初诊。

【主诉】日排溏便 3～4 次 3 月余。

【现病史】患者 3 月余来日排溏便 3～4 次,时伴肛门拘急坠胀,神疲乏力,舌淡红,苔薄白,脉缓。

【专科检查】肛门镜检:直肠黏膜充血水肿。

【诊断】西医诊断:慢性直肠炎。

中医诊断:泄泻(脾胃虚弱证)。

【治法】健脾益气,渗湿止泻。

【治疗】加味参苓白术散口服。

【疗效】服用 7 剂后肛门拘急坠胀减轻,日排便 1～2 次,继服 7 剂后复查,症状、体征均消失。

【按语】参苓白术散出自《太平惠民和剂局方》。加味参苓白术散中用党参易人参,益气补中而健脾;白术味甘苦而性温,专入脾、胃经,既能益气补中,又能健脾燥湿,共为君药。山药补脾益气,助党参、白术增强补中益气,健脾养胃之力;茯苓健脾渗湿;白扁豆补脾益气,化湿和中,两药与白术相配,健脾祛湿之力更强。以上三药均为臣药。砂仁行气化滞,并能芳香化湿,醒脾和胃;薏苡仁健脾渗湿,使湿邪从下而去;芡实、莲子补益脾胃,涩肠止泻;大枣补脾养胃;五味子、乌梅酸涩收敛止泻。以上共为佐药。桔梗助调畅气机,炒甘草和中调药,同为使药。全方诸药相互配伍,药性平和,补而不滞,共奏健脾益气、渗湿止泻之效。

病案 3. 加味四神丸治疗慢性结肠炎

杨某,男,58 岁。2004 年 4 月 5 日初诊。

【主诉】便秘与腹泻交替出现半年。

【现病史】患者便秘与腹泻交替出现半年,近半个月腹泻,自服诺氟沙星、庆大霉素,效果不佳,病情渐重,大便清稀,每日 10 余次,夜间与凌晨症重,伴纳呆,乏力,面色萎黄,腰膝酸软,舌淡,苔白,脉沉细弱。素有糖尿病 4 年。

【专科检查】肛门镜检:直肠黏膜充血水肿,可见黏液附着。大便常规及培养均为阴性。

【诊断】西医诊断:慢性结肠炎。

中医诊断:泄泻(脾肾阳虚证)。

【治法】温肾健脾,涩肠止泻。

【治疗】加味四神丸口服。

【疗效】服 3 剂后症状明显改善,续服 7 剂症状完全消失,随后予补中益气汤再服 7 剂巩固疗效。随访 3 个月病情无反复。

【按语】慢性结肠炎是临床常见的肠道疾病,症状或轻或重,不容易治愈,属于中医学"泄泻""洞泄""五更泄"等范畴。泄泻的病因包括感受外邪、饮食所伤、情志失调、病后体虚、禀赋不足等多种因素。《景岳全书·泄泻》谓:"泄泻之本,无不由于脾胃。《素问·脏气法时论》又指出:"脾病者……虚则腹满肠鸣。"患者年老,并有糖尿病病史,久病迁延,脾胃虚弱,则水液代谢失常,湿盛又困阻脾阳,影响脾的运化,不思饮食,可见纳呆,面色萎黄。脾胃为后天之本,气血生化之源,脾虚化气乏源,可见乏力。脾虚日久亦可累及肾脏,导致肾阳不足,终致脾肾阳虚,出现畏冷纳呆、粪质稀溏、腰膝酸软。《景岳全书·泄泻》谓:"脾弱者,因虚所以易泻,因泻所以愈虚,盖关门不固,则气随泻去,气去则阳衰,阳衰则寒从中生。"本案为脾肾阳虚,故治以温肾暖脾、涩肠止泻。方予加味四神丸。方中补骨脂补肾壮阳,温脾止泻;吴茱萸散寒止痛,降逆止呕,助阳止泻;肉豆蔻涩肠止泻,温中行气;五味子收敛固涩,益气生津补肾;黄芪、党参补脾益气;白术健脾益气,燥湿利水;茯苓、薏苡仁健脾利水渗湿;山药益气养阴,补益脾肾,固精止带;罂粟壳、诃子涩肠止泻。诸药合用共奏温肾健脾、涩肠止泻之功。

病案 4. 加味白头翁汤治疗溃疡性结肠炎

许某,男,50 岁。2004 年 4 月 19 日初诊。

【主诉】反复日排黏液便 4~5 次 1 年。

【现病史】患者日排黏液便 4~5 次,伴里急后重感,时有少腹闷痛与脓血便,曾多次就诊于外院,症状反复出现,舌质红,苔薄黄,脉滑。

【专科检查】肛门镜检:直肠黏膜充血水肿,可见散在出血点与糜烂面。电子结肠镜检:溃疡性结肠炎。

【诊断】西医诊断:溃疡性结肠炎。

中医诊断:大瘕泄(肠道湿热证)。

【治法】清热解毒,凉血止痢。

【治疗】加味白头翁汤口服。

【疗效】2004 年 4 月 26 日二诊:药后症减,日排便 2~3 次,黏液减少,里急后重减轻。2004 年 5 月 10 日三诊:大便成形,日排便 1~2 次,诸症消失。守方续服。

【按语】溃疡性结肠炎是一种病变主要累及结肠黏膜和黏膜下层的慢性非特异性炎症,病因尚不十分清楚,现代医学认为慢性溃疡性结肠炎与自身免疫、变态反应及遗传因素等有关。其属于中医学"下痢""肠澼""便血""泄泻"等范畴,临床以大肠湿热型多见。《冯氏锦囊秘录》曰:"湿热太甚,客气盛而主气弱,渗入大肠,脂膜腐烂,痢疾之由,始于此矣。"患者久居福建多湿多火之地,且福建位于东南沿海,海鲜居多,患者舌质红、苔黄厚、脉滑,湿热体质明显,古有"无湿不成泄",脾胃主受纳和运化水谷,脾胃虚弱致受纳和运化受阻,湿滞内停,清浊不分,混杂而下。本病病机为湿热困脾,郁久化热,湿热蕴结大肠,引发腹痛、腹泻、脓血便、里急后重等症状,《伤寒论》云:"热利下重者,白头翁汤主之""下利欲饮水者,以有热故也,白头翁汤主之。"故予以加味白头翁汤,以清热解毒、凉血止痢。方中白头翁清热解毒、祛瘀止痛、凉血止血;秦皮清热燥湿、收涩止痢;黄芩、黄连、黄柏清热燥湿止泻;葛根解肌清热,升举内陷之邪,甘草调和诸药。诸药配伍共奏解毒利湿、凉血止痢、调和气血之功。

病案5. 紫芨清解灌肠液＋参苓白术散治疗溃疡性结肠炎

蔡某,女,52岁。2019年11月11日初诊。

【主诉】大便溏薄3个月。

【现病史】患者体检时发现溃疡性结肠炎,面色萎黄,乏力纳差,少气懒言,大便溏薄,日排溏便3～4次,舌淡,苔薄白,脉细弱。

【专科检查】电子结肠镜检:横结肠、降结肠见散在分布大小不等的浅表溃疡、糜烂灶,诊断为溃疡性结肠炎。病理学检查:(降结肠)大肠黏膜慢性活动性炎,伴糜烂。

【诊断】西医诊断:溃疡性结肠炎。

中医诊断:泄泻(脾虚湿阻证)。

【治法】清热解毒,健脾渗湿。

【治疗】紫芨清解灌肠液灌肠,参苓白术散口服。

【疗效】2019年11月25日二诊:症状缓解,大便质软。效不更方,守方续用。2019年12月25日三诊:大便正常,每日1次。3个月后电子结肠镜检:(一)。

【按语】溃疡性结肠炎是一种发病原因不明的慢性非特异性结肠炎,病变位于直肠、结肠,主要侵及肠黏膜及黏膜下层。中医认为本病多与感受外邪、饮食不节、情志失调及体虚有关。慢性溃疡性结肠炎以脾虚夹湿者居多,患者面色萎黄,乏力纳差,少气懒言,大便溏薄,舌淡苔薄白属本虚为主,同时又为腹痛腹泻、黏液、肠黏膜充血水肿、糜烂、溃疡等大肠湿阻、气滞血瘀的标实证。因此,清热解毒、凉血祛瘀、健脾利湿、涩肠止泻是本病的治则。紫芨清解灌肠液目前已制作成福建中医药大学附属第二人民医院院内制剂,用于治疗溃疡性结肠炎、放射性直肠炎、直肠脱垂、便秘、肛肠病术后出血及疼痛,有良好疗效。本案用紫芨清解灌肠液清热解毒、凉血祛瘀、敛疮止泻以治标实,内服参苓白术散加减以治本虚,3个月后电子结肠镜检(一),说明该方案临床疗效可靠。后期口服参苓白术散加减以巩固疗效。

病案6. 加味白头翁汤＋紫芨清解灌肠液治疗溃疡性结肠炎

陈某,男,33岁。2019年8月16日初诊。

【主诉】间断性黏液脓血便2年。

【现病史】患者于2年前因间断性黏液脓血便在外院行肠镜检查,诊断为溃疡性结肠炎。口服美沙拉秦后好转,但症状时常反复。刻下:反复便血,里急后重,肛门灼热,时伴腹胀腹痛,口干,大便日2～3次,质黏腻,舌红,苔黄腻,脉滑数。

【专科检查】电子结肠镜检查:横结肠、降结肠见散在分布大小不等的浅表溃疡、糜烂灶,诊断为溃疡性结肠炎。病理学检查:(降结肠)大肠黏膜慢性活动性炎,伴糜烂。

【诊断】西医诊断:慢性溃疡性结肠炎。
　　　　中医诊断:便血(湿热下注证)。

【治法】清热利湿解毒,凉血止血。

【治疗】加味白头翁汤口服,紫芨清解灌肠液灌肠。

【疗效】2019 年 8 月 23 日二诊:药后症减,效不更方,守方治疗。2019 年 8 月 30 日三诊:大便日 1～2 次,质稍黏,食欲欠佳,舌淡红,苔薄黄,脉数。口服药改用参苓白术散加减,保留灌肠守方紫芨清解灌肠液。

【按语】中医学认为本病的病机多为在先天禀赋不足、脾胃功能失常的基础上感受湿热之邪,或恣食肥甘厚腻,酿生湿热,或寒湿化热客于肠腑,气机不畅,通降不利,血行阻络,肉腐血败,脂络受伤而成内疡。病性属本虚标实,脾虚为发病之本,其标为湿热蕴结、瘀血阻滞所致之肠黏膜溃疡、糜烂。本案患者反复便血,里急后重,肛门灼热,口干,伴腹胀、腹痛。舌红,苔黄腻,脉滑数。证属湿热下注型,湿热互结于肠道,气机不利,则腹痛、腹胀、里急后重;湿热熏灼肠道肛门,则肛门灼热;脉络受损,则便血。故首诊予白头翁汤加减内服配合紫芨清解灌肠液保留灌肠治疗。白头翁汤系经方,来源于张仲景的《伤寒论》,方中加用地榆、槐花、仙鹤草凉血止血;木香、砂仁芳香行气,缓解腹胀、腹痛等症。全方共奏清热利湿解毒、凉血止血之功。紫芨清解灌肠液为治疗炎症性肠病的有效方,全方苦寒清热,亦能补虚损而使全方祛邪不伤正。众药合用共奏清热化湿、祛腐生肌、收敛止血之功。二诊症减,效不更方,守方治疗。三诊患者诸症大减,患者久病体虚,湿热之邪大部分已除,故予参苓白术散加减以健脾化湿,紫芨清解灌肠液继续保留灌肠 2 个月巩固疗效。后随访半年均正常,结肠溃疡已愈合。

病案 7. 中西医结合治疗溃疡性结肠炎

肖某,女,56 岁。2019 年 8 月 23 日初诊。

【主诉】便时肛内肿物脱出伴出血 2 周。

【现病史】患者便时肛内肿物脱出,需手法复位,便时出血,色鲜红,量多,常呈喷射状,大便秘结,2～3 日通便一次,时夹有黏液,舌质淡,苔白,脉缓。

【专科检查】肛门视诊:肛缘见环状肿物隆起。肛门镜检:齿状线上黏膜呈环形隆起充血,齿状线上下隆起连贯肿物,大小分别约 3.0 cm×2.5 cm,直肠下段黏膜点片状充血糜烂灶。直肠指诊:指套上沾有血迹。电子结肠镜检:全结直肠散在性针尖样溃疡,充血水肿。

【诊断】西医诊断:溃疡性结肠炎(活动期)、便秘、混合痔。

中医诊断:便血、便秘、混合痔(脾虚湿阻,湿蕴化热)。

【治法】清热解毒,凉血止痢。

【治疗】柳氮磺吡啶,参苓白术散＋地榆、槐花、仙鹤草口服,柳氮磺吡啶栓塞肛,紫芨清解灌肠液灌肠。

【疗效】治疗1个月后二诊时症状明显缓解。治疗3个月后复查电子结肠镜示:结肠未见明显异常。

【按语】溃疡性结肠炎主要是慢性的非特异性的结肠炎症,病变主要累及黏膜层和黏膜下层,主要临床表现是持续反复的腹痛、腹泻、脓血便,以及里急后重和不同程度的全身症状,并且一般在4~6周及以上;脓血便是溃疡性结肠炎最常见的临床症状。患者以"便时肛内肿物脱出伴出血2周"为主诉就诊,因出血量多且呈喷射状要求行手术治疗,肛门镜下见直肠下段黏膜点片状充血糜烂灶,予行电子结肠镜检查,拟诊断:溃疡性结肠炎(活动期)。溃疡性结肠炎临床以腹痛、便溏、脓血样便为主症,迄今病因不明,中医认为多与感受外邪、饮食不节、情志失调及体虚有关。本病本虚标实,寒热错杂,治以清热凉血之紫芨清解灌肠液灌肠,健脾渗湿之参苓白术散加减组方内服,方中佐以凉血止血之地榆、槐花、仙鹤草。西药采用柳氮磺吡啶肠溶片口服,栓剂外用2个月。治疗1个月后二诊时症状明显缓解。治疗3个月后复查肠镜:结肠未见明显异常,继以参苓白术散加减口服以巩固疗效。

病案8. 参苓白术散＋紫芨清解灌肠液治疗放射性直肠炎

肖某,女,55岁。2019年9月6日初诊。

【主诉】大便溏薄伴肛门坠胀感2个月。

【现病史】患者3个月前因子宫颈癌行放化疗,1月余后出现肛门坠胀、排便不尽感,大便溏薄,日排3~4次,时伴腹痛,面色萎黄,乏力纳差,少气懒言,舌质淡红,苔白,脉细。

【专科检查】外院肠镜:直肠、乙状结肠见点片状充血灶,诊断为放射性结肠炎。肛门镜检:直肠下段黏膜点片状充血糜烂灶。

【诊断】西医诊断:急性放射性结肠炎。

中医诊断:泄泻(脾虚夹湿证)。

【治法】健脾化湿,理气止泄。

【治疗】参苓白术散口服,紫芨清解灌肠液灌肠。

【疗效】2019年9月11日二诊:药后症减,大便次数减少为日1~2次,守二方内服外灌,续用1周。2019年9月18日三诊:诉肛门坠胀感及诸症明显减轻,大便日2次,质软成形,继续紫芨清解灌肠液保留灌肠2个月。2019年12月20日复查肠镜:结肠未见明显异常。

【按语】放射性直肠炎是指盆腔等恶性肿瘤患者在接受放疗时或者在放疗后引起的直肠并发症,直肠黏膜可发生糜烂、溃疡或出血。临床表现为腹痛、腹泻、便血及黏液脓血便等,严重影响患者的生存质量。本病属中医"腹痛""泄泻""便血"等范畴。西医对放射性直肠炎没有特效药物与有效方法,而中医药治疗则具有优势。本案患者因子宫颈癌行放疗1个多月后出现肛门坠胀感、排便不尽感、大便次数多,质稀,系由急性放射性直肠炎引起。乏力纳欠,少气懒言,舌质淡红,苔白,脉细,证属中医脾虚夹湿型泄泻,方选参苓白术散。方中以党参、白术、茯苓、炙甘草健脾补中渗湿,为君药。配以山药、莲子肉健脾固肠止泻,白扁豆、莲子肉助白术、茯苓以增强健脾渗湿之功,共为臣药。砂仁芳香醒脾,行气化湿,使补而不滞,陈皮健脾理气燥湿,均为佐药。炙甘草调和诸药,为使药。全方共奏健脾化湿、理气止泄之功。紫芨清解灌肠液全方苦寒清热,诸药合用共奏清热化湿、止血生肌、补虚损之功,用于保留灌肠可直达病所。首诊药后症减,效不更方,守方续用,二诊诸症明显减轻,大便日1～2次,故继续中药保留灌肠治疗2个月。根据临床经验多数患者通过整体及局部的辨证施治,内服外灌连续治疗2个月可基本治愈,该患者2个月后复查肠镜示结肠未见明显异常,达到较理想的治疗效果。

病案 9. 加味紫芨清解灌肠液治疗放射性直肠炎

汤某,女,65岁。2018年11月5日初诊。

【主诉】肛门坠胀疼痛2个月。

【现病史】患者诉于7个月前因子宫颈癌行放疗,2个月前出现肛门坠胀疼痛,伴便时出血,色鲜红,呈纸带血,偶呈点滴状,于肿瘤医院就诊,诊断为放射性肠炎,予西药灌肠治疗(何药不详),症状无明显缓解,日排溏便3～4次。舌质淡红,苔薄黄,脉弦。

【专科检查】直肠指诊:直肠黏膜隆起,质偏硬。肛门镜检:直肠下段黏膜充血糜烂、暗色血液附着。

【诊断】西医诊断:慢性放射性直肠炎。

中医诊断:便血(湿热下注证)。

【治法】清热解毒,凉血止血,祛瘀止痛。

【治疗】加味紫芨清解灌肠液灌肠。

【疗效】2018年5月12日二诊:药后症减,大便日排2～3次,守方1个月。2018年6月12日三诊:诸症明显减轻,大便日1次,质软成形,继守方1个月。3个月后随访,诸症消失。

【按语】本案患者因子宫颈癌放疗7月余后出现肛门坠胀疼痛、大便溏薄,系由慢性放射性直肠炎引起。采用清热解毒、凉血止血的紫芨清解灌肠液加重楼、半边莲、白花蛇舌草,重楼清热解毒、预防癌症,可有效抵抗癌细胞扩散,促进白细胞再生,半边莲清热解毒、利水消肿,可用于痈肿疔疮、直肠癌等,白花蛇舌草清热解毒、消痈散结、利水消肿,用于疖肿疮疡,肠炎癌肿。诸药合用共奏清热解毒、凉血止血、祛瘀止痛、抗肿瘤之功。

病案 10. 紫芨清解灌肠液合桃红化瘀汤加减治疗缺血性结肠炎

施某,女,45 岁。2017 年 12 月 18 日初诊。

【主诉】便时肛门出血 1 周。

【现病史】患者便时肛门出血 1 周,血色鲜红,量多,亦可见时有暗红色血,伴腹部疼痛,肛门灼热,口干喜冷饮,纳可寐安,小便利,大便质软成形,日排 1 次。舌质红,苔黄腻,脉弦。

【专科检查】直肠指诊:肛内灼热感。肛门镜检:镜下见直肠黏膜色泽淡白。电子结肠镜检查:乙状结肠距肛门 30～15 cm 处见多发片状黏膜充血糜烂。

【诊断】西医诊断:缺血性结肠炎(急性肠系膜缺血型)。

中医诊断:便血(湿热下注证)。

【治法】清热解毒,活血化瘀。

【治疗】紫芨清解灌肠液合桃红化瘀汤加减保留灌肠。

【疗效】治疗后次日即无便时出血,肛门灼热、腹部疼痛均减轻。治疗 2 周后诸症消失出院。

【按语】缺血性结肠炎可由长期便秘或肠管持续痉挛致肠内压增高,肠道供血不足而引起,主要表现为突发性腹痛、腹泻和便血三联征。根据发病的缓急和累及肠段不同,国外文献将其分为 3 型:①急性肠系膜缺血型。②慢性肠系膜缺血型。③结肠缺血型。缺血性结肠炎的内镜表现因病期而异,分为 3 期:①急性期,发病初 3 日内,黏膜充血区与苍白区相间,以后红斑融合,形成浅表小溃疡,并有黏膜水肿、瘀点及黏膜下出血。②亚急性期,发病 3～7 日,形成纵行或匐行性溃疡。③慢性期,发病 2 周至 3 个月,结肠镜示不完全正常的黏膜或残存一些颗粒不平。本案患者系因便时肛门出血 1 周来就诊,伴腹部疼痛,肛门灼热,口干喜凉饮,舌质红,苔黄腻,脉弦。肛门镜检:镜下见直肠黏膜色泽淡白。电子结肠镜检查:乙状结肠距肛门 30～15 cm 处见多发片状黏膜充血糜烂。西医诊断:缺血性结肠炎(急性肠系膜缺血型)。中医诊断:便血(湿热下注证)。治疗采用紫芨清解灌肠液合桃红化瘀汤加减保留灌肠,紫芨清解灌肠液清热解毒、凉血止血,桃红化瘀汤活血化瘀、凉血止痛,二方合用共奏清热解毒、活血化瘀之功,促进直肠黏膜恢复正常。本案患者应用该方灌肠治疗,疗效显著,次日即无便时出血,肛门灼热、腹部疼痛均减轻,治疗 1 周后诸症缓解,治疗 2 周后诸症消失。

病案 11. 紫芨清解灌肠液治疗吻合器痔上黏膜环切术后吻合口炎症性息肉

王某,男,56 岁。2015 年 11 月 6 日初诊。

【主诉】便时肛门出血 2 月余。

【现病史】患者诉半年前于某院行吻合器痔上黏膜环切术＋外痔切除术,刻下:便时肛门出血 2 月余,血色鲜红,时而滴血,时而擦血,肛门坠胀疼痛,无肛内肿物脱出,大便 1 日 1 行,质软成形。

【专科检查】直肠指诊:截石位 3～5 点距肛缘 5～6 cm 处触及小肿物,质中等,微触痛,并触及环状瘢痕,指套退出染少许鲜红色血。肛门镜检:镜下截石位 3～5 点齿状线上 2 cm 可见半环状增生组织,表面少许鲜红色血。电子结肠镜检:直肠隆起性病变(性质待定)。病理诊断:(直肠隆起)大肠黏膜慢性炎症伴糜烂及肉芽组织增生,符合炎症性息肉改变。

【诊断】西医诊断:吻合器痔上黏膜环切术后吻合口炎症性息肉。

中医诊断:便血、息肉痔(湿热下注证)。

【治法】清热解毒。

【治疗】紫芨清解灌肠液保留灌肠。

【疗效】灌肠治疗 2 周后,患者无再便血,分别于治疗 2 周、4 周后行肛门镜检,可见直肠黏膜充血、糜烂消失,息肉变小,8 周后复查息肉消失。

【按语】本案患者半年前于某院行吻合器痔上黏膜环切术＋外痔切除术,指诊触及小肿物,微触痛,并触及环状瘢痕。肛门镜检:半环状增生组织。病理诊断示(直肠隆起)大肠黏膜慢性炎症伴糜烂及肉芽组织增生,符合炎症性息肉改变。炎症性息肉为炎症刺激所致的一种肉芽肿,直径约 5 mm,单发或多发的广基性结节。其组成成分有毛细血管、成纤维细胞及慢性炎症细胞,息肉周围的胆囊壁有明显炎症,至今尚无癌变报道。治以紫芨清解灌肠液保留灌肠,其具有清热利湿、凉血止血的功效,现代药理学证明其具有抗菌、消炎、抑制瘢痕生长、促进切口愈合等多种作用。临床上,叶玲教授多运用于治疗直肠内脱垂、便秘、溃疡性结肠炎、克罗恩病、放射性结肠炎、缺血性肠病等多种疾病,均取得满意的疗效。

第六节　肛裂、肛周湿疹、肛窦炎病案

病案 1. 增液乙字汤＋紫芨油治疗肛裂

周某,男,53 岁,工人。2015 年 7 月 6 日初诊。

【主诉】便时肛门出血伴疼痛 2 周。

【现病史】患者 2 周前大便干结,排便努责后出现肛门出血伴疼痛,痛如刀割,畏惧排便,口干欲饮。舌红,少苔,脉细数。

【专科检查】肛周检查:截石位6点肛管皮肤破溃,可见裂口。

【诊断】西医诊断:肛裂。

中医诊断:钩肠痔(阴虚津亏证)。

【治法】养阴增液,润肠通便。

【治疗】增液乙字汤口服＋紫芨油换药。

【疗效】2015年7月6日二诊:诉药后次日症状明显减轻,大便转软。3日后无出血,微疼痛。刻下:无出血疼痛,守方巩固疗效。

【按语】患者素体阴虚,津液亏乏,致大便秘结,排便努责,撕裂肛管,故便时肛门疼痛,出血,故诊为钩肠痔,因无肛内肿物脱出,齿状线上下均无肿物,故不诊断为血痔,无脓性分泌物,无索状物触及,故不诊为牡痔,舌红、少苔、脉细数为阴虚之征,综观症、舌、脉象,辨证为阴虚津亏证之钩肠痔,病位在肛门直肠,病性属虚,本为阴虚津亏,标为裂痛、出血。治以增液乙字汤养阴增液、润肠通便,紫芨油清热解毒、凉血止血。

病案2.苦参痒消洗剂治疗肛周湿疹

赵某,男,56岁,工人。2015年7月6日初诊。

【主诉】反复肛周潮湿瘙痒3个月,加重2周。

【现病史】患者3个月前无明显诱因出现肛周潮湿瘙痒,2周前肛周瘙痒加重,夜间痒甚,二便尚调。舌红,苔黄腻,脉滑数。

【专科检查】肛周检查:肛周皮肤潮红有渗液,轻度糜烂。

【诊断】西医诊断:肛周湿疹(急性期)。

中医诊断:肛周湿疮(湿热下注证)。

【治法】清热燥湿,敛疮止痒。

【治疗】苦参痒消洗剂熏洗。

【疗效】门诊随访半年,未再复发。

【按语】肛周湿疹究其病因,多为湿热下注,聚于肛门,或内有湿热,外感风邪,风邪与湿热相搏,内不能疏泄,外不能透达,风湿热邪浸淫肌肤而成,故症见皮疹瘙痒,津水流溢而见皮肤潮红有渗液。本案采用苦参痒消洗剂治疗,治宜清热燥湿、敛疮止痒。苦参痒消洗剂系依在叶玲经验方苦参清热洗剂基础上加减组成,方中苦参为君,清热解毒,收敛燥湿止痒。黄芩清泻湿热为臣。金银花疏风清热解毒;地肤子、蛇床子清热祛风、燥湿止痒;石菖蒲芳香化湿;白鲜皮清热燥湿、祛风解毒;苍耳子祛风止痒;五倍子收敛固涩,可敛湿疹之渗出。全方共奏清热燥湿、敛疮止痒之效。

病案3.乌梅汤＋苦参清热洗剂治疗肛周瘙痒症

吴某,女,43岁,职员。2012年2月7日初诊。

【主诉】反复肛周瘙痒 3 年,加剧 1 周。

【现病史】患者 3 年前无明显诱因出现肛周隐隐作痒,延伸至外阴部,时轻时重,重则难以忍受,近 1 周来肛周瘙痒加剧,呈阵发性,瘙痒难忍,常用手搔抓,伴口干,寐欠安,纳可,二便尚调。舌淡,苔薄白,脉缓。

【专科检查】肛周检查:肛周皮肤颜色轻微泛白,见抓痕。

【诊断】西医诊断:肛周瘙痒症。

中医诊断:风痒(风邪入袭兼夹湿浊证)。

【治法】祛风止痒,养阴生津,佐以祛湿。

【治疗】乌梅汤口服,苦参清热洗剂熏洗。

【疗效】药后症状明显减轻,仅感肛周隐隐作痒,口干好转,舌淡红,苔薄白,脉缓。随访半年,未再复发。

【按语】对肛周瘙痒的临床辨证应紧紧抓住"风、湿、燥、虚"四点,临床多见风邪侵袭,津液亏虚者。乌梅汤系叶玲经验方,方中以乌梅为君,乌梅性平,味酸、涩,取其酸入肝,故善祛风邪,味酸可收,功可敛肺生津,补充机体津液之不足。臣以防风、柴胡,防风辛甘,祛风止痒,胜湿止痛,风邪袭表,首先犯肺,防风入肺经,且肺合皮毛,可截断风邪入里侵袭。柴胡解表合里,尤善祛风升阳,疏肝解郁。五味子为使,与乌梅相须为用,酸甘生阴,敛肺生津,补津之不足。佐以甘草清邪热,养阴血,调和诸药,甘草亦可补中,后天得补,中土健运,气血生运,水湿得化。现代药理学研究证实:乌梅可抑菌、抗过敏,柴胡可抗炎、抗病毒,五味子及柴胡有调节免疫力的作用。苦参清热洗剂系据叶玲经验方配制的福建中医药大学附属第二人民医院院内制剂,五味药物合用共奏清热燥湿、解毒祛风之效。现代药理研究证实,苦参主要成分为苦参碱,苦参碱对金黄色葡萄球菌、链球菌、大肠埃希菌、痢疾杆菌等细菌、多种真菌、滴虫有明显的抑制作用,苦参水煎液及苦参碱能降低毛细血管通透性,稳定细胞膜,有显著的抗炎作用及免疫抑制作用。苍耳子具有抑制细菌生长、抗炎、抗过敏等功效。

病案 4. 凉血地黄汤合芍药甘草汤加减＋紫芨清解灌肠液治疗肛窦炎

周某,男,61 岁。2013 年 7 月 12 日初诊。

【主诉】反复肛门坠胀、疼痛半年。

【现病史】患者诉于半年前饮酒食辣后出现肛门坠胀、疼痛、灼热感,反复发作,尤以排便时痛感明显,大便成形,日排 1 次。舌红,苔厚腻,脉弦滑。

【专科检查】直肠指诊:截石位 5～7 点区域齿状线附近触及小硬结,触痛。肛门镜检:肛隐窝红肿,并有少量脓性分泌物。肠镜检查无异常。

【诊断】西医诊断:肛窦炎。

中医诊断:肛门坠胀(湿热下注证)。

【治法】清热利湿,凉血止痛。

【治疗】凉血地黄汤合芍药甘草汤加减口服,紫芨清解灌肠液灌肠。

【疗效】药后症状明显减轻,续用 7 剂症状消失。

【按语】肛门坠胀是临床常见的一种症状,肛门坠胀的产生是一个复杂的、多因素作用的结果,既可见于肛管直肠器质性疾病,又可能与泌尿科、妇科、骨科等疾病有关,抑或无明显器质性病变。本病的诊断首先要弄清楚病因,不能仅局限于肛肠疾病。只有通过详细检查,并且排除器质性疾病后,才更适合用中药治疗。在治疗时,对于部分原因不清的功能性肛门坠胀,尤其是更年期妇女,常采用疏肝解郁法治疗。本案患者饮食不节,伤及脾胃,湿热内生,下注魄门,久而湿邪困阻气机,气血不调,不通则痛,故肛门疼痛;加之情志不畅,肝气郁结,气机不调,枢机不利,致肛门坠胀不适,故用芍药甘草汤缓急止痛,《伤寒论浅注补正》云:"芍药味苦,甘草味甘,甘苦合用,有人参之气味,所以大补阴血;血得补则筋有所养而舒,安有拘挛之患。"凉血地黄汤方中黄柏、知母清热燥湿;黄连、黄芩清热泻火解毒,黄连重于泻心火,黄芩清肺热之力最强;生地黄、当归凉血养阴以降火,并能滋血和血;地榆、槐角、赤芍凉血止血,清热解毒,消肿敛疮;天花粉、荆芥、升麻祛风透疹,消肿排脓。诸药合用共奏清热利湿、凉血止痛之功。

第七节　肛肠疑难病病案

病案 1. 化湿乙字汤加减治疗直肠乳头状腺瘤(癌变)

林某,男,69 岁,退休。2016 年 9 月 1 日初诊。

【主诉】反复便时肛门出血伴肛内肿物脱出 10 年余。

【现病史】患者 10 年前反复便时肛门出血,色鲜红,手纸染血,偶呈滴血状,伴肛内肿物脱出,可自行还纳,偶有肛门灼热感、黏液脓血便,口臭,无畏寒发热,小便通畅,大便质软成形,排便不规律,时而 2～3 日 1 行,时而 1 日 2～3 行。舌质红,苔黄腻,脉弦。

【专科检查】肛门视诊:肛缘外观平整。直肠指诊:直肠下端黏膜绕指感明显,未触及硬性肿物。肛门镜检:镜下见齿状线上方黏膜下移呈套叠状,齿状线处黏膜充血隆起。电子结肠镜检查:①直肠肿物(恶变?);②结肠多发息肉。病理检查:(直肠距肛 10 cm)绒毛状腺瘤伴高级别上皮内瘤变,乳头状癌。

【诊断】西医诊断:直肠乳头状腺瘤(癌变)、内痔、直肠内脱垂。

　　　　中医诊断:肠覃、内痔、脱肛(湿热下注证)。

【治法】清热利湿,凉血止血。

【治疗】化湿乙字汤加减口服。

【疗效】药后症减,出血明显减少,仍有肛内肿物脱出,1～2日排便1次,质软,舌质红,苔黄,脉弦,予上方加重用量,升麻9g、柴胡9g,余同,续服7剂。半个月后复诊,诉大便稍干,日排便1次,除肛内肿物脱出外,余诸症消失,舌质红,苔薄黄,脉弦。再次建议及时手术,以求根治。

【按语】直肠乳头状腺瘤,也称绒毛状腺瘤,其特点是腺瘤隆起于肠壁但不十分突出,表面呈粗绒毛状。由于发生癌变的机会较多而被认为是癌前期的病变。60岁以上老年人发病多见,而发生于直肠和乙状结肠的乳头状腺瘤约占90%。在众多的报道中75%乳头状腺瘤可以发生癌变。临床诊断中大多数乳头状腺瘤经直肠指诊或结肠镜检查发现,由于腺瘤很软,直肠指诊需仔细检查,否则容易被忽略。扪及乳头状腺瘤有小结节及质硬者须高度警惕癌变的可能,确定肿瘤有无癌变,需在腺瘤表面及基底部不同部位取组织做活检。

本案出血时间日久,临床上患者常认为是痔疮出血而延误治疗。消除症状当立足中医辨证,不受西医诊断所囿。据便时出血,肛门灼热感,口臭,舌质红,苔黄腻,脉弦等脉证分析,证属湿热毒邪结聚,阻滞下焦气机,灼伤肠道血络。故予经验方化湿乙字汤加减清热利湿,凉血止血,方中白扁豆、茵陈、佩兰为君,白扁豆燥湿健脾,茵陈苦微寒,寒能清热,苦能燥湿,佩兰芳香化湿。大黄、黄芩为臣,大黄苦寒泄热、荡涤胃肠,黄芩清泄邪热并能燥湿。柴胡、升麻透解邪热,疏达经气,当归养血行血,地榆、槐花、仙鹤草凉血止血,共为佐药。甘草调和诸药,为使药。二诊患者出血症状明显改善,肛门脱出症状依旧,故加重柴胡、升麻用量升举阳气以固脱。半个月后复查,除肛内肿物脱出外诸症消失,故再次建议患者及时手术根治。

病案2. 肛周坏死性筋膜炎切开松挂引流术治疗肛周坏死性筋膜炎

杨某,男,75岁,退休。2011年9月9日初诊。

【主诉】肛门硬结肿胀、疼痛、溢脓,伴发热8日。

【现病史】患者入院8日前出现肛门硬结肿胀、疼痛、溢脓,伴发热,因出差在外省偏远地区,自行服用抗菌药物坚持至回榕(福建省福州市),疼痛剧烈,坐卧不宁,伴神疲乏力、肛门坠胀,大便4～5日未排,小便短赤,舌质红,苔黄腻,脉弦数。

【专科检查】肛门视诊:截石位3～9点处弥漫性红肿微隆起,可见破溃处有脓液溢出。肛门触诊:红肿隆起处皮肤灼热,可触及液波感。直肠指诊:肛管内灼热,触痛明显。肛门镜检:因疼痛剧烈无法进镜检查。肛门彩超:肛周及阴囊低回声区。

【诊断】西医诊断:肛周脓肿、肛周坏死性筋膜炎。

中医诊断:肛痈(火毒蕴结证)。

【治法】清热解毒排脓。

【治疗】肛周脓肿切开引流术＋肛周坏死性筋膜炎切开松挂引流术。

【处理】术后次日疼痛减轻,体温下降,术后第3日出现创面周围表皮坏死,呈紫黑色,体温再次升高,急查血常规、CT,拟诊肛周坏死性筋膜炎,即行肛周坏死性筋膜炎切开引流术,切口之间放置橡皮筋松挂引流,术后用过氧化氢冲洗换药至愈合。

【按语】肛周坏死性筋膜炎是一种早期诊断困难、进展迅速的严重感染性疾病,如果治疗不及时,可导致脓毒血症及多器官衰竭,甚至死亡。一旦疑诊为本病,必须进行积极的局部治疗和全身治疗。其治疗原则是早期外科切开引流,彻底清除局部坏死组织,应用大剂量广谱抗生素,积极予以营养支持治疗。手术关键是早期彻底清创,充分切开潜行皮缘切除坏死组织,包括已坏死的皮下脂肪和筋膜,敞开伤口,对脓腔需充分扩创直至健康组织,由于筋膜的坏死可能为进行性,一次性清创可能比较困难,有时需多次手术才能将坏死组织彻底清除。注意切口之间需放置橡皮筋或多条粗线引流,术中及术后每日用过氧化氢冲洗。及早联合使用抗生素以抗感染,在病原菌确定之前,应给予广谱抗生素治疗。

本病通常发病隐匿,其早期表现与肛周蜂窝织炎及肛周脓肿的症状相似,仅表现为肛周或会阴区局部皮肤红肿疼痛;男性患者伴有阴囊肿胀,继而出现张力性水疱、表皮坏死呈紫黑色、破溃后有恶臭的洗肉水样稀薄液体;局部检查时有明显捻发音。部分患者可在数小时内病情急剧恶化,出现持续高热、心动过速、容量不足、贫血、电解质紊乱、意识障碍等脓毒症休克症状。诊断主要建立在临床表现的基础上,结合必要的实验室检查。白细胞明显增多,常高于20×10^9/L,还会出现低蛋白血症、贫血、血小板减少、高血糖症和低钠血症等。CT、MRI及超声检查可探及肛周组织结构紊乱和气体形成。

病案3. 苦参痒消洗剂＋乌梅汤加味治疗肛周乳头乳晕湿疹样癌

吴某,男,56岁,工人。2016年7月6日初诊。

【主诉】反复肛周瘙痒不适3年,加剧1个月。

【现病史】患者3年前无明显诱因出现肛周隐隐作痒,后瘙痒不适反复发作,时轻时重,重则难以忍受,夜间为剧,多次就诊于各家医院,先后诊为肛周湿疹、肛周瘙痒,治疗效果欠佳,局部应用皮质类固醇药物不能缓解,近1个月来肛周瘙痒加剧,呈阵发性,瘙痒难忍,时常忍不住用手搔抓,伴肛周皮肤灼热、灼痛感,口干、乏力,寐欠,纳可,二便尚调,舌红,苔黄腻,脉滑数。

【专科检查】肛门视诊:肛周皮肤潮红,轻度糜烂,溃疡面边缘高起,界线清楚,表面附着黄色渗液。肛门触诊:肛周皮肤灼热、灼痛感。直肠指诊:(一)。取溃疡面分泌物做脓溃细菌培养加药敏试验,取标本病理检查:表皮内有Paget细胞。

【诊断】西医诊断:肛周乳头乳晕湿疹样癌。

中医诊断:肛周湿疮(湿热下注证)。

【治法】清热燥湿，敛疮止痒。

【治疗】苦参痒消洗剂熏洗，乌梅汤加味口服。建议住院手术或到肿瘤医院会诊治疗。

【疗效】半年后门诊随访，患者诉经放化疗与中药治疗后肛周瘙痒等症状明显缓解。

【按语】肛周乳头乳晕湿疹样癌又称湿疹样癌，是一种少见的上皮内腺癌，损害特征为边界清楚的湿疹样斑伴有顽固性瘙痒；组织学特征为表皮内有分散或成群的 Paget 细胞。肛周乳头乳晕湿疹样癌病因有三种假说：①肛周表皮 Paget 细胞，由深层癌变转移而来。②Paget 细胞原发于肛周表皮。③Paget 细胞可能是由一种未知的致癌因子作用于上皮大汗腺或直肠肠腺而产生。临床表现：①起病缓慢，病史长。②最初的常见症状为肛周顽固性瘙痒，局部应用皮质类固醇药物不能缓解。③病变起初为肛周丘疹或鳞屑状红斑，逐渐扩展为浸润斑，肛周潮红，类似湿疹，以后形成溃疡，边缘高起，界线清楚，表面有黏膜样黄色渗液，后结黄痂，溃疡长期不愈，有灼痛感。④若累及肛管黏膜，多伴发直肠癌。病理检查是确诊的唯一方法。肛周乳头乳晕湿疹样癌的鉴别诊断：①肛周湿疹，外观与本病十分相似，但局部应用皮质类固醇可缓解瘙痒症状，活检即可鉴别。②表浅真菌感染，股癣蔓延至肛周，其皮损类似本病，类固醇不能缓解症状，但抗真菌治疗有效，刮屑镜检可见菌丝或孢子。③肛周湿疹样癌，为肛周表皮人鳞状细胞癌，活检可鉴别。

手术切除是肛周乳头乳晕湿疹样癌主要的治疗方法。手术方式及指征：①病变单纯累及肛周表皮，仅将局部病变及其周围大于 1 cm 的正常皮肤切除。②病变侵犯较深层的附件，切除时应包括肿瘤基底的深筋膜和肿瘤周围大于 1 cm 的正常组织。③病变累及更深部的直肠、尿道或子宫颈等，需行直肠癌、尿道癌或子宫颈癌等相应的根治术。目前认为，早期病变也应行广泛深层病灶切除（伴或不伴植皮术），减少术后复发，因 Paget 细胞常沿毛囊进入皮下组织，单纯切除皮肤常无效。化疗不能消除病变，但 1% 氟尿嘧啶局部应用可改善瘙痒症状。放疗可使病变暂缓发展。

病案 4. 藏毛窦切开引流缝合术＋加味透脓散＋苦参清热洗剂治疗藏毛窦

许某，男，33 岁，自主就业。2018 年 1 月 9 日初诊。

【主诉】反复臀部尾骨处肿痛溢脓 6 个月。

【现病史】患者 6 个月前因饮酒出现臀部尾骨处肿痛，此后每于饮酒进食热性食物即出现肿痛溢脓，伴肛门坠胀感、排便不尽感。舌质红，苔黄厚，脉弦数。

【专科检查】肛门视诊：肛门外观正常，可见臀部尾骨处红肿，并可见一小外口有脓液溢出。直肠指诊：肛内未触及硬性肿物及硬结，6 点处有触痛，指套退出未见染血及黏液。肛门镜检：未见内口。MRI：臀部皮下及深部肌肉区水样异常信号影,考虑先天性畸形及上皮窦。

【诊断】西医诊断:藏毛窦。

中医诊断:肛漏(湿热下注证)。

【治法】清热解毒排脓。

【治疗】藏毛窦切开引流缝合术,加味透脓散口服,苦参清热洗剂熏洗。

【疗效】术后换药1个月痊愈。随访3年无复发。

【按语】藏毛窦属于畸形发育,可出现在枕部到骶尾部间的任何部位,以骶尾部最多见,好发于骶尾部的臀间裂之间皮下组织内,是一种含有毛发的反复刺激、反复感染的囊肿或者窦道,主要发生在25～35岁的男性,临床上较少见,较难诊断,容易误诊。本病以肛门坠胀、疼痛、肛周流脓水为特征,伴有感染时可见恶寒、发热、周身不适。瘘口四周往往有异常的长毛,色素沉着或毛细血管瘤样改变,有的在其上方还有脂肪瘤突出。藏毛窦与肛周脓肿不同,其肛门内无瘘口,窦道是头向生长,内含有毛发,反复刺激,反复感染,因此不容易愈合。本案治疗采用藏毛窦切开引流缝合术,完整切开藏毛窦后夹除毛发,搔刮窦道基底部后进行逐层缝合。

患者舌质红,苔黄厚,脉弦数。证属湿热下注。故治以清热利湿,解毒透脓,方用加味透脓散口服,苦参清热洗剂熏洗,以促进创口愈合。

病案5. 光红化瘀汤合逍遥散＋补气紫芨灌肠液加桃红＋桃红贴＋紫芨油治疗类癌术后肛门痛

苏某,女,54岁,农民工。2017年10月21日初诊。

【主诉】类癌术后反复便后肛门剧痛4年。

【现病史】患者于4年前分别行直肠息肉切除术、肝消融术、肝切除术(类癌)等手术,术后出现腹胀、排便困难、便后肛门剧烈疼痛,4年来常需用哌替啶止痛,近2个月症状加剧,因剧痛难忍需注射哌替啶而在外科住院20余天,每日肌内注射哌替啶,症状严重时常需每8 h肌内注射哌替啶一次,大便干结难排,4～5日一行,需用开塞露后方能排便,痛剧时小便亦难排出,纳呆寐欠,精神疲惫萎靡,昏昏欲睡,舌淡红,苔黄,脉弦涩。

【专科检查】视诊:肛门外观正常。直肠指诊:触痛明显,肛管紧缩、进指困难,未触及肿物。肛门镜检:因痛拒检。

【诊断】西医诊断:类癌术后肛门痛。

中医诊断:肛门痛(肝气郁结、气滞血瘀证)。

【治法】疏肝解郁,行气化瘀。

【治疗】桃红化瘀汤合逍遥散口服,补气紫芨灌肠液加桃红灌肠,桃红贴神阙穴穴位贴敷,紫芨油注肛。

【疗效】次日症状明显缓解,未再注射哌替啶。3日来疼痛未再发作,连续3日未再肌内注射哌替啶遂出院。2017 年 10 月 25 日二诊:效不更方,出院后继续守方治疗 1 周。2017 年 11 月 25 日三诊:停药后时有疼痛发生,但可耐受,未再肌内注射哌替啶。继续守方治疗 1 周。半年后随访,停药后偶有疼痛发生,但可耐受。

【按语】患者术后,金刀创伤致络损经伤,气血运行不畅,气滞血瘀,又因创口湿热壅滞,热毒内壅,经络受损,血行瘀阻,加之患病日久,情志不畅,肝失条达,肝郁则气滞,气滞则血行不畅而成瘀,瘀则不通,不通则痛。故治疗上以疏肝解郁、行气化瘀为法。口服方用桃红化瘀汤合逍遥散;灌肠方用补气紫芨灌肠液加桃仁、红花;桃红贴,即以叶玲经验方桃红化瘀汤原方诸药打粉,以紫芨油调和成膏状贴敷。以上三方(口服方、灌肠方与贴敷方)均以桃仁、红花为君药,桃仁祛瘀行滞,红花活血行血,两者合用,使瘀祛而新血生,血活则筋脉养。紫芨油注肛以清热解毒、凉血止痛。在治疗方法的选择上,由于患者病程日久,且肝脏代谢、解毒能力较弱,故充分发挥中医外治法的优势,正如《医学源流论》有云:"合药性,从皮肤入腠理,通经贯络,较之服药尤有力,此致妙之法也。"通过直肠肛门给药、神阙穴穴位贴敷等方式,避免肝脏代谢,减轻药物对于消化系统的副作用,最大程度提高了药物的生物利用度。

病案 6. 直肠肿瘤经肛门局限切除术＋加味透脓散治疗直肠神经内分泌肿瘤(类癌)

陈某,男,66 岁,归国人员。2014 年 7 月 30 日初诊。

【主诉】反复肛旁硬结隆起疼痛 6 个月。

【现病史】患者 6 个月前出现肛旁硬结隆起,疼痛明显,呈持续性加重,伴肛门坠胀感,偶有便时肛门出血,色鲜红,呈手纸染血或滴血,不伴黏液脓血便,硬结无破溃、流脓,不伴恶寒、发热,无肛内肿物脱出,小便利,大便质软成形,1 日 1 行,舌红,苔黄腻,脉弦。门诊拟"肛周脓肿、高位肛瘘"收入院。

【专科检查】肛门视诊:截石位 7 点距肛缘 3 cm 处可见皮肤红肿隆起,大小约 2 cm×3 cm,触痛明显,隆起周围质硬,中央质软伴液波感。直肠指诊:肛内 7～12 点齿状线上方可触及 4 cm×5 cm 大小质硬肿物,表面欠光滑,触痛明显,有灼热感,肿物中心黏膜肿胀饱满感,指套退出无染血及脓液。肛门镜检:镜下见 7 点齿状线上方肿胀隆起。肠镜检:未发现明显异常。肛周彩超、经直肠彩超:肛周囊实性团块,脓肿可能,请结合临床。盆腔 CT 平扫＋三维重建:肛周囊实性病变,考虑炎症可能,建议必要时 MRI 增强。肿瘤标志物全套:CEA 定量,6.14 ng/mL↑,余正常。

【诊断】西医诊断:肛周脓肿、直肠神经内分泌肿瘤(类癌)。

中医诊断:肛痈、锁肛痔(湿热下注证)。

【治法】清热解毒透脓,软坚散结。

【治疗】直肠肿瘤经肛门局限切除术,加味透脓散口服。

因肛门直肠肿瘤无法排除，请普外科主任医师会诊，考虑肛周肿物为：①炎性肿物；②间质瘤？建议待查明 CEA 升高原因后行相关手术治疗，患者因经济原因，拒绝行相关检查，要求行肛内肿物局部手术切除治疗，并签字为据。于 2014 年 8 月 9 日在腰硬联合麻醉下行直肠肿瘤经肛门局限切除术，术中切下鸡蛋大小肿物，病理："肛周"浸润性中分化管状腺癌（大小 3.0 cm×1.3 cm），癌组织浸润肛周横纹肌脂肪组织，结合免疫组化结果考虑为直肠神经内分泌肿瘤。免疫组化结果：Ki67（60％＋），P53（＋），nm23（＋），Pgp（＋），Topo-Ⅱ（＋＋＋），GST-π（－），Villin（＋），CEA（＋），CDX-2（＋），C-erbB-2（－），CKpan（＋），Syn（－），CD56。

【按语】神经内分泌肿瘤以往被称为"类癌"或"APUD 瘤"，是一类起源于干细胞的肿瘤，是一种较为罕见的具有恶性潜能的肿瘤。直肠类癌多位于黏膜下层及黏膜深层，呈球形或扁豆形，体积较小，直径一般在 1.5 cm 以下，内镜下无特征性表现。亦可见火山口样隆起，但触之较硬，直肠类癌的确诊有赖于对瘤体的正确取材及病理活检，典型的病案可以看到瘤细胞形成巢状或假菊花形团结构。有报道显示将近一半的直肠神经内分泌肿瘤患者在确诊前未发现明显的症状，部分有症状的患者中，临床上常表现为肛门坠胀或疼痛、便血及便秘等。2010 年直肠癌相关的诊治指南推荐限于黏膜层或黏膜下层的不超过 1 cm 的直肠神经内分泌肿瘤首选内镜下切除术，当肿物直径大约 1 cm 时，发生固有肌层和脉管转移的机会增加，故以外科手术治疗为主要手段，手术方法多样，最常采取腹腔镜辅助直肠类癌根治术，以及内镜下切除术、经肛门局限切除术、经会阴联合切除术等，以能根治、切除癌肿为原则切除部分直肠，具体情况需综合部位、原发肿瘤大小、浸润深度、周围淋巴累及情况等确定。

本例患者为老年男性，以肛旁胀痛为主要临床症状，直肠指诊扪及质硬肿物，肛周彩超和 MRI 提示肛周脓肿可能，电子结肠镜检查未发现明显异常。术后质硬肿物送病理检查，经免疫组化确诊神经内分泌肿瘤。通过本例患者临床资料分析提示：①神经内分泌肿瘤发病率低，临床症状常为非特异性症状。②目前直肠神经内分泌肿瘤的主要确诊手段是电子结肠镜活检病理或切除后病理检查，确诊神经内分泌肿瘤必不可少的项目是组织学和免疫组化检查。③影像学检查（如彩超、MRI 等）诊断直肠神经内分泌肿瘤时无特异性，只能在肿瘤的定位及是否有转移方面提供信息。④如肛门直肠炎症久治不愈或者有硬结肿物疼痛并逐渐增大，注意排除肿瘤的可能。⑤消化道神经内分泌肿瘤以直肠多见，位于肛门的比较罕见，超过 3 cm 者更为少见，故易误诊。上述分析提示我们临床专科医师要不断学习、扩大知识面。

加味透脓散系叶玲经验方，用于治疗肛痈、肛瘘，加上七叶一枝花、半边莲、白花蛇舌草以清热解毒、预防癌症，可有效抵抗癌细胞扩散，促进白细胞再生，诸药合用共奏清热解毒透脓、软坚散结、抗肿瘤之功。

病案 7. 局部创面换药治疗肛周湿疹样癌

王某,男,45 岁,警察。2016 年 5 月 4 日初诊。

【主诉】肛瘘术后创面反复破溃糜烂近 1 年。

【现病史】患者近 1 年前以"肛旁硬结肿胀溢脓 1 周"为主诉就诊,门诊医生拟诊"肛瘘"收住院,于 2015 年 6 月 15 日行低位肛瘘切除术,术后 1 个月创面愈合。此后反复出现创面破溃糜烂、渗血,时可见黑色坏死组织,患者于门诊就诊换药(换药时间不规则),大便 1 日 1 行,质软成形。于 2016 年 5 月 4 日到叶玲教授门诊工作室要求换药。

【专科检查】截石位 3～5 点可见溃疡面,大小约 1 cm×3 cm,肛周皮肤潮红,呈湿疹样改变。

【诊断】西医诊断:肛周湿疹样癌。

中医诊断:脏毒(湿热下注证)。

【治法】清热解毒,活血化瘀。

【治疗】局部创面换药,建议患者进一步检查:①电子肠镜检查;②肿瘤标志物(男性全套);③脓汁细菌培养及鉴定;④病理检查。并告知收其住院的主刀医师患者目前情况。

2016 年 5 月 20 日二诊:患者于半个月后再次来门诊换药,见肛门局部病灶较前扩大,截石位 3～5 点溃疡面大小约 1.5 cm×3.0 cm,8～11 点溃疡面大小约 2 cm×4 cm,呈椭圆形,伴黑色坏死样组织,溃疡周边潮红色,呈湿疹样改变,红肿隆起,触之质硬。追溯患者检查报告,患者诉未行相关检查,又追诉病史近 2 个月消瘦明显,并出现乏力、多汗,体温呈回归热,考虑肛周湿疹样癌不能排除,故再次建议行上述检查,并建议患者到肿瘤医院会诊、行病理检查,同时提醒患者肛周所见考虑具有恶性倾向,需高度警惕。

1 个半月后追踪随访患者,得知患者自行就诊某省级医院肛肠科,行第一次病理检查未见异常,换药 1 个月仍未愈合,故治疗 1 个月后再次行病理检查(创口取 10 余处不同部位标本),检查报告为非霍奇金淋巴瘤。后转肿瘤医院行化疗。

【按语】淋巴瘤是一类起源于淋巴结或淋巴结以外的淋巴组织的恶性肿瘤。目前按照国际上的统一标准把它分为两大类:非霍奇金淋巴瘤和霍奇金淋巴瘤。相对于后者,前者的恶性度更高,预后更差,所以一般谈到的淋巴瘤就是指非霍奇金淋巴瘤。据统计,我国淋巴瘤的发病结内受累以颈部为最多,其次是腋下、腹股沟;结外起病以原发胃肠最为多见;肛周皮肤非常罕见,是造成两家医院均误诊的原因之一。

由于病变局限而被忽视,病情早期隐匿,常将其误诊为炎症。该患者从第一次误诊为肛瘘,换药后肛门皮肤反反复复糜烂渗出不愈合,这就提示我们原有的诊断可能不正确,特别是患者后期出现消瘦、回归热等症状,提示或有特异性感染,或有肿瘤可能。最终确诊要靠组织活检。病理诊断错误的发生,可能与取材表浅,未取到真正肿瘤组织或病理判断过程的失误有关。尤其是反复炎症不愈者,往往需反复取材送检并行免疫组化才能最终确诊。当原发部位黏膜糜烂坏死、反复发热(低热或高热)、经一般抗炎治疗经久不愈,并且病理检查多次提示坏死炎症者,应高度怀疑非霍奇金淋巴瘤。有感染和坏死溃疡的,切取标本时要注意避开这些病变区,以免误诊。此外,由于专科医生受专科局限,对以本科疾病症状为主要症状的少见病种缺乏了解和认识,也是引起误诊的原因,提示临床医师要不断学习、扩大知识面。

病案8. 桃红化瘀汤合加味紫芨灌肠液治疗肛门黑色素瘤

林某,女,69岁,退休。2017年11月15日初诊。

【主诉】便后肛内肿物脱出半年。

【现病史】患者半年前出现便后肛内肿物脱出,可手法复位,无疼痛出血等,自以为是肠子脱出来,未予重视亦未就诊,伴肛门下坠感,消瘦明显,体重减轻5 kg多,纳可寐安,二便正常。舌质淡红,苔黄厚,脉弦。

【专科检查】直肠指诊:未触及肿物,亦无指套染血。肛门镜检:未发现肿物。开塞露纳肛排便后脱出黑色肿物,大小约2 cm×3 cm,触之质韧,无触痛,指套退出无染血,可闻及恶臭味,复位后指诊未触及肿物。

【诊断】西医诊断:肛门黑色素瘤。

中医诊断:脏毒、锁肛痔(湿热下注,兼气滞血瘀证)。

【治法】清热解毒,活血化瘀。

【治疗】桃红化瘀汤合加味紫芨清解灌肠液灌肠,建议住院手术。

【疗效】随访诉药后肛门下坠感减轻。

【按语】肛门黑色素瘤(AM)是一种罕见的疾病,占黑色素瘤的0.3%～3%,占肛门直肠肿瘤的1%～3%,无性别差异。AM的病因尚不明确,由于AM的病因中存在免疫缺陷,故认为人乳头瘤病毒和人类免疫缺陷病毒是AM发病的危险因素。临床表现:通常很少出现非特异性症状,如脱出、便血、疼痛或肿物、大便习惯改变或肛门瘙痒等,导致易被误诊为其他肛门疾病。另一个诊断的困难可能是多达30%的病案是无黑色素的。诊断:肛门镜检可见齿状线附近有紫黑色或褐黑色的突起型肿块,一般为3～6 cm,外形似蕈伞,有短而宽的蒂,或呈结节状,似菜花。组织病理检查是诊断的主要依据。Ballantyne在20世纪70年代提出AM的分类分期,将美国癌症联合委员会分类简化为三期:Ⅰ期对应局部病变;Ⅱ期对应局部区域淋巴结;Ⅲ期为远处转移的患者。诊断为AM的患者中,20%～60%有局部淋巴结转移,7%～25%的患者有远处转移。鉴别诊断:应与脱垂性痔、血栓性外痔、息肉出血坏死及直肠癌相鉴别。并发症为结肠梗阻、肠穿孔。

在治疗上，AM 西医没有标准的治疗方法，主要是因为 AM 发病率低，预后差，五年总生存率为 20%。大多数学者认为，Ⅰ期局部扩大切除术（WLE）是首选方案；Ⅱ期最佳策略是手术加化疗/免疫治疗；Ⅲ期建议不要手术，因大多数Ⅲ期病案的五年生存率为 0，几乎所有病案的中位生存率均低于 1 年。中医根据辨证分型进行治疗。

本案患者嗜食辛热肥甘厚味，以致湿热内生，下注肛肠，筋脉横解，肠澼为痔，气滞血瘀，瘀滞不散，排便努责致肛内肿物脱出，故诊为脏毒、锁肛痔；舌质红，苔黄，脉弦均为实证之征，综观症、舌、脉象，辨证结论为湿热下注兼气滞血瘀证之脏毒、锁肛痔，病性属实，病位在肛门、直肠，本为湿热下注、气滞血瘀，标为肿物脱出。治以清热解毒、活血化瘀，方用桃红化瘀汤合加味紫荟清解灌肠液保留灌肠。

病案 9. 朗格汉斯细胞组织细胞增生症

曾某，男，33 岁，职员。2017 年 11 月 3 日初诊。

【主诉】肛裂术后创口不愈伴疼痛 1 年余。

【现病史】患者 2016 年 3 月于某医院行肛裂手术，术后肛门创口不愈伴疼痛，偶便血，血色鲜红，二便正常。曾就诊于厦门某医院门诊，给予外洗中药及外涂药膏等治疗，症状反复发作，未见明显缓解，以"肛周及肛管溃疡"收住厦门某医院。住院后，行各种检查后请院外专家会诊。

【体格检查】头皮出现红斑，局部可见米粒大小丘疹或脓疱，头皮屑增多，头皮油腻。右侧腋窝淋巴结肿大。心肺腹未见异常。

【专科检查】肛门视诊：肛周及肛管可见皮肤溃疡，局部肉芽组织增生。直肠指诊：质软，触痛剧烈。肛门镜检：因疼痛剧烈，拒绝检查。

【辅助检查】2017 年 11 月 8 日，肿瘤坏死因子 14.8 pg/mL。血沉 75 mm/h。胸部 CT 平扫：①右肺上叶及左肺下叶少许炎性条索病灶；②右肺多发小结节；③右侧腋窝淋巴结肿大。肿瘤标志物、生化全套、凝血筛查、血常规、二便常规、颈椎、腰椎 CT，腹部彩超，电子肠镜检查均未见异常。

2017 年 11 月 15 日，盆腔＋盆底＋颅脑 MRI 平扫：①基底池内占位性病变，建议增强进一步检查；②鼻旁窦及左侧乳突炎；③盆腔少量积液；④肛裂术后改变，肛门内外括约肌及其间隙、肛管内、肛周皮下组织病变，考虑炎性改变。

2017 年 11 月 20 日，颅脑 MRI＋增强：①视交叉-下丘脑区占位性病变；②鼻旁窦炎症，左侧乳突炎症。

【病理检查】行病理检查并送外院复查病理，远程病理专家会诊、上海瑞金医院病理会诊均提示有朗格汉斯细胞组织浸润。

【诊断】西医诊断:朗格汉斯细胞组织细胞增生症。

中医诊断:脏毒(湿热下注证)。

【按语】肛周溃疡有克罗恩病肛门溃疡、肛裂溃疡、梅毒性溃疡等一些肛门皮肤组织溃疡,本例患者在临床诊治过程中已逐一排除常见的溃疡可能性,最终确诊本病是通过病理检查。本例患者出现肛门溃疡的主要原因是肛裂术后,反复肛门溃疡不愈合,患者因肛痛、便血,辗转就诊,创口反复不愈,在治疗过程中曾尝试外涂中药、中药外洗坐浴、外用药粉及表皮生长因子等,均未取得疗效。这样就给临床医师带来困惑,到底是什么原因引起的,最终考虑特殊疾病造成的肛门溃疡的可能性,通过回顾病案,仔细梳理患者临床表现及一系列辅助检查结果,通过病理检查、病理远程会诊、外院病理复诊,最终确定本病。故本病为临床医师在诊疗过程中遇到类似问题对确诊疾病和治疗,提供一些诊疗思路。

朗格汉斯细胞组织细胞增生症原称组织细胞增多症 X,大量朗格汉斯细胞增生、浸润和肉芽肿形成,导致器官功能障碍,是一组原因不明、局部或全身组织内异常组织细胞增生性疾病。临床表现:①皮肤病变,如首发皮疹,脂溢性、湿疹样皮炎;②骨病变,如溶骨性改变,头颅常见;③肺病变,常见咳嗽、胸痛、气喘、喘息;④淋巴结肿大,如肝及脾淋巴结肿大;⑤耳和乳突病变;⑥中枢神经系统病变;⑦胃肠道病变。

辅助检查:①血液学检查;②X 线检查;③病理检查;④免疫组织化学染色。诊断:①以临床、X 线和病理检查结果为主要依据,即经普通病理检查发现病灶内有组织细胞浸润即可确诊。②确诊的关键在于病理检查发现朗格汉斯细胞的组织浸润。因此应尽可能做活组织病理检查。治疗主要有化疗、放疗、免疫治疗、靶向治疗、手术治疗、加强支持治疗等。

病案 10. 加味补中益气汤＋固脱苦参洗剂治疗肛门失禁

杨某,女,73 岁,退休。2019 年 9 月 9 日初诊。

【主诉】反复粪渣不自主排出肛门 6 个月。

【现病史】患者 6 个月前无明显诱因出现粪渣不自主排出肛门,伴神疲乏力、肛门坠胀感、排便不尽感,大便质溏不成形,日 2～3 次,时伴便时肛内肿物脱出,可自行还纳肛内,无黏液脓血便,纳欠,寐安,小便利。舌质淡,苔白,脉缓。

【专科检查】肛门视诊:肛门外观正常,未见皮赘隆起。直肠指诊:肛管松弛,收缩无力,肛内未触及硬性肿物及硬结,直肠下端绕指感明显,指套退出未见染血及黏液。肛门镜检:镜下见齿状线上方黏膜下移呈套叠,3、7、11 点齿状线处黏膜充血隆起,大小约 2.0 cm×1.0 cm,未见明显出血点,肛管皮肤未见裂口。3D 直肠测压情况表见表 8-1。

表 8-1　3D直肠测压情况表

活动		测试指标	测试值	参考值
测试前基线	步骤1:测试前基线	Mean A(平均值)	1.394	2～4 μV
		Variability A(变异性)	0.115	<0.2 μV
快速收缩	步骤2:快速收缩	Maximum(最大值)	26.901	男:70～100 μV 女:50～80 μV
	步骤3:放松	AVG REL(放松时间)	2.033	<0.5 s
收缩放松	步骤2:收缩	Mean A(平均值)	20.8	男:50～80 μV 女:40～60 μV
		Variability A(变异性)	0.36	<0.2 μV
	步骤3:放松	AVG REL(放松时间)	1.617	<1 s
耐受测试	步骤3:耐受测试	Mean A(平均值)	16.393	男:40～60 μV 女 30～50 μV
		Median Frequency A(中值频率)	100	
		Variability A(变异性)	0.161	<0.2 μV
测试后基线	步骤1:测试后基线	Mean A(平均值)	1.946	2～4 μV
		Variability A(变异性)	0.62	<0.2 μV

【诊断】西医诊断:肛门失禁、直肠黏膜脱垂、内痔。

中医诊断:肛门失禁病、脱肛、内痔(脾虚气陷证)。

【治法】益气健脾,升提固脱,收敛固摄。

【治疗】加味补中益气汤口服,固脱苦参洗剂熏洗。

【疗效】用药1周后患者排便质软成形,日1～2次,未发现粪渣不自主流出,肛门坠胀感及排便不尽感明显好转。总疗程4周,患者症状消失。

【按语】患者年过七旬,五脏六腑之气渐虚,脾主肌肉,脾胃气虚,运化失健,气血生化乏源,而致神疲乏力、肛门括约肌收缩无力。加上气虚则固摄无力,则粪渣不自主排出。气虚则黏膜失其固脱,遂随排便时下移,黏膜下移可呈脱垂致肛门坠胀感、排便不尽感,时伴便时肛内肿物脱出。舌质淡,苔白,脉缓,证属脾虚气陷。病位在脾胃、肛门、直肠,病性为虚。

本案治疗采用中药内服合外用熏洗。内服方采用加味补中益气汤治以益气健脾、升提固摄,方中以黄芪为君药,补中益气,升阳举陷;党参、白术、炙甘草为臣,甘温补中,与黄芪相辅相成,增强补气健脾之功效;当归、陈皮、升麻、柴胡为佐药,气虚日久,必损及血,配伍当归补血,陈皮调理气机,使诸药补而不滞,轻清升散之升麻、柴胡,以协诸药升举清阳,再入使药五味子、乌梅、诃子,酸涩收敛固摄。外用熏洗方采用固脱苦参洗剂治以益气健脾、收敛固摄，兼以清湿热。方中以黄芪、党参为君，补中益气，升阳固表，增强益气健脾之功效；入臣药升麻、北柴胡，升阳举陷，协助君臣提下陷之气；佐药五倍子、五味子、乌梅，味酸收敛固摄力强，增强肛门括约肌收缩力；使药苦参、野菊花，取其清湿热之功以消黏膜充血之征。整个处方着眼于整体辨证和局部辨证，采用内服和外用，共奏益气健脾、升提固脱、收敛固摄、兼清湿热之功。

病案 11. 直肠癌

翁某，女，72 岁。

【主诉】腹痛、排黏液血便 5 日。

【现病史】患者 5 日前出现腹痛后排黏液血便，经内科医师治疗症状改善不明显。刻下：大便日排 3～4 次，便时出血，血色呈果酱样，伴里急后重感，少腹疼痛，追溯病史，患者近 2 年来经常出现大便次数增加，便溏，时伴出血，未予重视。舌质红，苔黄，脉弦。

【专科检查】直肠指诊：距肛缘 7 cm 于 12 点处触及质硬，不移动，表面呈菜花状肿物，微触痛，指套退出见果酱色血迹。电子结肠镜检：直肠癌。

【诊断】西医诊断：直肠癌。

中医诊断：锁肛痔（湿毒壅结证）。

【治法】益气健脾，升提固脱，收敛固摄。

【治疗】建议转外科手术治疗。

【按语】本案中医诊断为锁肛痔，辨证分析：湿热毒邪壅结肛肠，经络阻塞，气血凝滞。本案应注意与内痔，非特异性直、结肠炎，菌痢等症相鉴别。本案患者以痔疮出血来求诊，结果诊断为直肠癌。许多患者之所以被延误或误诊，常因自认为是痔疮而未重视，或检查确有痔疮出血而治疗痔疮，却忽视了行进一步检查。因此，临床上应重视直肠指诊的重要性，尤其对老年患者或有里急后重、黏液血便、血色偏暗的患者，均应建议行电子结肠镜检查，以期能够早发现直结肠癌，避免延误病情。

附　叶玲临床常用方

【凉血地黄汤】黄柏 9 g，知母 9 g，黄连 6 g，黄芩 9 g，地榆 12 g，槐角 12 g，赤芍 9 g，天花粉 12 g，荆芥 6 g，升麻 6 g。

【紫芨油】紫草 9 g，白及 3 g，黄柏 9 g，大黄 3 g，生地黄 6 g，当归 6 g，花生油 125 g，凡士林 25 g。

【化湿乙字汤】炒白扁豆 9 g，佩兰 9 g，茵陈 9 g，大黄 1 g，升麻 6 g，柴胡 6 g，黄芩 9 g，当归 5 g，甘草 3 g。

【补中益气汤】黄芪 18 g，党参 15 g，白术 15 g，升麻 6 g，柴胡 6 g，当归 9 g，陈皮 9 g，炙甘草 6 g。

【固脱苦参洗剂】党参 18 g，黄芪 15 g，柴胡 6 g，升麻 6 g，苦参 15 g，黄柏 9 g，乌梅 15 g，五味子 15 g，五倍子 15 g。

【桃红化瘀汤】桃仁 15 g，红花 15 g，川芎 9 g，当归 9 g，丹参 15 g，益母草 15 g。

【桃红化瘀洗剂】桃仁 15 g，红花 15 g，川芎 9 g，当归 9 g，丹参 15 g，益母草 15 g，苦参 15 g，五倍子 15 g，防己 15 g，乌梅 15 g。

【化湿乙字汤加味】茵陈 12 g，佩兰 9 g，黄芩 9 g，当归 6 g，升麻 6 g，柴胡 6 g，地榆 12 g，槐花 12 g，仙鹤草 15 g，甘草 3 g。

【苦参清热洗剂】苦参 20 g，黄柏 15 g，野菊花 15 g，五味子 15 g，苍耳子 15 g。

【紫芨清解灌肠液】紫草 30 g，败酱草 30 g，蒲公英 30 g，紫花地丁 30 g，白及 30 g。

【加味透脓散】金银花 15 g，野菊花 15 g，蒲公英 15 g，紫花地丁 15 g，皂角刺 12 g，炮山甲 6 g，川芎 9 g，当归 9 g，黄芪 15 g，甘草 3 g。

【芪白生肌散】黄芪 18 g，党参 12 g，茯苓 9 g，当归 9 g，川芎 6 g，白及 9 g，白术 9 g，熟地黄 9 g，白芍 9 g，白芷 9 g，炙甘草 6 g。

【白蔹炖羊肉】白蔹 50 g，羊肉 50 g。

【杠板归汤】杠板归 50 g。

【补气紫芨灌肠液】黄芪 30 g，白术 30 g，紫草 30 g，白及 30 g，升麻 15 g，柴胡 15 g，五倍子 15 g，诃子 15 g。

【加味补中益气汤】黄芪 30 g，党参 15 g，白术 18 g，当归 9 g，陈皮 6 g，升麻 6 g，柴胡 6 g，炙甘草 6 g。

【补气乙字汤】黄芪 18 g，党参 15 g，白术 18，升麻 6 g，柴胡 6 g，当归 6 g，大黄 1 g，黄芩 3 g，甘草 2 g。

【大承气汤】大黄 9 g(后下)，厚朴 9 g，枳实 6 g，芒硝 9 g(冲)。

【理气乙字汤】木香 6 g，砂仁 6 g，厚朴 9 g，枳实 12 g，大腹皮 9 g，白术 18 g，瓜蒌 15 g，大黄 1 g，升麻 6 g，柴胡 6 g，黄芩 9 g，当归 5 g，甘草 3 g。

【承气乙字汤】大黄 1 g，厚朴 9 g，枳实 9 g，当归 5 g，升麻 5 g，柴胡 6 g，黄芩 3 g，甘草 2 g。

【承气贴】大黄 12 g，厚朴 12 g，枳实 15 g，芒硝 9 g。

【六磨理气贴】乌药 9 g，沉香 6 g，槟榔 9 g，大黄 9 g，枳壳 6 g，木香 6 g，砂仁 6 g，枳实 9 g。

【麻子仁丸汤】火麻仁 30 g，芍药 15 g，枳实 15 g，大黄 10 g，厚朴 10 g，杏仁 10 g。

【化湿乙字通便汤】茵陈 12 g,佩兰 9 g,白扁豆 15 g,黄芩 9 g,升麻 6 g,柴胡 6 g,当归 6 g,大黄 1 g,甘草 3 g,白术 18 g,瓜蒌 15 g。

【温脾汤】大黄 10 g,人参 6 g,干姜 6 g,甘草 3 g,附子 9 g。

【增液乙字汤】玄参 12 g,生地黄 12 g,麦冬 12 g,厚朴 9 g,枳壳 9 g,黄芩 3 g,升麻 6 g,柴胡 6 g,当归 6 g,甘草 3 g。

【加味白头翁汤】白头翁 15 g,黄柏 9 g,黄连 9 g,秦皮 12 g,黄芩 9 g,葛根 9 g,甘草 3 g。

【加味参苓白术散】党参 15 g,茯苓 15 g,白术 9 g,白扁豆 15 g,山药 15 g,陈皮 9 g,莲子肉 9 g,砂仁 6 g,薏苡仁 15 g,五味子 15 g,乌梅 15 g,芡实 15 g,炙甘草 6 g。

【加味四神丸】黄芪 30 g,山药 30 g,薏苡仁 30,炒白术 15 g,茯苓 15 g,莲子肉 15 g,党参 15 g,补骨脂 10 g,肉豆蔻 10 g,五味子 10 g,升麻 10 g,柴胡 10 g,诃子 9 g,罂粟壳 9 g。

【参苓白术散】党参 15 g,茯苓 15 g,白术 9 g,白扁豆 15 g,山药 15 g,陈皮 9 g,莲子肉 9 g,砂仁 6 g,薏苡仁 15 g,炙甘草 6 g。

【加味紫芨清解灌肠液】紫草 30 g,败酱草 30 g,蒲公英 30 g,紫花地丁 30 g,白及 30 g,重楼 15 g,半边莲 15 g,白花蛇舌草 15 g。

【苦参痒消洗剂】苦参 20 g,黄芩 15 g,苍耳子 15 g,金银花 15 g,蛇床子 15 g,地肤子 15 g,五倍子 15 g,石菖蒲 15 g,白鲜皮 15 g,甘草 3 g。

【乌梅汤】乌梅 10 g,五味子 10 g,防风 10 g,柴胡 10 g,薏苡仁 30,甘草 10 g。

【芍药甘草汤】芍药 12 g,炙甘草 12 g。

【逍遥散】当归 10 g,茯苓 15 g,芍药 15 g,白术 10 g,柴胡 10 g,甘草 10 g。

(叶 玲 高献明 黄晓捷 黄 璇 陈 勇
吴才贤 张岱虎 任伟涛 陈 啸 兰宗毅)

研究篇

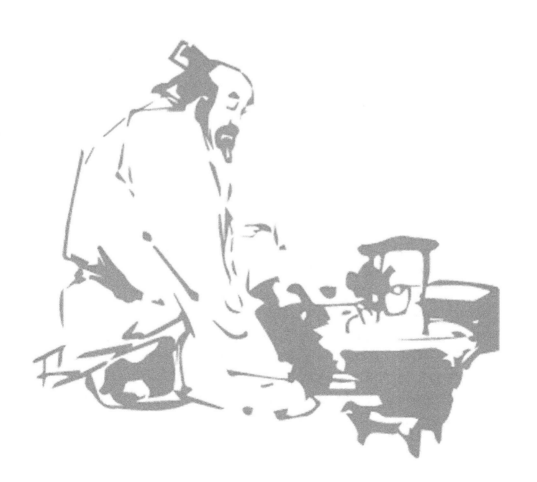

第九章

基础临床研究与科研思路

第一节　直肠脱垂的临床诊疗方案优化及发病机制的研究

一、临床研究

优化直肠脱垂的临床诊疗方案,项目负责人叶玲教授采用一套直肠脱垂分型分度辨证治疗临床优化方案,针对不同证型、不同分型分度,采用注射疗法的同时,配合各种中医特色疗法进行综合治疗,建立了以注射治疗为主,结合中药口服、中药灌肠、中药熏洗进行治疗,进一步提高了临床疗效,尤其是提高了远期疗效。一定程度上节省了医患时间、经济成本,提高了直肠脱垂患者生活质量。并且,在验证临床疗效的基础上,从多角度揭示作用机制和初步构建疗效评价体系。

（一）补中益气汤治疗直肠内脱垂

选择在本院接受治疗的 60 例直肠内脱垂患者作为研究对象,均使用补中益气汤口服进行治疗,4 周为 1 个疗程,所有患者均连续治疗 2 个疗程,对治疗后的效果进行对比。结果:经过治疗之后,患者的排便困难、排便不尽感、肛门坠胀感等症状评分均较治疗前明显降低,患者治疗总有效率达到了 95.0%,且没有患者出现不良反应。结论:补中益气汤治疗直肠内脱垂能够显著改善患者的临床症状,治疗效果良好且安全性高,有较高的临床使用价值[1]。

（二）紫芨清解灌肠液治疗直肠内脱垂

选择符合湿热下注型直肠内脱垂诊断的 60 例患者,随机分为治疗组、对照组,各 30 例。治疗组每晚将紫芨清解灌肠方全成分 1 剂,冲开水 100 mL 灌肠,30 日为 1 个疗程。紫芨清解灌肠液组成:紫草 30 g,蒲公英 30 g,败酱草 30 g,紫花地丁 30 g,白及 30 g。对照组将紫芨清解灌肠方药液改成生理盐水。结论:中药保留灌肠可使药物直达病位,大大提高药物的吸收度,紫芨清解灌肠液在排便时间、肛门坠胀、肛门镜检结果上,比生理盐水灌肠疗效更好[2]。

（三）紫芨液保留灌肠合消痔灵注射治疗直肠内脱垂

选择符合湿热下注型直肠内脱垂诊断的 60 例患者，随机分为治疗组、对照组，各 30 例。治疗组：行消痔灵注射术，配合手术 3 日后每晚用中药紫芨液保留灌肠治疗 2 周。对照组：行消痔灵注射术。结论：中药保留灌肠治疗可使药物直达病位，大大提高药物吸收度，加上在中医治则上立足清热利湿的紫芨液，联合消痔灵注射治疗直肠内脱垂取得更好临床疗效，优于单纯使用消痔灵注射治疗，大大提高患者生活质量，值得临床推广[3]。

（四）消痔灵注射合补中益气汤口服治疗脾虚气陷型直肠内脱垂

选择符合纳入标准的 90 例直肠内脱垂患者，随机分为治疗组和对照组，各 45 例。对照组采用直肠黏膜下消痔灵注射术。操作方法：分别以距肛缘 8 cm 的镜底松弛黏膜的上方及齿状线上方 2 cm 处作为 2 个注射平面，选择 3、7、11 点，每点注射药液 3～5 mL，注射总量为 20～30 mL。脱垂严重者注射量可加大至 40 mL。治疗组在消痔灵注射术基础上加补中益气汤口服，每日 1 剂，7 日为 1 个疗程，连续服药 4 个疗程。结论：治疗直肠内脱垂在运用消痔灵注射同时配合中药口服，在远期疗效、防止复发方面可取得满意的疗效[4]。

（五）直肠黏膜下消痔灵注射联合肛肠内腔治疗仪治疗直肠内脱垂

选取 64 例直肠内脱垂患者随机分为治疗组与对照组，治疗组采用直肠黏膜下消痔灵注射，注射总量为 20～30 mL，脱垂严重者注射量可加大至 40 mL。联合肛肠内腔治疗仪治疗，对照组采用单纯直肠黏膜下消痔灵注射术，比较治疗前后两组在直肠排便不尽感、排便频率、排便时间、肛门坠胀感和总体疗效方面的差异。结果：在直肠排便不尽感、肛门镜检结果和总体疗效方面，治疗组明显优于对照组。在排便频率、排便时间、肛门坠胀感方面，两组差异无统计学意义。结论：直肠黏膜下消痔灵注射联合肛肠内腔治疗仪治疗直肠内脱垂效果良好，值得临床推广应用[5]。

（六）吻合器直肠黏膜切除吻合术联合中药口服治疗直肠内脱垂性便秘

选取 128 例直肠内脱垂性便秘患者，行吻合器直肠黏膜切除吻合术，同时联合中药口服治疗。结果：经手术和 3 个疗程的中药口服，总有效率为 96.88%，随访 3 个月，总有效率为 81.25%。结论：吻合器直肠黏膜切除吻合术联合中药口服既能纠正病变部位形态学上的改变，又能遵循治病求本的理念，从病因入手整体调理综合治疗，疗效满意[6]。

（七）中药熏洗联合生物反馈对直肠内脱垂 PPH 术后临床研究

选择 2019 年 1～10 月行吻合器直肠黏膜环切术治疗的 60 例直肠内脱垂患者，随机分为治疗组和对照组，各 30 例，两组术前均使用生物反馈治疗，术后治疗组予中药熏洗疗法配合生物反馈治疗，而对照组术后未予中药熏洗治疗。结果：治疗组术后 7 日临床总有效率（96.67%）明显高于对照组（80.00%）（$P < 0.05$）；治

组术后 7 日直肠、肛管静息压压力、持续性收缩变异、测试后基线均低于对照组,差异有统计学意义($P<0.05$);治疗组住院时间与治疗总费用均明显低于对照组,差异有统计学意义($P<0.05$);术后 3 日,治疗组术后并发症发生率明显低于对照组,差异有统计学意义($P<0.05$)。结论:直肠内脱垂患者 PPH 术前予生物反馈治疗,术后使用中药熏洗疗法配合生物反馈治疗,可有效提高临床疗效,改善患者直肠、肛管静息压压力及盆底肌电指数,减少其住院时间与治疗费用,且并发症较少[7]。

二、基础研究

(一)中药保留灌肠治疗直肠内脱垂的临床疗效与盆底表面肌电图的相关性

选取本院收治的 60 例湿热下注型直肠内脱垂患者,将其分为研究组和对照组,每组 30 例,对照组给予生理盐水保留灌肠,研究组则给予中药紫芨清解灌肠液保留灌肠,所有患者均治疗 2 周,对比观察两组排便频率积分、排便时间积分、肛门坠胀感、排便不尽感、治疗效果及盆底表面肌电图数据。结论:中药紫芨清解灌肠液保留灌肠应用于湿热下注型直肠内脱垂患者效果显著,可明显提升患者肛门快速及持续性收缩的收缩力,从而缓解症状[8]。

(二)中药紫芨清解灌肠液保留灌肠治疗直肠内脱垂对直肠黏膜炎症的影响

本课题研究中选取符合直肠内脱垂纳入标准的 100 例患者,将其随机分为治疗组与对照组,治疗组予中药紫芨清解灌肠液外用保留灌肠,对照组予生理盐水保留灌肠,治疗 4 周后,两组均行选择性直肠黏膜切除吻合术。将两组切除的直肠黏膜在光学显微镜下行炎症细胞定量分析(主要是中性粒细胞、T 淋巴细胞 CD3、B 淋巴细胞 CD20、浆细胞 CD138)。结论:通过本课题的研究,发现直肠内脱垂患者直肠黏膜中浆细胞 CD138 含量最高,通过中药紫芨清解灌肠液保留灌肠治疗能够减少直肠黏膜的炎症细胞,但仅限于浆细胞 CD138、T 淋巴细胞 CD3、髓过氧化物酶有统计学意义,针对 B 淋巴细胞 CD20 无统计学意义。但是目前的研究水平仅限标记的细胞,虽然在 T 淋巴细胞中的 CD3 没有明显差异性,但是不能直接表明中药保留灌肠不能改变直肠黏膜炎症细胞中的 T 淋巴细胞[9]。

(三)中药紫芨清解灌肠液保留灌肠治疗直肠内脱垂对氧自由基的影响

本课题研究中选取符合直肠内脱垂纳入标准的 100 例患者,将其随机分为治疗组与对照组,治疗组予中药紫芨清解灌肠液外用保留灌肠,对照组予生理盐水保留灌肠,治疗 4 周后,两组均行选择性直肠黏膜切除吻合术。将两组切除的直肠黏膜进行组织学氧自由基的测定。结论:通过两组的数据对比发现氧自由基超氧化物歧化酶(SOD)治疗组高于对照组,丙二醛(MDA)治疗组低于对照组。这与课题的预期结果一致,说明中药紫芨清解灌肠液通过保留灌肠治疗直肠内脱垂,可以提升直肠黏膜组织中的 SOD,清除大量的自由基,保护组织细胞,减少细胞氧化,从而降低氧化过程中的中间产物脂质过氧化物 MDA 的产生[9]。

三、动物研究

（一）兔直肠内脱垂模型的建立

采用大黄和番泻叶灌胃、无水乙醇肛周局部注射与站立三种方法联合造兔直肠内脱垂模型，造模时间 2 个月。①中药灌胃：由中药大黄与番泻叶联合灌胃致兔缓泻，缓泻粪便质地以评分 1～3 分为度。②无水乙醇肛周注射：在中药灌胃前 1 日，将兔固定，用碘伏消毒兔肛周组织，以 1 mL 注射器于截石位 3、5、7、9 点肛门边缘分别柱状注射无水乙醇 0.5 mL。注射时需回抽，勿将药液注入血液，注射深度以 1 cm 为宜。③兔站立：将兔置于兔固定架中，将固定架直立，兔后肢末端需接触地面，站立 5 h。连续每日站立 2 个月[10]。

（二）兔肛门直肠有限元模型的制作

选取 1 月龄公新西兰兔。先观测兔直肠肛门的厚度、管径等解剖病理学数据，根据这些数据，在模型图上描绘坐标、原点和模型轮廓线，确定模型的各节点在三维空间的 X、Y、Z 轴上的坐标值，在坐标系内按有限离散原则划分单元与节点。然后分离兔肛门直肠不同层面的组织，运用力学万能试验机测算直肠黏膜层与黏膜下层、直肠肌层与浆膜层，以及肛管三个层面的杨氏弹性模量、泊松比等力学参数。最后将这些数值输入 SUPER-SAP 有限元软件建模。发现在肛管直肠角上方、肛管直肠角处和肛管直肠角下方不同平面所测得的脱垂量（位移量）不一致。特别是在肛门直肠角处的位移量，在同一矢状位与横断位条件下，不同的冠状位产生不同的位移量，数据将进一步整理研究[11]。

（三）改进直肠内脱垂兔消痔灵注射术

术前行常规肛周备皮。予兔水合氯醛耳缘静脉麻醉后，固定四肢取仰卧位，常规碘伏消毒肛周及直肠黏膜后铺无菌洞巾，缓慢纳入两叶内镜，暴露兔直肠脱垂黏膜，于不同点位脱垂黏膜处，沿平行于肛管直肠方向，以 5 号长针头于脱垂隆起中点位置进针（黏膜下层处），回抽无血后，注入消痔灵至黏膜呈苍白充盈为度，每点注射量为 0.5～1.0 mL，注射总量为 2～3 mL，注射完毕以棉签纳入肛内行肛内按摩，使药液均匀分布充分吸收。再次消毒肛周及直肠黏膜。消痔灵注射后不同时期，兔直肠黏膜层与黏膜下层测得的弹性模量不同，注射越长时间，测得的杨氏弹性模量越大，也就表示组织越硬。同时发现用 1.5∶1 消痔灵注射于兔直肠黏膜下层后，更易引起直肠黏膜溃疡。术后第 14 日 1.5∶1 消痔灵注射后的杨氏弹性模量大于 1∶1 消痔灵组，治疗脱垂的效果优于 1∶1 消痔灵组[12]。

（四）总结消痔灵注射治疗兔直肠内脱垂的注射经验

①因兔直肠黏膜较少呈环状内脱垂且直肠壁较薄，较难按临床注射方案在固定的层面、点位进行分步注射或者行黏膜下柱状注射，只能在脱垂黏膜隆起处进行注射；②兔肛门较小，临床用的喇叭肛门镜无法纳入，筒状肛门镜暴露视野不够，经

比较耳鼻喉科的两叶内镜(前鼻镜)适合用于暴露兔直肠黏膜以进行消痔灵注射，注射过程中禁忌松开内镜，造成直肠黏膜损伤；③注射后需按摩使消痔灵被充分吸收，术者手指无法纳入，选用棉签代替；④兔直肠壁较薄，应缓慢注射于直肠黏膜下层以利于药液吸收，针尖刺入不宜深至肌层，回抽无血且针尖无束缚感方可注药；⑤注射后未选用抗生素治疗，未发现兔直肠黏膜发生溃疡，无恶寒、发热等症状。此外，临床消痔灵注射后常嘱患者于手术 24 h 后排便，但兔与人存在差异，兔排便无规律性且术后禁食易导致死亡，可能影响消痔灵注射研究结果[12]。

（五）运用直肠黏膜的位移量客观评价消痔灵注射治疗直肠内脱垂的疗效

临床认为消痔灵注射用于治疗直肠内脱垂有效，但存在复发的可能。经前期力学分析：因肛管直肠角的存在，其附近不同位置直肠黏膜的生物力学特性存在差异，故值得进行深入研究。本实验选取肛门直肠角附近直肠黏膜的不同有限元节点分析消痔灵注射疗法。消痔灵注射后，肛门直肠角上下不同横断面、不同冠状位的直肠黏膜节点的位移量不断减小，说明直肠黏膜不断上提，消痔灵注射治疗直肠内脱垂有效。但同时可以得出以下结果：在消痔灵注射后的同一时期，同一横断面腹侧节点的位移量明显大于中间位与背侧的节点；肛管直肠角上方节点的位移量明显大于肛管直肠角及其下方的节点。这些结果说明按照传统消痔灵注射方案治疗直肠内脱垂后，在相同受力条件下直肠黏膜不同层面的位移量是不均匀的。黏膜不均匀的移位可能是影响消痔灵注射治疗直肠内脱垂效果的因素之一[13]。

（六）比较不同浓度消痔灵注射治疗兔直肠内脱垂的效果

本研究设计在两种浓度的消痔灵注射前后的不同时期，取兔直肠黏膜层与黏膜下层测算其力学指标，将测算的值纳入有限元模型中得出黏膜位移量。最后比较不同时期直肠黏膜力学指标，同时比较不同时期的黏膜位移量。直肠内脱垂兔注射消痔灵后，直肠黏膜组织逐渐变硬，越来越不容易发生变形；消痔灵注射治疗直肠内脱垂效果肯定，能够使脱垂的黏膜上提，其力学征象符合病理学上的组织纤维化变硬的病理表现，而且在注射后不同时期，1.5∶1 消痔灵注射组的直肠黏膜在纵轴的位移量均较 1∶1 消痔灵注射组小，从力学分析上看 1.5∶1 消痔灵注射的疗效更好。此外，本研究受实验条件及消痔灵药物的作用，无法分离直肠黏膜层与黏膜下层组织以进行每层组织的研究，暂且只能将两层合并研究[14]。

四、叶玲教授主持或参加"脱肛病"的相关课题与书籍

（1）福建省教育厅课题"消痔灵注射治疗直肠黏膜内脱垂所致便秘的临床研究"(项目编号 JB07307)，项目负责人，2007～2009 年。

（2）福建省教育厅课题"脱肛病临床治疗优化方案的探讨"（项目编号 JB07324)，项目负责人，2007～2009 年。

（3）福建省中医临床研究基地重点专科（专病）主要病种临床诊疗优化方案研究项目课题"直肠脱垂分型分度综合治疗优化方案的研究"（项目编号 zlcgc04），项目负责人，2009～2012 年。

（4）国家自然科学基金课题面上项目"基于有限元模型研究消痔灵注射治疗直肠黏膜内脱垂的机制"（项目编号 81173272），项目负责人，2012～2015 年。

（5）福建省自然科学基金课题"紫芨清解灌肠液对直肠黏膜内脱垂黏膜炎症和氧自由基的影响"（项目编号 2015J01483），项目负责人，2015～2019 年。

（6）福建省康复重点实验室联合福建省康复产业研究院开放课题"中药熏洗疗法配合生物反馈应用于直肠内脱垂 PPH 术后康复的临床研究"（项目编号 2015Y2001-72），项目指导者，2018～2019 年。

（7）福建中医药大学校管课题"固脱苦参洗剂外用坐浴治疗小儿脱肛的临床疗效观察"，（项目编号 XB2018026），主要参与者，2018～2020 年。

（8）《脱肛病的中西医结合治疗》，主编，科学出版社出版，2020 年。

五、脱肛病课题研究的创新性与意义

（1）本课题的研究起点立论于人，切合临床实际，不断优化临床分型论治的诊疗方案，形成完善的诊疗方案，结合临床研究，证实在一定程度上可节省医患时间、经济成本，努力提高直肠脱垂患者生活质量、远期疗效。制定的诊疗方案在临床实践中实际应用效果好，可推广使用。而且，在验证其临床疗效的基础上，从多角度揭示作用机制和初步构建疗效评价体系。

（2）项目负责人将熟练掌握的消痔灵注射术运用于兔直肠内脱垂的研究，不断修改并总结消痔灵治疗兔直肠内脱垂，最终确认最佳的注射方式，具有一定的创新性，为后期的深入研究奠定了基础。并巧妙运用直肠黏膜的位移量客观评价不同浓度消痔灵注射治疗直肠内脱垂的疗效，提出黏膜不均匀的移位可能是影响消痔灵注射治疗直肠内脱垂效果的因素之一，为临床上采用消痔灵注射后效果理想的直肠内脱垂患者提供了另一个思考方向，值得在临床上推广。

（3）总结临床上直肠内脱垂患者不同证型的临床疗效，确定中药紫芨清解灌肠液治疗湿热下注型直肠内脱垂的临床疗效，并基于这种临床疗效展开中药疗效机制的研究。

（4）整个项目历时十几年，始终坚持一个直肠脱垂的主题，研究连贯有序，并主编《脱肛病的中西医结合治疗》，为后期的深入研究做了良好铺垫。

六、脱肛病未来的科研方向

（1）在中药紫芨清解灌肠液治疗直肠内脱垂的研究课题中所需检测的指标需要在患者的直肠黏膜取材，这种取材方式也是治疗的一种手术方式，所以纳入的患者虽然在年龄、性别、病程上无明显差异,但是对于检测治疗仍然存在一定的不稳定性,并非在同一患者上进行前后对比。所以对于后期的深入研究可以采用内镜下夹取少量的脱垂黏膜进行镜下观察,在同一患者的情况下进行治疗前后的对比,或是建立在动物造模上,更加遵循单一变量,展现科研的严谨性。

(2)在国家自然科学基金课题中已建立脾虚气陷型的兔直肠内脱垂模型,而项目负责人的经验方紫苈清解灌肠液保留灌肠治疗直肠内脱垂对应的是湿热下注证,因此,在接下来的研究中应建立湿热下注型的直肠内脱垂模型,对此中药方进行相应的疗效机制研究。

第二节　肛瘘病研究

肛管直肠因肛门周围间隙感染、损伤、异物等病理因素形成与肛门周围皮肤相通的一种异常通道,称为肛管直肠瘘,常称为肛瘘。其临床表现特点为肛门硬结、局部反复破溃流脓、疼痛、潮湿、瘙痒。肛瘘是一种常见的肛门直肠疾病,且复发率较高[15]。中医病名为"痔漏"或"肛漏",认为其与外感风、燥、热、火、湿邪,过食肥甘厚腻,忧思劳恐过度等因素有关。

本病的发病机制尚未完全明确,西方医学目前主要有肛隐窝感染学说、中央间隙感染学说及上皮细胞致病学说三种观点,分别从不同角度对本病发病机制进行了阐述,但尚未完全统一[16]。肛瘘治疗方案以手术治疗为主,其手术方式有肛瘘切开术、肛瘘切除术及保留括约肌手术等,但均存在并发症及复发率高等问题。肛瘘反复发作、经久不愈的主要原因为内口及感染的肛门腺体存在,因腺体及导管滞留于肛瘘管道内,造成了感染的反复发作。因此彻底清除原发感染的肛门腺体是治愈的关键[17]。

一、基于盆底肌电及肛管测压验证挂线疗法治疗高位肛瘘的科学性

(一) 挂线疗法的由来与作用机制

挂线疗法是祖国医学治疗肛瘘的特色疗法,早在明代我国的医家在《古今医统大全》明确记载:"药线日下,肠肌随长,僻处即补,水逐线流,未穿疮孔,鹅管内消。"此详细阐述了挂线疗法的功效及作用机制,为后世医家使用这一疗法治疗肛瘘奠定了理论基础;而清代《医门补要·医法补要》中明确列出肛瘘挂线疗法:"用细铜针穿药线,右手持针插入漏管内,左手持粗骨料,插入肛门内,钓出针头与药线,打一抽篏结,逐渐抽紧。加纽扣系药线梢坠之,七日管豁开,掺生肌药,一月收口。如虚人不可挂线,易成痨不治。"此详细描述了挂线技术治疗肛瘘的具体操作方法,治疗时机及疗法、禁忌证,反映了这一疗法的科学性,充分表明慢性切割、功能保护是

挂线疗法的主要作用机制[18]。

保留括约肌挂线法能够在不损伤肛门功能的前提下，将肛瘘外口与瘘管同时进行处理，降低了内口压力，促进了瘘管闭合机制[19]。该法首载于《古今医统大全》中，因能够治愈高位肛瘘又不至于发生完全性肛门失禁而被沿用至今。其主要作用机制为挂线之后的慢性勒割、引流及异物刺激作用。以往在应用该疗法治疗肛瘘时，多须将肛门外括约肌自控肌层勒断，这不可避免地损伤部分肛门功能，而在应用中利用了其引流及异物刺激作用，摒弃了可能造成肌肉损伤、术后疼痛的慢性勒割作用，改变了以往切断肌肉组织的操作方法，同时将原内口从齿状线移至肛缘附近，使其压力与大气压接近，降低内口压力，利于切口之间的挂线引流，疏通瘘管引流通道，清除进入瘘管导致感染的物质，保持瘘管清洁，从而使之能够更快地闭合，且清创更为彻底，降低术后复发率及术后漏气、漏液等并发症的发生率[20]。

(二) 盆底表面肌电图的机制及应用

盆底表面肌电图是通过使用电极经肛门或者阴道，无创伤性地记录盆底横纹肌在各种运动状态下的潜在运动电位，肌电的波幅、变异性、中值频率、运动肌纤维类型，分析不同运动状态下的电位，判断盆底肌的运动功能[21, 22]。Lopez 等[23]认为盆底表面肌电图与针电极在诊断肛门括约肌运动失常导致的盆底疾病时的诊断结果有良好的相关性。2019 年的一项研究[24]认为盆底肌电对术后肛门功能评价效果显著，值得临床推广和应用。Grape 等[25]利用专业设备采集盆底肌的表面肌电，将盆底肌的运动转化为可视的图像，让患者直观了解自身盆底肌的运动状态，指导患者学习控制盆底肌运动，促进盆底血供，增强盆底肌力，缓解肌肉痉挛，纠正错误的肌肉运动模式，帮助患者及早恢复盆底神经肌肉功能。表面肌电是神经肌肉系统活动时的生物电变化经表面电极引导、放大、显示和记录所获得的一维电压时间序列信号。肌电是神经肌肉微弱电信号的集合。神经肌肉早期的功能障碍表现为肌电信号的异常。长期的病理状态超出神经肌肉代偿功能范围即出现临床症状。表面肌电是早期筛查和诊断的工具。盆底肌电图的波幅是分析表面肌电时域的指标，波幅的不同代表参与肌肉收缩肌纤维的数量不同，在静息状态下的波幅反映Ⅰ型肌纤维的运动状态，在静息状态下波幅明显升高提示Ⅰ型肌纤维过度活动，盆底肌肉可能存在不协调的运动[26]，收缩时与Ⅱ型肌纤维所占的比例呈正相关；中值频率是分析表面肌电频域的指标，临床多用于判断肌肉的疲劳度，与Ⅰ型肌纤维所占的比例呈负相关，与Ⅱ型肌纤维所占的比例呈正相关[27]；表面肌电变异系数，Galzer 等[28]认为此指标反映两型肌肉运动的稳定性和协调性。因此，在收缩状态下出现高频率和高波幅，变异性下降可反映Ⅱ型肌纤维功能；而静息状态下波幅、变异性的下降可反映Ⅰ型肌纤维功能。

盆底表面肌电评估方案是一种生物心理社会学方法综合用于下消化道功能障

碍性疾病的诊断和治疗,通过测量盆底肌群在进行一系列收缩和放松动作时盆底肌的肌电信号对整个盆底肌群Ⅰ、Ⅱ型肌纤维功能进行评估。通过中药保留灌肠在改善盆底局部症状的同时,了解患者盆底功能恢复进展,并评价治疗效果,黄晓捷[29]在《叶玲教授医师运用紫芨清解灌肠液治疗直肠内脱垂的经验》中提到中药灌肠能够显著改善盆底肌群的收缩力及稳定性。

（三）3D 肛管直肠测压

排便、自制及多种肛肠疾病的发生、发展都与结肠、直肠、肛管、盆底的力学状态改变有关。肛门内、外括约肌是构成肛管压力的解剖学基础。在静息状态下,约80%的肛管压力是由内括约肌张力收缩形成,其余 20% 是外括约肌张力收缩形成。在主动收缩肛门情况下,肛管压力显著升高,其产生的压力主要由外括约肌收缩形成。因此,在静息及收缩状态下测定肛管压力,可了解肛门内、外括约肌的功能状态。同时,还可测定直肠肛管抑制反射、肛管功能长度、直肠感觉容量及最大容量、直肠顺应性等多项指标,用于便秘、大便失禁、肛肠疾病术前术后等肛门功能的定量观察。

（四）研究方法

将符合纳入标准的 30 例患者作为实验组,均在腰麻或全麻下行高位肛瘘低切高挂浮线对口引流术;10 名健康成人作为空白对照组。

（1）高位肛瘘低切高挂浮线对口引流术:用探针自瘘管外口轻轻探入,沿瘘管走向,于齿状线附近找到内口;然后将食指伸入肛管,摸索探针头,并拉出肛门。在探针头部系一橡皮筋,并将探针完全退出肛门,使橡皮筋经过瘘管内口进入瘘管并从外口拉出。切开内外口之间的皮肤层,拉紧橡皮筋,紧贴皮下组织用止血钳将其夹住,在止血钳下方用粗丝线收紧橡皮筋并做双重结扎,然后松开止血钳。沿此瘘管探查相邻支管,一一切开。其中予低位瘘管切开并清除管壁瘢痕组织,高位瘘管同法挂线。相邻瘘管之间隧道以橡皮筋穿通,橡皮筋两端结扎松挂线。

（2）盆底肌电活动的测试:采用南京伟思医疗科技股份有限公司生产的生物反馈治疗仪(型号:SA9800)进行检测。由经过培训的专科技术人员操作。检查体位:平躺头高脚低成 120°角。告知患者操作的注意事项、目的,要求患者放松,在指导下,做一系列的盆底肌肉收缩/放松动作。步骤:①60 s 的前基线测试;②5 次快速收缩或抽动;③5 次持续收缩和放松;④持续 60 s 的收缩测试;⑤60 s 的后基线测试。

（3）3D 肛管直肠测压:采用北京康联医用设备有限公司生产的高分辨胃肠动力学检查仪(型号:ManoScan3)进行检测,方法如下。

1）患者取侧卧位,屈髋屈膝,保持舒适,平静呼吸。操作者从患者肛门插入电极,避免弯折、拉力、划伤和过大压力。使传感器水平与肛门水平一致。调整电极位置,使压力带处于括约肌压力轮廓图中央,患者休息 2～3 min 以适应电极导管。

2）患者适应后按下 start 键，开始测压，在设定时间（20～30 s）后测压窗口自动关闭，完成直肠肛门静息压力采集。

3）按下 start 键，嘱患者用力将肛门夹紧，在设定时间（20～30 s）后测压窗口自动关闭，再按下 start 键进行收缩动作多次测量，一般为 3～5 次。

4）按下 start 键，嘱患者用力行排便动作，在设定时间（20～30 s）后测压窗口自动关闭，再按下 start 键进行排便动作多次测量，一般为 3～5 次。

5）按下 set 键设置充气数值，按 start 键开始向球囊内快速充气 10 mL，迅速放气，在设定时间（20～30 s）后测压窗口自动关闭。再重复上述步骤，依次向球囊内充气 20 mL、30 mL、40 mL、50 mL。

6）按下 set 键设置充气数值，按 start 键开始向球囊内缓慢充气，气量充到需要的数值，根据患者对充气的反应分别按下 sensation、urge 和 discomfort 键，在设定时间（20～30 s）后测压窗口自动关闭。按下 end 键结束数据记录，保存记录数据。

观察内容：①观察实验组术前、术后 1 个月、术后 3 个月的排便时间、排便频率，以及有无漏液漏气现象。②观察实验组术前、术后 1 个月、术后 3 个月及健康成人的盆底肌电情况，包括盆底肌电图的波幅、中值频率、变异系数，以及收缩反应时间、快肌纤维收缩最大值、快慢肌收缩平均值。将术前所得数据分别与术后 1 个月、术后 3 个月进行比较，术前、术后分别与健康人比较。③观察实验组术前、术后 1 个月、术后 3 个月及健康成人的 3D 肛管直肠测压情况，包括肛门残余压、直肠静息压、直肠肛门抑制反射。将术前所得数据分别与术后 1 个月、术后 3 个月进行比较，术前、术后分别与健康人比较。

统计学处理：各项结果采取不同的统计学检验方法，软件采用 SPSS 18.0 软件，正态分布的计量资料采用 t 检验，计数资料采用卡方检验，等级资料和非正态分布的计量资料采用秩和检验，比较分析后得出研究结果。若 $P < 0.05$ 或 $P = 0.05$，认为差异具有统计学意义。

二、基于肛瘘的分类标准实施的手术方式

（一）基于国内肛瘘分类标准实施的手术方式

2002 年中华中医药学会肛肠分会根据瘘管位置的分类，是临床比较常用的分类方法，即以肛管外括约肌深部为标志，瘘管位于此线以下为低位肛瘘，位于此线以上为高位肛瘘。分类方法：①低位单纯性肛瘘，内口在齿状线，仅有一个瘘管通过外括约肌深部以下和一个外口；②低位复杂性肛瘘，有两个以上外口和瘘管与内口相通，瘘管在外括约肌深部以下；③高位单纯性肛瘘，内口在肛窦，仅有一个瘘管，走行在外括约肌深部以上，侵犯耻骨直肠、肛提肌以上；④高位复杂性肛瘘，有两个以上外口和瘘管与内口相连并有支管或空腔，主管通过外括约肌深部以上，侵

犯耻骨直肠肌、肛提肌以上。常见的手术方式:瘘管切开术、低位单纯性肛瘘瘘管剔除术、低位切开高位挂线引流术、低位切开对口松挂线引流术、低位切开对口拖线术、低位剔除高位置管引流术等。中医治疗肛肠疾病充分发挥挂线疗法的优势衍生了以下两种术式。

1. 低位切开高位挂线术

挂线是治疗肛瘘最早的微创技术,在不能切开引流,或者切开涉及创面较大,或者切开位置较深,或者切口影响肛门外观甚而影响肛门功能者,中医挂线提供了很好的疗法。目前我们开展的保护肛门功能的肛瘘手术——低位切开高位挂线术、低位切开对口引流术、低位切开高位置管引流术等,汲取众家之长,挖掘传统中医挂线治疗优势,其优势在于:以线代刀切开高位主管,采取了橡皮筋挂线,边切边愈合的方式,括约肌不会因为骤然断开而分离,有效地保护了肛门功能及形态;支管松挂线引流,疼痛轻;处理内口解决感染源;切开主管清除感染灶;支管松挂不切开肛周皮肤,减少了手术对肛门功能的影响;等张挂线待腐肉去新肉生再行切开,很好地保护了肛门形态;微勒切割疼痛轻、患者体验好,从而最大限度地减少肛瘘的复发。

操作要点:利用探针探查或亚甲蓝染色寻找肛瘘内口,于内口位置对应的肛缘做放射状切口,左手食指伸入肛管内口处引导,探针自外口处探入,于内口处探出,然后切开探针下皮肤、皮下组织及部分内括约肌,刮匙搔刮瘘管,清除腐烂组织,越过肛管直肠环部分的窦道使用硬质探针探入至瘘管顶部,钝性穿过直肠黏膜,以双股橡皮筋挂线。

2. 瘘管拖线术

拖线疗法是上海中医药大学附属龙华医院陆金根教授团队在继承顾伯华老先生的经验基础上,结合中医"腐脱新生"的创面修复理论研发的一种术式,是将传统药捻疗法、挂线疗法与现代"微创"理念有机结合,提出"以线代刀"的治疗新观点,延续了挂线疗法、蚀管疗法的优势。

操作要点:将探针自瘘管外口处探入,探明内口的位置后,将探针从内口穿出,贯通内外口,以刮匙清除内口及管道内的坏死组织,如管壁较厚者,可予以部分切除。若探查为脓肿,且空腔较大者,可先在脓肿液波感明显处做一放射状切口,再予脓腔最远端做辅助切口。根据脓腔直径,将丝线留置于脓腔。直径<1 cm时,留置10股丝线;若直径>1 cm,丝线股数>10股。打结丝线两端,呈环状。保持脓腔内丝线处于松弛状。对于管道过长者,可采用截断拖线的方法;对于管道弯曲者可采用分段拖线的方法,并将切口周边腐肉组织切除,确保引流充分。

换药时采用生理盐水冲洗瘘管及脓腔;拭净瘘管、脓腔、创面及丝线上的脓腐组织;将提脓祛腐药九一丹、八二丹放在丝线上缓慢拖入瘘管内蚀管。拖线蚀管时间一般为7~10日(视脓腐脱落的快慢而定)。待引流创面及丝线上无明显脓性分泌物后,采用"分批撤线法"撤除丝线。①基本原则:每 2 日撤线一次。②分批撤线步骤:5、3、2(第 1 次 5 股,第 2 次 3 股,第 3 次 2 股)。拖线拆除后可适当控制排便,以每日 1 次为佳,自撤线开始之日起配合垫棉压迫,创面放置消毒纱布 1/2 块,以小型棉块或纱块垫压于患处,外用橡皮膏或丁字带适度加压,垂直施力加压使管腔缩小、黏合,最终达到愈合目的。一般压迫持续约 7 日,每日累计不少于 4 h。

拖线疗法优势:①术中组织损伤较少,故术后较少形成瘢痕。依据脓腔大小与拖线有效距离合理选取辅助切口,与多切口手术相比,其操作更为简便。②内口处理彻底,原发病灶的彻底清除,有助于预防复发,适当处理脓腔内坏死组织,可避免脓腔壁搔刮过度,采用拖线实现脱腐的效果。③隧道式拖线术可缩小手术创面,保护肛门外括约肌,减少肛门功能损伤,符合微创手术原则。④拖线术是对传统挂线的继承与发扬,未切开括约肌,采取"5-3-2"分期拆线的方式,保证引流通畅的同时最大限度地保护了肛门功能。⑤10 股丝线相比一条橡皮筋有更大的表面积,以利于脓液或分泌物的引流。

低位切开高位挂线术、瘘管拖线术是目前临床中使用比例最高的术式,如主管切开对口引流法、多切口松挂线引流术、分段开窗旷置挂线置管引流术、虚实双挂线引流术、中药药线拖线、橡皮筋挂线引流术等都是在以上两者基础上衍生出来的术式,基本原理还是挂线和拖线。

(二) 基于国际肛瘘分类标准实施的手术方式

国际上参考 1976 年 Parke 根据瘘管与括约肌的关系,将肛瘘分为 4 类,即 Parks 分类法:①括约肌间肛瘘,多为低位肛瘘,最常见,约占 70%,多因周围脓肿所致。瘘管只穿过内括约肌,外口、内口只有一个,距离较近,通常 3~5 cm。②经括约肌肛瘘,可以分为低位或高位,约占 25%,为坐骨直肠间隙脓肿的后果,瘘管穿过内括约肌、外括约肌浅部和深部之间,外口常有数个,并有支管互相沟通,外口距肛缘约 5 cm。③括约肌上瘘,为高位肛瘘,少见,占 5%。瘘管向上穿过肛提肌,然后向下至坐骨直肠间隙穿透皮肤。④括约肌外瘘,最少见,占 1%,为骨盆直肠间隙脓肿合并坐骨直肠间隙脓肿的后果,瘘管穿过肛提肌直接与直肠相通。手术方式包括:经括约肌间瘘管结扎术、直肠黏膜瓣推移术、视频辅助下的肛瘘镜手术、激光瘘管闭合术、脂肪注射术、生物蛋白胶封堵等。这里重点研究以下几个术式。

1. 经括约肌间瘘管结扎术(LIFT)

2007 年泰国学者 Rojanasakul 设计了 LIFT,LIFT 要求确认处于括约肌间的瘘管,明确解剖结构后结扎紧靠内括约肌外侧的瘘管,并完全清除剩余瘘管后,对内外括约肌间切口进行缝合[30],LIFT 基于闭合内口、清除感染的肛腺,主要适用于经括约肌瘘和括约肌上瘘。LIFT 是一种治疗肛瘘的微创新技术,为全括约肌保留术,术式操作简单,创伤小,术后愈合快,减轻了患者痛苦,提高了生活质量,受到了广泛的关注,但临床手术效果还有待进一步评价。

操作要点:指诊后扩肛,探明瘘管走行,用过氧化氢溶液或亚甲蓝溶液确定内口,探针自外口进入,内口穿出,以探针为标记,在探针与括约肌间沟的交叉处沿括约肌间沟做弧形切口,长2~3 cm,切开皮肤和皮下组织,进入内外括约肌间沟,沿括约肌间沟分离出经过括约肌间的部分瘘管,避免损伤瘘管壁,尽可能将瘘管裸化并向两侧分离以暴露足够的空间以便于结扎瘘管,血管钳挑起括约肌间瘘管,移除探针后,用3-0可吸收线紧邻肛门内括约肌侧缝扎瘘管,再次经外口注入过氧化氢溶液以确定结扎无误,然后紧邻肛门外括约肌侧缝扎瘘管,在两结扎线之间剪断瘘管,再次经外口注入过氧化氢溶液,确定外侧瘘管结扎完全。外括约肌外侧部分瘘管采取隧道式挖除,并敞开引流。冲洗括约肌间隙,用3-0可吸收线间断缝合括约肌间弧形切口。

2. 视频辅助下的肛瘘镜手术(VAAFT)

随着内镜技术的蓬勃发展,肛瘘的治疗方式有了颠覆性的变化,VAAFT中肛瘘镜的出现就是其中的代表之一。肛瘘镜是肛瘘手术方式的技术创新和发展,肛瘘微创治疗遵循识别瘘管和内口、破坏或去除瘘管、保护肛门括约肌功能的原则。虽然肛周B超及MRI的应用,能够提供较为准确的诊断依据,但传统的方法无法在直视下瘘管内部进行处理,深部腔隙的探查存在盲目性,手术更依赖于医生的经验,肛瘘镜能够从瘘管内部探查,在直视下处理病灶。VAAFT提供了一整套的治疗方案,包括识别内口、支管、脓腔,然后关闭内口和处理管道。

在内口识别方面:刚开始认为内口的识别是肛瘘镜的最大优势,Meinero、Chowbey Caurav等国外学者报道的内口检出率均在70%以上,甚至达到82.6%。对于经括约肌间瘘管或者单纯性瘘管,内口的定位相对容易,但是对于全马蹄型瘘管、肛提肌上方瘘或者复发型瘘管,依靠光源的肛瘘镜内口定位可能会存在困难。瘘管从外括约肌穿过至括约肌间,或者沿括约肌间直接上行至肛提肌上方,走行的多变造成使用肛瘘镜光源定位内口非常困难,或者误差较大,内口定位检出率为60.0%。还有重要的一点就是肛瘘镜的镜筒大小对操作的影响亦不能忽视。内口的定位失败或者没有找到肛瘘真正的内口是肛瘘复发的主要因素。

内口的处理方式的选择:内口可以理解为肛瘘的源头,源头不灭,春风吹又生,内口的良好处理是肛瘘镜成败的关键,也是一直以来最有争议的问题,文献报道中采用的基本原则就是关闭,如吻合器、黏膜瓣、褥式缝合、肛瘘栓等,甚至在一个中心的研究中选择多种内口关闭方式。在2017年的一篇系统评价中,主要的关闭方式是吻合器、黏膜瓣或者单纯缝合,但对于治疗的效果未给出评价和数据。关闭总是没有错,怎么做到良好的关闭,这是治疗的关键,也是预防肛瘘复发的关键,这将是我们长期研究的课题。

内口的处理,没有确切的方式方法,不能够采用统一的治疗,但应共同遵循以下原则:①内口小、纤维化不明显或者不太通畅的经括约肌间管道,可以采用破坏上皮化隐窝后缝合和关闭,可选择手工缝合或者吻合器;②纤维化明显,但是未经过手术治疗,可采用推移黏膜瓣;③内口增生纤维化明显,边缘质硬,反复手术,肛管瘢痕增生弹性较差,内口处切开部分内括约肌至括约肌间,保证引流通畅的前提下,可以选择使用松挂线持续引流,择期采用恰当方式关闭。

瘘管及腔隙的处理原则:瘘管及深部腔隙的处理也是 VAAFT 治疗方案中很重要的一部分,在大多的文献中都没有过多的描述。对于长度＜5 cm 的管道,术后常规处理,但是管道较长,深部间隙(肛提肌上方或者直肠后间隙)的存在,必须在术后留置引流管或者负压引流管,7～10 日后拔除。VAAFT 及肛瘘镜从发明到应用于临床的这 10 年间,尚未有关于 VAAFT 治疗和经典括约肌保留手术的前瞻性研究,尚缺乏充分的循证医学证据证实其安全性和有效性。应用中的困惑往往会影响病案的选择和新设备的推广,文献中对于操作的细节及不同类型瘘管的具体操作和处理缺乏有价值的数据。但是能够在直视下对病灶进行处理、76.0% 的治愈率及无术后失禁风险的临床数据是令人鼓舞的。

总之,VAAFT 是一种治疗复杂性肛瘘的微创新技术,对患者创伤小,保留了肛门括约肌的功能,减轻了患者痛苦,提高了生活质量,目前肛瘘镜为硬式内镜,若术者不够熟练,容易形成假性瘘管;该术式在国内外开展时间较短,临床手术效果还有待进一步评价。

3. 激光瘘管闭合术

操作要点:于瘘管外口注入过氧化氢溶液明确内口位置及情况;用刮匙或肛瘘刷清除瘘管内坏死组织,破坏瘘管壁上皮化组织;光纤自外口探入,在指示光的导引下进至内口处,采用 1 470 nm 激光,12 W 脉冲模式释放能量闭合内口;以 1 cm/s 速度自内口向外匀速拖拉光纤消融闭合瘘管。术后处理:流质饮食、控制排便 3 日,3 日后给予软化大便药物,预防性使用抗生素,常规换药。

纵观肛瘘手术的发展演变过程,许多传统经典术式以其确切的疗效目前仍在发挥重要作用,在此基础上,治疗思路逐渐转向更加重视肛周组织及括约肌的保护,因此以保留括约肌为目的的术式受到越来越多的关注,并开始迅速发展,随之带来对其疗效方面的质疑,因而围绕保留括约肌并提高疗效的各种探索和发展不断涌现。我们相对系统地学习了西医理论,西医治疗的方式方法,应该用现代科技使中医现代化,或者说使中医量化,不断地对挂线疗法进行完善,就像上海中医药大学附属龙华医院的拖线术一样既继承又发扬了挂线,现在定向挂线、等张挂线、松挂线等的出现不断地对传统的中医挂线进行完善和补充,师夷长技以扬中,应时时刻刻坚守。

三、临床研究

（一）高位挂线低位切开支管分段冲洗治疗高位复杂性肛瘘 169 例

本组病案 169 例，其中男 118 例，女 51 例；最大者 75 岁，最小者 13 岁；病程最长为 25 年，最短为 3 个月；单个内口者 117 例，两个及两个以上内口者 52 例；内口位置多位于直肠后间隙处。手术方法采用高位挂线低位切开支管分段冲洗，外口与人工切口之间的支管管道，若长度超过 6 cm 以上者，宜在 3 cm 处再造一人工外口，用橡皮筋松挂以利冲洗。两个以上内口者需行二次挂线。结果：本组病案一次性治愈 136 例，治愈率为 80.47%；经二次挂线、冲洗，治愈 33 例，治愈率达 19.53%。术后 1～2 年后复发 8 例。术后随访未发现肛门失禁、肛门移位、肛门畸形、狭窄等。结论：高位挂线低位切开支管分段冲洗法是在继承祖国医学关于挂线疗法的基础上不断实践而总结出来的，能较好、较完整保留肛缘皮肤组织，尽量减少开放创面的面积，缩短疗程，减轻患者的痛苦，值得推广应用[31]。

（二）切开挂线术结合对口引流法治疗高位复杂性肛瘘 65 例

选取 2009～2011 年收治住院的高位复杂性肛瘘 123 例，治疗组 65 例，男 50 例，女 15 例，年龄 19～65 岁，平均 37.4 岁，病程 5 个月～20 年，平均 3.3 年；对照组 58 例，男 46 例，女 12 例，年龄 17～64 岁，平均 35.8 岁，病程 4 个月至 19 年，平均 2.9 年。治疗组采用切开挂线术结合对口引流法治疗，对照组采用传统切开挂线术治疗，对 65 例采用切开挂线术结合对口引流法治疗高位复杂性肛瘘患者的临床资料进行分析总结并与对照组进行对照比较。结果：治疗组一次性手术治愈率为 98.5%，65 例患者中一次性手术治愈 64 例，二次手术治愈 1 例；对照组一次性手术治愈率为 91.4%，58 例患者中一次性手术治愈 53 例，二次手术治愈 5 例。结论：治疗组一次性手术治愈率明显高于对照组；住院时间、伤口愈合时间明显短于对照组；术后疼痛、对肛周皮肤的损伤明显小于对照组[32]。

（三）紫芨油纱条换药促进高位肛瘘术后创面愈合 45 例

选取 2016 年 1 月～2019 年 3 月在肛肠科诊断为湿热下注型高位肛瘘住院患者 90 例，按数字表法将其随机分为治疗组和对照组，各 45 例，均在麻醉下行高位肛瘘切开挂线术，治疗组术后用紫芨油纱条换药，对照组术后用雷夫奴尔纱条换药，每日 1 次，疗程为 4 周。换药 2 周后比较两组创面分泌物积分，换药 4 周后比较两组疗效及创面愈合时间。结果：治疗组痊愈率为 64.44%，优于对照组的 40.00%（$P<0.05$）；换药 2 周后治疗组创面分泌物积分平均（0.11 ± 0.31）分，优于对照组的（0.49 ± 0.70）分（$P<0.05$）；治疗组创面愈合时间平均为（29.62 ± 4.29）日，短于对照组的（34.74 ± 6.51）日（$P<0.05$）。结论：紫芨油纱条换药促进高位肛瘘术后创面愈合疗效满意，可减少创面分泌物，缩短创面愈合时间[33]。

第三节　便秘病研究

功能性便秘(functional constipation，FC)是非肠道和全身器质性疾病及药物原因导致的以便秘为主症的功能性疾病[34]，归属于中医学"便秘""大便难""秘结"等范畴。目前随着生活水平的提高带来了饮食结构的改变，功能性便秘有逐年增加的趋势[35, 36]，严重影响着人们的身体健康，如诱发心脑血管意外甚至危及生命等。西医治疗多以泻药(容积性、渗透性、刺激性泻药)和促动力药为主，长期使用可引起电解质紊乱、损伤肠肌间神经丛等。中医认为其病因或因饮食不节，或因情志失调，或因年老体虚，或因感受外邪，导致大肠传导失司而成，病性包括寒、热、虚、实。叶玲教授根据多年临床经验，摸索出了一套以"乙字汤"为基础的便秘系列方药治疗功能性便秘，临床疗效显著[37]。

一、基于福建东南沿海地域特色，注重湿热下注型便秘的研究

叶玲教授基于福建地处东南沿海气候潮湿、环境湿热的地域特色，根据"三因理论"中因地制宜提出应重视湿热下注型便秘的研究，关于湿热下注型便秘的论据有以下几点。

(1) 古医籍《素问·至真要大论》云："太阴司天，湿淫所胜……大便难。"《素问·厥论》云："太阴之厥，则腹胀后不利。"《严氏济生方·秘结论治》曰："夫五秘者，风秘、气秘、湿秘、寒秘、热秘是也。"张景岳曰："再若湿秘之说，则湿岂能秘，但湿之不化，由气之不行，气之不行，及虚秘也，亦阴结也。"吴瑭《温病条辨》言："湿温久羁，三焦弥漫，神昏窍阻，少腹硬满，大便不下。"又言："湿凝气阻，三焦具闭，二便不通。"李时珍《本草纲目·果部》"槟榔"条中引《普济方》："大肠湿秘，肠胃有湿，大便秘塞，大槟榔一枚，麦门冬煎汤磨汤汁温服。"

(2) 当代名医李克绍教授认为湿秘也称痰秘，是湿热、痰饮等阻碍气机下降，以致大便不能顺利排除[38]。劳绍贤教授认为气候温润，易外感生湿热，喜食肥腻辛辣易内生湿热，一旦脾胃受内外湿热之困，或脾失健运致津液失布，或胃失浊降而大肠传导失司均可表现为大便的黏滞不爽[39]。路志正教授认为湿秘的产生系"外受湿邪，饮食不节，劳倦过度，久病失治"等原因诱发，而"肺与大肠相表里，湿邪郁于三焦，致肺之宣发肃降失常，肺气不降，则便难传送，从而引起或加重便秘"[40]。

(3)《中医外科学》(第十版)中将出口梗阻型便秘证型分为脾虚气陷、气机阻滞、湿热下注、气阴两虚、阳虚寒凝[41]。

(4)《功能性便秘中西医结合诊疗共识意见专家咨询问卷(第二轮)》中，福建著名中医脾胃病专家柯晓主任提出了湿滞秘的证型。

（5）近年关于功能性便秘中医证型分布规律的调查：①叶玲教授统计 2020 年 1～8 月门诊便秘患者 273 例，其中湿热型便秘 163 例，占 59.71％。②黄璇将 120 例功能性便秘患者按照结肠慢传输型便秘、功能性出口梗阻型便秘进行证型分布研究，结果显示：湿热下注型 30 例，占 25％；肠胃积热型 9 例，占 7.5％；气机郁滞型 16 例，占 13.3％；气虚型 32 例，占 26.7％；血虚型 4 例，占 3.3％；阴虚型 15 例，占 12.5％；阳虚型 14 例，占 11.7％[42]。

（6）叶玲教授指导的研究生课题观察总结了 30 例痔术后采用化湿乙字汤治疗湿热下注型便秘的临床疗效》[43]。

（7）关于 2020 年新型冠状病毒肺炎（新冠肺炎）的专家辨证分型观点亦可佐证湿热下注型便秘的成立，对于新冠肺炎大部分专家普遍认为是"寒湿疫"，但部分南方专家持"湿热疫"的观点，说明中医"因地制宜"理论的重要性。①国医大师熊继柏在谈《湖南省新型冠状病毒感染的肺炎中医药诊疗方案》时言吴瑭《温病条辨》有云"厥阴司天之年终之气，民病温厉"，认为这次的疫病应该把它的病邪性质确定为"温热浊毒"。在表里俱实证的疫毒闭肺型里，有一个重要的症状就是便秘和腹胀，黄腻苔或黄燥苔，脉滑数。②国医大师福建杨春波教授认为新冠病毒感染属于中医学的"疫戾"，命名"湿热疫"，根据福建气候特点，杨老建议若兼有大便干结可选用宣白承气汤。③福建中医药大学校长李灿东教授谈中医思维对疫情防控的重要性时认为应因地制宜，气候环境、地理环境的区别可能对疾病的诊断、治疗有影响。不同地区会有不同，在湖北和在福建是有区别的。故各地要因地制宜地制订不同的治疗方案。④福建新冠肺炎防治专家组组长之一陈志斌教授在中医诊疗实践中发现，福建省的新冠肺炎患者以偏热者居多，认为有必要补充中医证型"湿热郁肺证"。⑤福建省名中医福建省立医院吕绍光主任对新冠肺炎的诊治思路按"肺痈"辨证论治，成痈期用千金苇茎汤合如金解毒汤。⑥广州市第八人民医院中医科谭行华主任认为广东"肺炎 1 号"方只适应于湿热型及少阳郁热型，该方适合多数广东人与湖南人的体质，但不适合寒湿体质的湖北人。

综上所述，叶玲教授认为福建地域的功能性便秘患者中医辨证以湿热下注证多见，且常兼夹气虚证、气滞证，而阳虚秘、冷秘相对少见。针对湿热下注型便秘，叶玲教授采用内服化湿乙字汤、萆薢渗湿汤，外用紫芨清解灌肠液灌肠、化湿通便贴穴位贴敷治疗，临床疗效佳。

二、善用体用思想，立足湿热，论治便秘

体用思想是孕育于先秦时期的哲学思想，"体"就是指本体，是根本的、内在的、本质的，"用"就是本体的功用或外在表现[44]。叶玲教授认为体用可简单理解为内和外的关系，"有诸内者，必形诸外"，"用"是"体"的外在表现，"体"是"用"的内在根本。世界中医药学会联合会体质研究专业委员会发布了《2017 年度国民体质辨识

报告》，排序前三位的偏颇体质依次是阳虚体质、气虚体质、湿热体质。中医理论认为，湿热之为病，不外乎有内外二因：一是湿热邪气的传入；二是脾胃功能失调。陈平伯在《外感温病篇》中言："东南地卑水湿，湿热之伤人独甚。"福建地处东南沿海，环境湿热，四季多雨，民众勤浴，偏食海鲜，喜食冷物，性寒凉、温度偏凉的食物食用多了，会耗伤体内的阳气，脾阳受损，运化失职，助长体内的湿气，湿热之"体"而成。湿热下注型便秘多表现为排便不畅，便出不爽，或大便黏腻，便黏马桶，舌红苔黄腻，脉滑等，即湿热之"体"而"用"，患者往往有贪凉饮冷的习惯或脾胃虚弱病史。同时叶玲教授受中医"脾胃学说"创始人李杲思想的影响，"脾胃内伤，百病由生"，强调调理脾胃对疾病治疗的重要性，认为现代人饮食、生活习惯，以及现代人普遍工作压力大，导致人们体质多脾胃虚弱甚至脾胃虚寒，特别是以气虚为主。"气虚乃阳虚之始，阳虚乃气虚之渐"，气和阳这种你中有我、我中有你的关系，加之湿热环境的贪冷饮习惯对阳气的耗伤，结合"邪之所凑，其气必虚"理论，叶玲教授认为湿热体质最深层的"体"是脾胃虚弱，是气虚湿阻。这是体用思想在功能性便秘治疗上的辨证统一、互根互用。叶玲教授在"体用思想"的指导下，摸索出了一套以"乙字汤"为基础的便秘系列方药，其中尤以化湿乙字汤、补气乙字汤应用最为普遍，除治疗功能性便秘外也常用于湿热下注型肛肠术后的便秘患者[45]。

（一）主张整体与局部相结合

整体观念是中医辨证的基础，只有从整体出发，才能深入人"体"，同时着眼于局部，才能解决"用"，以此可以知"用"调"体"，治"体"愈"用"，因此整体与局部的辨证关系就是要立足整体，搞好局部，治疗局部兼顾整体，才能运筹帷幄，辨证不失偏颇。叶玲教授认为便秘的病位在大肠和肛门，而大肠、肛门不是孤立存在的，人是一个有机整体，而大肠和肛门是机体重要组成部分，生理上有其独特的功能，中医讲究治病的人，治人的证和症，只有病、证、症结合，才能做到整体与局部相结合。

（二）中西互参，师西长技以扬中

诊断是治疗的前提，诊断不明确就失去了治疗的根本，谬以千里，因此治疗之前明确诊断是很重要的。我们在坚守望、闻、问、切等中医诊断方法的同时，见微知著、司外揣内等也是中医辨证论治的精髓。现代科技从某种程度丰富了望闻问切、司外揣内的诊疗，延伸化中医、直观化中医、微观化中医、现代化中医。例如，肠镜给予我们了直视下认识肠道黏膜、息肉及肿瘤的机会，排粪造影从影像学动态化显示排便过程，3D肛门直肠测压从肛肠动力学数字化说明排便过程，盆底生物肌电检测从电生理学表现盆底肌的努力和无奈。中医的发展从来都不是故步自封，现代中医拥抱现代科技，这是符合当下"守正创新、弘扬中医"的理念。

（三）注重清热祛湿，兼顾健脾助运

根据福建地域及气候特点，湿热体质较多，经典汉方乙字汤有清有泻，有补有疏，叶玲教授充分挖掘乙字汤功效，根据不同"用"，给予不同治，尤以化湿乙字汤最受青睐。根据"体用互化""邪之所凑,其气必虚"等原理,湿热"体"之"体"为脾胃虚弱,故后期湿去热除多用健脾益气之法收尾,故叶玲教授亦有补气乙字汤的临证用药。

（四）主张内外兼治综合治疗

根据罗马Ⅳ标准功能性便秘分为:结肠慢传输型便秘、排便障碍型便秘和混合型便秘。叶玲教授认为排便障碍型便秘分为直肠型和盆底肌型（盆底肌运动不协调）,直肠型分为直肠推进力不足型和直肠黏膜松弛型（直肠内脱垂等）。现代科技的发展,对便秘的认识不断深入和明确,"用"不但指患者的主诉及临床表现,还应包括利用现代科技检查的阳性结果,叶玲教授在辨"用"调"体"的基础上,积极寻求行之有效的解决局部问题（检查的阳性结果）的方法。

灌肠疗法作为公认的通便有效方法,广泛应用于临床,叶玲教授肯定其物理疗效的同时给予药理的支撑,发明的紫芨清解灌肠液灌肠治疗直肠内脱垂及便秘,取得了很好的临床疗效。西医认为生物反馈疗法是排便障碍型便秘的一线疗法,亦是叶玲教授治疗顽固性混合型便秘的方法之一,尤其是配合中药灌肠治疗,效果更佳。它通过将盆底肌收缩的电信号变为可视的图像,让患者自己发现正常与异常,在医生指导下治疗,通过不断练习,进而形成正确的排便反射而达到治疗的目的。

（五）运用"体用思想"分析福建地域的功能性便秘

"体用一源,显微无间"解释的主要是理事关系,两者互为一体,不可分离。就疾病而言,"事"是指疾病所表现出的临床症状,即"用";"理"是指诱发疾病的原因,即"体"。此时"理"包含两层含义:一是引发疾病的"普遍病因",二是诱发疾病的"特殊病因"。福建地域的功能性便秘,其"用"表现为粪便黏腻,或粪便干结,或排便费力,或排便时肛门阻塞感等;其"体"亦有"普遍之理"与"特殊之理"。"普遍之理"或为气虚,或为气滞,或为阴虚,或为阳虚,或为血虚,或为寒积。"特殊之理"为湿热,因福建地处东南沿海,环境湿热,四季多雨,民众勤泳喜浴,偏食海鲜,喜食冷物,易内耗阳气,助长体内的湿气,如陈平伯在《外感温病篇》中曰:"东南地卑水湿,湿热之伤人独甚。"湿热内生,饮食自倍,脾胃乃伤,运化失常,升降失司,故见便秘。叶玲教授总结自己近40年的临床经验,认为福建地域的功能性便秘患者中医辨证以湿热证多见,且常兼夹气虚证、气滞证、阴虚证,而阳虚秘、冷秘相对少见。

（六）化湿乙字汤在湿热下注型便秘的临床应用

湿热下注型便秘的辨证要点:排便不畅或便出不爽,大便黏腻,便黏马桶,有腥臭味,粪质呈软段状或糊状（布里斯托5～6型）,肛门灼热,舌红,苔黄腻,脉滑数。汉方制剂乙字汤是治疗肛肠疾病的著名方剂,临床上用于治疗湿热肠风下血,下焦湿、热、毒之证,痔病、直肠脱垂、便秘等。叶玲教授将乙字汤清热泻火、润肠通便的功用充分挖掘,以乙字汤为基础方,借鉴国医大师杨春波老先生的清化饮,加入茵陈、佩兰、白扁豆等化湿药而成化湿乙字汤,应用于湿热下注型便秘,疗效显著,目前正在将叶玲教授经验方化湿乙字汤进行剂型改革,即化湿乙字通便颗粒。

三、活血化瘀法治疗久病成瘀的顽固性便秘

功能性便秘日久,便结难下,气滞日久,推动无力,血行不畅,则瘀血内停,所谓"久病必瘀、久病兼瘀"。盖中医凡久病之证,多从"瘀"论治,"气为血之帅,血为气之母",血瘀阻于肠道之间则血瘀气滞,肠道气机受阻,便秘而生。便秘多与血瘀互为因果,瘀血既为便秘日久之病理产物,亦为日久便秘之致病因素,血瘀则气阻、津亏、郁热遂现,便秘愈甚。据"久病血伤入络"之理,在辨证论治的基础上适当加入活血化瘀药,能达事半功倍之效。《血证论》言:"……又有瘀血闭结之证,或失血之后,血积未去,或跌打损伤,内有瘀血,停积不行,大便闭结。"临证除有气滞腑行不畅症状外,尚可见舌暗或有瘀点、瘀斑,脉多沉涩等血瘀表现。其病机属于瘀血阻滞肠腑,腑气通降不利。

桃红化瘀汤是叶玲教授经验方,由桃仁、红花、川芎、当归、丹参、益母草组成,用于气滞血瘀型的各种肛肠病及术后水肿、瘢痕狭窄、疼痛等,在临床应用中发现其具有润肠通便的效果,故又将桃红化瘀汤应用于久病成瘀的顽固性便秘、上班久坐族,以及用手助排便的患者,主要考虑为"久病成瘀"、久坐久站导致盆底血运较差及手助排便者可能合并盆底肌反常收缩等。方中桃仁味苦能治瘀血,体润能滋肠燥,《珍珠囊》载:"桃仁,治血结、血秘、血燥,通润大便破蓄血。"红花助桃仁活血祛瘀,《本草述》曰(红花):"辛温则血调和……多用则能破血。"桃仁、当归活血润肠通便,使瘀血消散、气机流畅,则便秘可除;当归、川芎、益母草合用,增强桃仁、红花活血生新、养血润燥之效;丹参在方中取活血、凉血、养血之效,丹参有能使红细胞的变形能力得到加强,使血液的黏稠度降低,提高血液流速的功能,可以明显地改善局部微循环,有效地提高肠黏膜微循环的血灌注量,并且在刺激平滑肌及肌间神经丛以维持正常肠道动力的同时也促进了肠道肌肉层规律性地收缩与舒张,增强肠蠕动,故而起到促进排便的作用,丹参苦寒降泄,更归于心经,在凉血之时,更可清热除烦,宁神定志,且老年患者多胸痹、心悸,排便努责难免耗损心气,佐丹参可养心护体。

穴位贴敷疗法是在中医整体观念的指导下,在人体特定的穴位上贴敷药物,使药物透过皮肤吸收,从而刺激局部经络穴位,激发全身经气,以达到预防和治疗疾病的一种外治方法,穴位贴敷疗法不仅能避免因药物对胃肠刺激而产生的不良反应,还能避免胃肠道中的消化酶及消化液对药物的破坏和肝脏的首过效应,采用桃红化瘀汤配方制作的桃红贴穴位贴敷取得了很好的临床疗效,对于年龄较大的兼有阳虚的便秘患者在此基础方上可加肉苁蓉以补肾阳润肠道,由于其有用药量少、节省药材、操作简便易行、储存方便、随取随用、有任何不适可随时中断给药等特点,深受患者欢迎。

便秘的病因多种多样、错综复杂,在辨证论治、处方用药时应善于运用"体用思想"分析问题、解决问题,才能使复杂问题简单化,才能使便秘一症(病)有根本性的改善。正如明末清初著名医家汪昂在《汤头歌诀》中云:"以所主病证括入歌中,间及古人用药制方之意。某病某汤,门分义悉;理法兼备,体用具全;千古心传,端在于此。"古代医贤在立方用药时已为我们做出要"体用具全"的表率,叶玲教授教导吾辈当习之、用之、传之!

(叶 玲 高献明 吴才贤 任伟涛 黄晓捷 陈 勇 陈 啸)

【参考文献】

[1] 叶玲,任伟涛,高献明,等.补中益气汤治疗直肠内脱垂60例[J].世界最新医学信息文摘,2019,19(36):176,177.

[2] 高献明,吴才贤,叶玲.紫芨清解灌肠液治疗直肠黏膜内脱垂30例[J].福建中医药,2017,48(1):57,58.

[3] 叶玲,高献明,吴才贤.紫芨液保留灌肠合消痔灵注射治疗直肠内脱垂的疗效观察[J].中医药通报,2015,14(2):57-60.

[4] 叶玲,高献明,任伟涛.消痔灵注射合补中益气汤口服治疗脾虚气陷型直肠内脱垂临床研究[J].福建中医药,2015,46(1):20,21.

[5] 叶玲,高献明.直肠黏膜下注射消痔灵联合肛肠内腔治疗仪治疗直肠内脱垂32例[J].中国现代药物应用,2013,7(20):135-137.

[6] 高献明,叶玲.吻合器直肠黏膜切除吻合术联合中药口服治疗直肠内脱垂性便秘128例[J].中国中医药现代远程教育,2014,12(23):48,49.

[7] 陈勇,叶玲,黄璇,等.中药熏洗联合生物反馈对直肠内脱垂吻合器痔上黏膜环切术后疗效[J].中华中医药杂志,2021,36(2):1192-1196.

[8] 叶玲,吴才贤,高献明,等.中药保留灌肠治疗IRP的临床疗效与盆底表面肌电图相关性的探讨[J].世界最新医学信息文摘,2019,19(4):33-35,52.

[9] 高献明,吴才贤,陈啸,等.紫芨清解灌肠液治疗湿热下注型直肠黏膜内脱垂对炎症细胞的影响[J].中医临床研究,2020,12(35):117-119.

[10] 柯敏辉,叶玲,陈立武,等.兔直肠黏膜内脱垂模型的建立[J].世界中医药,2013,8(12):1458-1460,1464.

[11] 柯敏辉,叶玲,陈立武,等.兔肛门直肠三维有限元模型的建立[J].世界华人消化杂志,2013,21(25):2585-2589.

[12] 柯敏辉,叶玲,陈立武,等.消痔灵注射治疗兔直肠黏膜内脱垂实验研究[J].亚太传统医药,2015,11(21):7-9.

[13] 柯敏辉,叶玲,陈立武,等.肛门直肠有限元模型黏膜节点位移量评价消痔灵注射的效果[J].中国组织工程研究,2015,19(49):8005-8009.

[14] 叶玲,柯敏辉,陈立武,等.基于有限元模型评价消痔灵注射治疗直肠黏膜内脱垂的疗效[J].世界华人消化杂志,2015,23(18):2947-2952.

[15] 何永恒,凌光烈.中医肛肠科学[M].北京:清华大学出版社,2011:157.

[16] 韩震辉,孙建权.切开挂线治疗高位肛瘘的临床观察[J].上海中医药杂志,2008,42(5):62,63.

[17] 李春生.隧道法与传统切开挂线法治疗高位肛瘘的对比[J].结直肠肛门外科,2008,14(3):880,881.

[18] 吴乃桐.浅谈挂线疗法治疗高位肛瘘[J].云南中医中药杂志,2012,33(8):82,83.

[19] 王业皇.高位复杂性肛瘘(脓肿)的诊治思路[J].中国临床医生,2008,36(8):80,81.

[20] 杨昌谋.保留括约肌挂线法治疗复杂性肛瘘42例[J].上海中医药杂志,2007,41(9):53,54.

[21] Glazer H I, Romanzi L, Polaneczky M. Pelvic floor muscle surface electromyography. Reliability and clinical predictive validity[J]. J Reprod Med, 1999, 44(9):779-782.

[22] 吴冬梅,孙欣,张志成,等.表面肌电信号的分析和特征提取[J].中国组织工程研究与临床康复,2010,14(43):8073-8076.

[23] López A, Nilsson B Y, Mellgren A, et al. Electromyography of the external anal sphincter:comparison between needle and surface electrodes[J]. Dis Colon Rectum, 1999,42(4):482-485.

[24] 戴兵,郑庆丹,蔡超群,等.盆底肌电图检测对直肠癌保肛手术患者术后肛门功能的评价[J].中国社区医师,2019,35(33):119,121.

[25] Grape H H, Dedering A, Jonasson A F. Retest reliability of surface electromyography on the pelvic floor muscles[J]. Neurourol Urodyn,2009,28(5):395-399.

[26] Gentilcore-Saulnier E, McLean L, Goldfinger C, et al. Pelvic floor muscle assessment outcomes in women with and without provoked vestibulodynia and the impact of a physical therapy program[J]. J Sex Med, 2010,7(2):1003-1022.

[27] 王健.sEMG 信号分析及其应用研究进展[J].体育科学,2000,20(4):56-60.

[28] Glazer H I, Jantos M, Hartmann E H, et al. Electromyographic comparisons of the pelvic floor in women with dysesthetic vulvodynia and asymptomatic women[J]. J Reprod Med, 1998, 43(11):959-962.

[29] 黄晓捷.叶玲主任医师运用紫及清解灌肠液治疗直肠内脱垂的经验[J].福建中医药,2016,47(1):13.

[30] Eitan A,Koliada M,Bickel A. The use of the loose seton technique as a definitive treatment for recurrent and persistent high trans-sphincteric anal fistulas:a long-term outcome[J]. J Gastrointest Surg,2009,13(6):1116-1119.

[31] 陈啸,叶玲.切开挂线术结合对口引流法治疗高位复杂性肛瘘65例观察[J].中国现代药物应用,2011,5(24):45,46.

[32] 郑鸣霄,叶玲.加味苦参汤熏洗促进高位肛漏术后创面愈合56例[J].福建中医药,2010,41(5):43.

[33] 高献明,吴才贤,张岱虎,等.紫及油纱条换药促进高位肛瘘术后创面愈合45例[J].福建中医药,2019,50(6):77,78.

[34] 中华中医药学会.便秘诊疗指南[J].中国中医药现代远程教育,2011,9(17):126,127。

[35] 中华医学会消化病学分会胃肠动力学组,中华医学会外科学分会结直肠肛门外科学组.中国慢性便秘诊治指南(2013,武汉)[J].胃肠病学,2013,18(10):605-612.

[36] 中国中西医结合学会消化系统疾病专业委员会.功能性便秘中西医结合诊疗共识意见(2017年)[J].中国中西医结合消化杂志,2018,26(1):18-26.

[37] 叶玲,任伟涛,郑鸣霄,等.承气乙字汤治疗肠道气滞型便秘60例[J].福建中医药大学学报,2011,21(1):56,57.

[38] 姜建国,李嘉璞,李树沛.李克绍学术经验辑要[M].济南:山东科学技术出版社,2000:3.

[39] 陈万群,胡玲.运脾降浊法治岭南老年性湿热便秘思路探讨[J].广州中医药大学学报,2012,29(6):725,726.

[40] 路志正.中医湿病证治学[M].北京:科学出版社,2007.

[41] 陈红凤.中医外科学[M].10版.北京:中国中医药出版社,2016.

[42] 黄璇.慢传输型便秘与出口梗阻型便秘的中医证型分布研究[J].内蒙古中医药,2016,35(2):159,160.

[43] 崔书德.化湿乙字汤治疗湿热下注型混合痔术后排便困难的临床疗效观察[D].福州:福建中医药大学,2016.

[44] 彭耀光.从"体用一源,显微无间"看程颐理学的精神[J].东岳论丛,2011,32(8):45-49.

[45] 黄晓捷,高献明,吴才贤,等.叶玲主任运用"体用思想"指导治疗肛肠疾病的经验分享[J].中医临床研究,2021,13(39):2,35.

第十章

院内制剂研究与开发

第一节　苦参清热洗剂①

一、处方组成

苦参、黄柏、苍耳子等。

二、处方来源

本方源自《疡科心得集·补遗》引《疡医大全》苦参汤,经过叶玲教授的临床经验筛选后而组成,对制备工艺进行了筛选,具有自主知识产权。

三、理论依据

《外科正宗》指出:"血风疮,乃风热、湿热、血热三者交感而生,发则瘙痒无度,破流脂水,日渐沿开""此证初如粟米,痒而兼痛,破流黄水,浸淫成片,随处可生。由脾胃湿热,外受风邪,相搏而成""夫痔者,乃素积湿热,过食炙煿;或因久坐而血脉不行,又因七情而过伤生冷,以及担轻负重,竭力远行,气血纵横,经络交错;又或酒色过度,肠胃受伤,以致浊气瘀血流注肛门,俱能发痔。"《外科启玄》指出:"夫痔者滞也,盖男女皆有之,富贵者因于酒色,贫贱者劳碌饥饱,僧道者食饱而久坐,经云'因而饱食,筋脉横解,肠澼为痔',痔曰肠澼是也。妇女因产难久坐,或经行时因气怒伤冷受湿,余血渗入肛边而生;有小儿因过食浓味,或痢而久,或母腹中受毒。大抵痔疮不必缘于酒色也,宜详其原受之因而治之,自应验矣。古书虽有五痔之分,而未尝离于风、湿、燥、热四气郁滞,弗能通泄,气逼大肠所作也。然二十四痔,言其形状也。五痔者,牡痔、牝痔、脉痔、肠痔、血痔,乃病之源也。然未破名曰痔,已破者名曰。"《医门补要·痔疮》云:"湿热下注大肠,从肛门先发小疙瘩,渐大溃脓,内通大肠,日久难敛,或愈月余又溃,每见由此成痨者,乘初起服清热内消散数

贴,可愈。"《外科枢要·脱肛》曰:"脱肛属气热、气虚、血虚、血热。"肛周湿疹在祖国医学中有"湿疡症""浸淫疮""血风疮"的相关记载。因此,肛周瘙痒症、肛周湿疹、痔病、肛裂、肛周脓肿、肛瘘等肛肠疾病及各种肛肠疾病术后,其主要的病机与风、湿、热密切相关,治疗上应疏风、利湿、清热、止痒。

该方源自《疡科心得集·补遗》引《疡医大全》苦参汤:苦参二两,蛇床子、白芷、金银花、野菊花、黄柏、地肤子、大菖蒲(原方除苦参量外,余已遗失)。苦参清热洗剂方中苦参为君,既清下焦湿热又能杀虫止痒以治其根;臣以黄柏善祛下焦湿热;野菊花清热解毒疏风、祛风湿止痒;佐使以苍耳子燥湿杀虫、祛风止痒,五倍子解毒、祛风除湿杀虫,五味子酸涩收敛。全方合用具有清热利湿、解毒祛风、杀虫止痒功效。《本草纲目》认为苦参、黄柏之苦寒,取其苦燥湿,寒除热也,热生风,湿生虫,故又能治风杀虫。五倍子,其气寒,能散热毒疮肿;其性收,能除泄痢湿烂。《本草求真》认为五倍子外以治肤熏洗,则能祛风除湿杀虫。《汤液本草》认为黄柏,足少阴剂,入肾,燥湿所归。《本草汇言》认为野菊花,破血疏肝,解疔散毒。洗疮疥,又能祛风杀虫。《日华子本草》认为五味子,除烦热,解酒毒,壮筋骨。《玉楸药解》认为苍耳子,消肿开痹,泄风去湿,治疥疠风瘙瘾疹。

现代药理实验证明,苦参清热洗剂在临床上治疗痔病、肛裂的良好疗效不仅有深厚的中医药理论基础,其处方中各味中药有效成分的药理作用研究也提供了丰富的现代药理实验支持。归纳而言,苦参清热洗剂不仅从传统医学的角度来说,具有清热利湿、解毒祛风之功,而且从现代医学的角度来讲,还具有抗病原微生物、抗炎、抗组胺、调节免疫功能等作用,从而为其治疗肛肠疾病提供了理论依据。

四、使用背景

随着人们工作生活节奏的加快、心理压力的增加,生活及行为方式也发生了相应的变化;随着生活水平的提高,饮食结构及饮食习惯随之改变,不良的潜在因素逐渐影响着人们的身体健康,而最为常见的就是肛肠疾病。中药熏洗外用是中医药治疗的一大特色,现代医学研究认为,熏洗坐浴疗法能使皮肤和患部血管扩张,通过促进局部和全身血液及淋巴循环,消除末梢神经恶性刺激而提高疗效,中药熏洗坐浴疗法是治疗肛门疾病的传统方法,早在《外科正宗》中就有坐浴可疏通气血、散瘀化滞、解毒脱腐、消肿止血的记载。中药熏洗坐浴疗法使用简便,无不良反应,既能达到良好的疗效,又能避免因使用西药而产生的副作用。

苦参清热洗剂是叶玲教授借鉴现代药理的研究成果,并融合了自己多年治疗肛肠疾病经验方创制的中药外用洗剂。用于痔病、肛裂、肛周脓肿、肛瘘、肛周瘙痒症、肛周湿疹等肛肠疾病及各种肛肠疾病术后的治疗,具有自主知识产权。本文对制备工艺进行了筛选,并对其中的主要药物进行了定性分析,确定了检测指标,从而为其生产制备提供了科学依据[1]。

五、已发表的论文（按发表时间先后排序）

叶玲，黄璇，高尤亮.加味苦参汤熏洗对肛周脓肿术后创面愈合的临床观察[J].中国现代药物应用，2010，4(2)：134，135.

郑鸣霄，叶玲.加味苦参汤熏洗促进高位肛漏术后创面愈合56例[J].福建中医药，2010，41(5)：43.

高献明.痒消洗液治疗湿热下注型急性肛门湿疡的临床研究[D].福州：福建中医药大学，2010.

第二节　紫芨清解灌肠液①

一、处方组成

紫草、白及、蒲公英等。

二、处方来源

本品处方来源于清代吴谦《医宗金鉴》五味消毒饮，经过叶玲教授的临床经验筛选而得，且制成灌肠剂，在剂型上有较大创新，具有自主知识产权。

三、理论依据

中医理论认为，脱肛以肛内肿物脱出、排便不畅、出血、疼痛为主要症状，结肠炎、直肠炎以腹泻、黏液脓血便及里急后重等为主要症状。其以反复发作，迁延不愈，严重影响患者生活质量，祖国医学认为本病病位在肠，与肝、脾、胃、肠等脏腑有关。其病因多为感受外邪、情志失调、饮食不节、脾胃素虚、饮食不洁，肝失疏泄，脾失健运，水液聚而为湿，日久蕴结化热。湿热郁于直肠，局部肿胀，里急后重，排便过度努责，约束受损，而致脱肛，湿热与气血搏结，拥塞肠道，使肠道传导失司，肠络阻滞，使排便不爽而成便秘、肠澼。《太平圣惠方》曰："夫小儿痢脱肛者，皆因久痢，大肠虚冷所为也。肛门为大肠之候，大肠伤于寒痢，而用力，其气下冲，则肛门脱，因谓之脱肛也。"《医宗金鉴》云："肠风痔漏，久服寒凉，坐努下脱，泻痢后重，窘迫下脱，男子房劳过度，产妇用力太早，小儿号叫伤气，皆有此证。"《证治准绳》曰："肛门为大肠之使，大肠者传导之官，肾者作强之官。丈夫酒色过度，肾虚则泄母气，肺虚则大肠无所主，故肛脱。"《素问·至真要大论》记载："民病注泄赤白，少腹痛溺赤，甚则血便，少阴同候。"《素问·太真阳明论》曰："入五脏则满闭塞，下为飧泄，久为

① "批准文号"闽药制字Z20150004。

肠澼。"东汉张仲景《金匮要略·呕吐哕下利》指出"下利脉数而渴者,今自愈。设不差,并圊脓血,以有热故也""下利,寸脉反浮数,尺中自涩者,必圊脓血",认为是以热邪为患。隋代巢元方《诸病源候论》曰:"凡痢皆由荣卫不足,肠胃虚弱,冷热之气,乘虚入客于肠间,虚者泄,故为痢也。然其痢而赤白者,是热乘于血,血渗肠内则赤也。冷气入肠,搏于肠间,津液凝滞则白也。冷热相交,故赤白相杂。"唐代孙思邈《备急千金要方·热冷疳蚀诸痢论》云:"大凡痢有四种,谓冷、热、疳、蛊。冷则白,热则赤,疳则赤白相杂,无复节度,多睡眼涩。蛊则纯痢瘀血。"

因此,治疗上应遵标本兼治之则,以清热解毒、凉血止血、消痈排脓、祛瘀止痛为要。紫芨清解灌肠液根据五味消毒饮加减而成。五味消毒饮出自《医宗金鉴》,由金银花、野菊花、蒲公英、紫花地丁、天葵子五味药物组成。用于各种疔毒,局部红肿热痛,初起如粟,坚硬根深如钉状,舌红苔黄,脉数有力者。有清热、解毒、消肿之功。此方为中医外科解毒消肿散结的常用方剂。岳美中云:"本方取金银花寒能解毒,甘不伤胃,为主药,以宣通气血,疏散毒热;蒲公英、地丁消痈毒,散热结为佐;野小菊、天葵根凉血散瘀为使。"(《岳美中医案集》)由于本方由五味药物组成,均有消痈解毒功效,故而命名为"五味消毒饮"。此方根据叶玲教授的临床经验加减而成紫芨清解灌肠液,对肛肠科疑难杂症脱肛、便秘、结肠炎、直肠炎起到良好效果。

紫芨清解灌肠液由紫草、白及、蒲公英、败酱草、紫花地丁组成。本方证为感受外邪、情志失调、饮食不节、脾胃素虚失调而致。方中紫草甘咸,寒,归心、肝经,有凉血、活血、解毒透疹之功。《神农本草经》曰:"主心腹邪气,五疸,补中益气,利九窍,通水道。"白及苦甘涩,微寒,归肺、肝、胃经,有收敛止血,消肿生肌之功。《本草求真》云:"方书既载功能入肺止血,又载能治跌仆折骨,汤火灼伤,恶疮痈肿,败疽死肌,得非似收不收,似涩不涩,似止不止乎? 不知方言功能止血者,是因性涩之谓也;书言能治痈疽损伤者,是因味辛能散之谓也。此药涩中有散,补中有破,故书又载去腐,逐瘀,生新。"本方以五味消毒饮中的蒲公英、紫花地丁为基础,加上白及收敛止血消肿,紫草凉血止血,败酱草清热解毒、凉血、消痈排脓、祛瘀止痛,君臣佐使相配,用于治疗脱肛、便秘、痔疮出血、肛瘘、肛痈、结直肠炎症性疾病。

四、使用背景

紫芨清解灌肠液组方基础源于《医宗金鉴》五味消毒饮,是在传统中医药理论指导下,针对肛肠科常见病病因病机选方用药,脱肛、便秘、结肠炎、直肠炎是一类病因尚未完全明确的慢性疾病,易反复发作。叶玲教授临床上采用紫芨清解灌肠液保留灌肠治疗肛肠病疗效显著,将传统的汤剂改制成灌肠剂,直达病位,利于吸收,通过保留灌肠给药,在剂型上有较大创新,具有自主知识产权。本方具有清热解毒、凉血止血、消痈排脓、祛瘀止痛之功效。可治疗放射性、溃疡性结肠炎、直肠炎、脱肛、便秘、肛肠病术后出血及疼痛等肛肠疾病。

目前临床上用于治疗肛肠疾病主要是手术治疗与保守治疗,结直肠炎症性疾病采用抗菌药物与激素及免疫抑制剂治疗。药物治疗主要使用活血祛瘀、止血类的中药,而治疗结直肠炎的西药有柳氮磺吡啶、肾上腺激素和促肾上腺皮质激素等。紫芨清解灌肠液疗效确切,所治病种较广,含有的药味简单易得,综合了同类药的优势,弥补了不足,为更多的肛肠科患者提供了更好的选择,填补了市场空白,具有良好的市场发展潜力[2]。

五、已发表的论文(按发表时间先后排序)

叶玲,谢宝慈.中药灌肠治疗溃疡性结肠炎[J].福建中医药,1998,29(4):28.

王晓霞,姜萍.紫芨液灌肠治疗溃疡性结肠炎疗效观察及护理[J].中国民族民间医药,2009,18(1):164.

李春玉,姜萍,黄璇.紫芨液保留灌肠治疗溃疡性结肠炎[J].中国现代药物应用,2010,4(8):207,208.

郑鸣霄,柯敏辉.中药紫芨方合双黄连保留灌肠治疗慢性直肠炎的临床观察[J].内蒙古中医药,2014,33(34):85.

叶玲,高献明,吴才贤.紫芨液保留灌肠合消痔灵注射治疗直肠内脱垂的疗效观察[J].中医药通报,2015,14(2):57-60.

倪立坚,王颂,游鹏程.紫芨清解灌肠液的制备工艺优化及薄层色谱研究[J].海峡药学,2015,27(9):17-19.

吴才贤.紫芨清解灌肠液治疗湿热下注型直肠黏膜内脱垂的临床疗效观察[D].福州:福建中医药大学,2015.

许璐,林晶,柯敏辉.中药保留灌肠联合电艾导入治疗慢性迟缓型便秘的临床观察[J].中国民族民间医药,2016,25(22):73,74.

黄晓捷.叶玲教授医师运用紫芨清解灌肠液治疗直肠内脱垂的经验[J].福建中医药,2016,47(1):13.

高献明,吴才贤,叶玲.紫芨清解灌肠液治疗直肠黏膜内脱垂30例[J].福建中医药,2017,48(1):57,58.

许璐,林晶,柯敏辉.紫芨清解灌肠液治疗功能性便秘的疗效观察[J].中国民族民间医药,2017,26(19):79,80.

叶玲,吴才贤,高献明,等.中药保留灌肠治疗IRP的临床疗效与盆底表面肌电图相关性的探讨[J].世界最新医学信息文摘,2019,19(4):33-35,52.

许璐,林晶,柯敏辉.紫芨灌肠液联合穴位贴敷治疗湿热蕴肠型溃疡性结肠炎疗效观察[J].临床合理用药杂志,2019,12(20):68,69.

黄璇,叶玲.取钉配合中药灌肠治疗TST术后肛门坠胀的临床研究[J].航空军医,2019,47(12):71.

吴才贤,高献明,黄晓捷,等.紫芨清解灌肠液治疗 30 例热毒伤络型 ARP 的临床疗效观察[J].福建中医药,2020,51(5):31-33.

高献明,吴才贤,陈啸,等.紫芨清解灌肠液治疗湿热下注型直肠黏膜内脱垂对炎症细胞的影响[J].中医临床研究,2020,12(35):117-119.

第三节 紫 芨 油

一、处方组成

紫草、白及、黄柏等。

二、处方来源

紫芨油组方来源于叶玲教授近 40 年临床经验,其处方是在传统中医药理论的指导下,针对肛肠疾病选方用药,叶玲教授临床上用于治疗肛肠疾病疗效显著,且制成油剂,在剂型上有较大创新,具有自主知识产权。

三、理论依据

祖国医学认为,肛肠病病位在肠,与肝、脾、胃、肠等脏腑有关。其病因多为感受外邪,情志失调,饮食不节,脾胃素虚,饮食不洁,致肝失疏泄,脾失健运,水液聚而为湿,日久蕴结化热。湿热郁于直肠,局部肿胀,排便过度努责,约束受损,而致便时出血,湿热与气血搏结,腐肉成脓成漏。《灵枢·脉度》云:"六腑不和则留为痈。"此明确地指出疮疡疾病虽生于外,而其根源却与脏腑有关。《医宗金鉴·外科心法要诀》言:"痈疽原是火毒生,经络阻隔气血凝。"可见局部经络阻塞,是疮疡病变的主要病理因素之一。病机为湿热下注,瘀血阻滞,治疗应从整体出发,遵标本兼治之则,以清热燥湿、凉血止血、活血止痛为治则,紫芨油正是以此法组方而成。

紫芨油方中紫草苦辛,寒,治斑疹、痘毒,活血凉血,利大肠,为凉血之要药;白及辛苦甘涩,微寒,能消散血热之痈肿,为外疡消肿生肌之要药也,具有收敛止血、消肿生肌止痛的功效。两者均为君药。黄柏苦寒,主五脏肠胃中结热;大黄苦寒,清泄湿热、清热泻下、凉血止血、活血祛瘀;生地黄甘苦,寒,清热凉血、止血、润肠通便。三药为臣,助君药清热凉血止血,又善清利下焦湿热,去除漏病之源。当归甘辛,温,活血止痛、补血润肠;丹参苦,微寒,治一切风痹、崩带、癥瘕、目赤、疝痛、疮疥肿痛等症,总皆由其瘀去。二药为佐,与上药同用,增强祛瘀扶正之效。当归合生地黄,又能活血养阴、润肠通便。君臣佐使相配,共奏清热止血、消肿生肌、活血止痛之功,对肛肠病出血、疼痛与促进术后创面愈合起到良好效果。

现代药理研究认为：紫草提取物具有抗菌、抗炎、抗溃疡、镇痛作用，以紫草醇提取物为主要成分的紫云金有抗炎镇痛作用，研究还发现紫云金对小鼠醋酸扭体反应具有显著的抑制作用，能明显提高小鼠热刺激的痛阈水平；从紫草中分离到的4个紫草素类化合物对骨胶原、花生四烯、血小板活化因子、腺苷二磷酸（ADP）和凝血酶引起的兔血小板凝聚具有抑制作用，其提取物局部用药可促进上皮增殖覆盖，抑制肉芽组织过度生长，抑制瘢痕增生，有报道用体外创伤模型研究紫草素促进上皮细胞的迁移作用，同时紫草除紫草素外，其中的二聚体化合物亦有显著地促进伤口愈合的作用。白及可促进血细胞凝集形成人工血栓而达到止血作用，有研究表明白及可增加创口处巨噬细胞的趋附，加强其吞噬作用，使杀菌力量加强，保护创口环境，保证各细胞生长以提高创面愈合的速度和质量，白及对大鼠伤口愈合几个因素的影响中，认为其增加伤口巨噬细胞数量的作用可能就是加速伤口愈合的重要机制之一。黄柏可促进血管新生，消除炎症水肿，改善创面微循环，促进肉芽生长和加速伤口愈合，对耐甲氧西林金黄色葡萄球菌具有较强的抑菌作用。大黄具有活血及抗菌作用，其中所含的没食子酸能增高 $\alpha 2$ -巨球蛋白含量，降低纤溶酶活性，加速凝血；大黄可抑制病理状态下 1 型 TNF 受体（TNFR1）、2 型 TNF 受体（TNFR2）表达，降低血浆 TNF-α 水平，抑制组织炎症反应，同时能降低系统炎症反应给局部组织所构成的"炎性负荷"；大黄抑制细胞膜钠钾 ATP 酶活性，提高血浆渗透压，使组织内水分向血管内转移，使血液稀释，血容量增加，有利于解除微循环障碍，是其活血作用的药理学基础。紫草与黄柏一方面能直接抑制炎症渗出而减轻水肿；另一方面，还能通过抑菌作用，缓解感染所致的肛缘水肿。当归多糖能增强促角质形成细胞、人角质细胞及成纤维细胞的增殖能力，从而促进胶原蛋白的合成，在皮肤愈合中担任重要的角色，亦有研究表明其具有较好的抗炎消肿及镇痛作用，当归所具有的镇痛作用，生地黄的缓泻作用，均可缓解因肛门括约肌痉挛所致的疼痛、水肿。

临床证实，紫芨油可清热燥湿、凉血止血、活血止痛，具有明显止血、止痛、促进创口愈合的疗效，还能改善血液微循环，抑制肉芽组织过度生长，通过其良好的抗炎消肿及镇痛与显著地促进伤口愈合的作用抑制瘢痕增生，从而达到治疗肛肠疾病的目的。

四、使用背景

本品处方来源于叶玲教授近 40 年临床经验，为纯中药制剂，具有清热燥湿、凉血止血、活血止痛之功效，将传统的汤剂改制成油剂，使用方便，适于调制。在临床上能有效治疗各种肛肠病引起的出血、疼痛，促进术后创面愈合。

目前临床上肛肠病出血、疼痛，方法主要是手术治疗与保守治疗，保守治疗中物理治疗有理疗、热敷等，药物治疗包括中药治疗与西药治疗，中药治疗主要使用活血祛瘀、止血止痛类的中药或中成药,如马应龙痔疮膏、痔疮栓等膏剂与栓剂,而治疗的西药有地奥司明片及马栗种子提取物片等。紫芨油为油膏剂,具有油润作用,患者感受好,使用方便,疗效确切,所治病种较广,含有的药味简单易得,综合了同类药的优势,弥补了不足,为更多的肛肠病患者提供了更好的选择,填补了市场空白,具有良好的市场发展潜力[3]。

五、已发表的论文(按发表时间先后排序)

兰宗毅.紫芨油治疗湿热下注型混合痔术后的临床研究[D].福州:福建中医药大学,2010.

叶玲,蓝宗毅,高献明,等.紫芨油应用于湿热下注型混合痔术后120例临床观察[J].中国现代药物应用,2013,14(7):130,131.

黄丽娟.紫芨油纱条换药对湿热下注型高位单纯性肛瘘术后创面愈合的临床研究[D].福州:福建中医药大学,2015.

黄璇.改良侧切术配合紫芨油治疗气滞血瘀型肛裂40例[J].中国卫生标准管理,2016,7(23):135-137.

高献明,吴才贤,张岱虎,等.紫芨油纱条换药促进高位肛瘘术后创面愈合45例[J].福建中医药,2019,50(6):77,78.

高献明.紫芨油治疗痔疮226例的疗效观察[J].临床医学进展,2020,4(10):550.

第四节　化湿乙字颗粒

一、处方组成

茵陈、佩兰、白扁豆、黄芩等。

二、处方来源

化湿乙字颗粒组方来源于叶玲教授近40年临床经验,其处方是在传统中医药理论的指导下,针对肛肠疾病选方用药,以汉方乙字汤为基础方,根据中医辨证论治理论结合国医大师杨春波教授的"清化饮",加上茵陈、佩兰、白扁豆等化湿药而成。临床上用于治疗湿热下注型肛肠疾病与湿热型便秘,疗效明显,且制成颗粒剂,在剂型上有较大创新,具有自主知识产权。

三、理论依据

祖国医学认为肛肠病病因多为感受外邪,情志失调,饮食不节,脾胃素虚,饮食不洁,致肝失疏泄,脾失健运,水液聚而为湿,日久蕴结化热。湿热下注型肛肠疾病、湿热型便秘的治疗应从整体出发,遵标本兼治之则,以清热化湿、润肠通便为治则,化湿乙字汤正是以此法组方而成。古代文献方面关于便秘分型的记载很多。张仲景《伤寒论》记载有"阳结""阴结"两种分类方法。《景岳全书·秘结》指出:"有火者便是阳结,无火者便是阴结""知斯二者,即知秘结之纲领矣。"也将便秘分为"阳结、阴结"两种。严用和在《严氏济生方·秘结论治》提出五种分类:"夫五秘者,风秘、气秘、湿秘、寒秘、热秘是也。"张元素在《医学启源·六气方治》中提出:"有虚秘,有实秘。"明确提出虚实两种分类的方法。程国彭《医学心悟·大便不通》分为四类:"有实闭、虚闭、热秘、冷秘之不同。"沈金鳌在《沈氏尊生书》中分为五类:"有热燥,有风燥,有阳结,有阴结。又有年老气虚,津液不足而燥结者。"

汉方制剂乙字汤是治疗肛肠疾病的著名方剂,因结肠形似"乙"字而得名,古今医家对其推崇备至,乙字汤在日本备受关注、欢迎。临床上用于治疗湿热肠风下血,下焦湿、热、毒之证,痔病,脱肛,便秘等。筱原央[4]以 SD 大鼠为实验动物对乙字汤治疗痔疾进行基础研究,研究显示乙字汤对肛门水肿有非剂量依赖性的抑制及抗炎作用,证实临床常用量的疗效,且与吲哚美辛对比,乙字汤长期治疗副作用少。叶玲教授在临床上以汉方乙字汤为基础方,根据中医辨证论治理论结合国医大师杨春波教授的清化饮,加上茵陈、佩兰、白扁豆等化湿药,制成化湿乙字颗粒。方中茵陈、佩兰共为君药,茵陈乃除湿散热结之要药也,苦平,微寒,寒能清热,苦能燥湿,尤善清脾胃湿热之邪,佩兰芳香化湿,性辛,有芳香之气可化脾胃湿浊,臣以黄芩、大黄、白扁豆,黄芩苦寒清热燥湿,善清手太阴经及足阳明经之湿热;大黄苦寒泄热,通调腑气,导湿热邪从魄门而出,又有清热凉血止血的功效;白扁豆健脾化湿和中。佐以柴胡、升麻透解邪热,疏达经气,当归养血行血润肠通便,气行则不尽坠胀感自除,甘草调和诸药。众药合用共奏清热化湿、润肠通便之功。

现代药理研究:二甲氧基香豆素是茵陈的主要成分,应用于酒精肝损伤的动物模型,发现其不但具有明显的利尿功效,还能够增加动物食量,同时可以有效缓解疼痛。另外,茵陈还能通过增加白细胞的数量增强机体免疫力。佩兰鲜品挥发油有抗炎作用,其与挥发油的用量呈正相关,佩兰挥发油及黄酮类成分能够抑制金黄色葡萄球菌、变形杆菌及霉菌等。白扁豆能够提高机体的免疫功能,白扁豆多糖可显著增强正常小鼠巨噬细胞吞噬功能,同时白扁豆中的外源性凝集素可有效凝集红细胞。白扁豆含有多种蛋白质,其中有抗菌蛋白,加之白扁豆中的白扁豆多糖可以提高机体免疫力。大黄的泻下作用源于结合型的蒽醌苷和二蒽酮苷这两种成分,番泻苷是二蒽酮苷的一种,其泻下作用最强。这种物质通过兴奋结肠的电活动来增强肠肌兴奋性,妨碍水分吸收同时,加速结肠内容物的排泄。大黄还有抗炎、抑菌、抗病毒作用,大黄鞣质能够有效抑制微生物多种酶的功能,对真菌、酵母菌等多种细菌有抑制作用,主要是大黄素通过抑制细菌的呼吸实现的,通过对线粒体电子传导干扰,能够有效抑制厌氧菌的生长,通过调节肠道渗透压及蠕动功能也是大黄泻下功效的助力之一,同时能够有效对抗炎症早期渗出,这与其降低白细胞数及对巨噬细胞吞噬功能的抑制密不可分。黄芩苷具有明显的清热作用,这种作用是通过抑制内热源的产生实现的。升麻可以缓解肠道肌肉痉挛,其升麻甲醇提取物有明显的抗炎作用。当归挥发油可降低平滑肌收缩的频率和幅度,能够舒张肠道,降低胃肠道平滑肌痉挛。北柴胡含有的挥发油成分具有解热作用,柴胡皂苷类物质可以通过降低炎性渗出,抑制白细胞游走而发挥其抗炎作用。曹站霞等[5]的研究表明,北柴胡水煎剂对发热大鼠有明显的解热作用。甘草有止痛的功效,彭智聪等[6]经过热板法和醋酸扭体法实验观察不同甘草炮制品对小鼠痛阈的影响,结果显示炙甘草止痛作用显著。甘草中的甘草酸可增强人体免疫力,同时抗炎、抗过敏功效也很显著。研究表明,其抗炎机制与抑制前列腺素等介质的活性作用相关。

临床证实化湿乙字颗粒可清热化湿、润肠通便,还有良好的抗炎消肿作用,能够提高机体的免疫功能,是治疗湿热下注型肛肠疾病及术后排便困难、湿热型便秘的良方。本方针对肛肠疾病病理的物质基础明确,在中医药理论指导下,组方科学、合理,配伍严谨,切中病机,注重寒温并用,润燥相宜,达到攻而不峻、全面顾护的效果,从而达到治疗湿热下注型肛肠疾病及术后排便困难、湿热型便秘的目的。

四、使用背景

本品处方来源于叶玲教授近 40 年临床经验,具有清热化湿、润肠通便之功效,将传统的汤剂改制成颗粒剂,使用方便,适于调制。目前临床上用于治疗肛肠疾病的方法主要是手术治疗与药物治疗,治疗便秘以药物治疗为主,顽固性便秘考虑采用手术治疗。药物治疗主要使用各种润肠通便的中药或者中成药,西药治疗多以泻药(容积性、渗透性、刺激性泻药)和促动力药为主,长期使用可引起电解质紊乱、损伤肠肌间神经丛等。化湿乙字颗粒疗效确切,所治病种较广,含有的药味简单易得,化湿乙字颗粒由饮片开发为颗粒剂后,患者感受好,携带使用方便,综合了同类药的优势,弥补了不足,为更多的肛肠疾病与便秘患者提供了更好的选择,填补了市场空白,具有良好的市场发展潜力[7]。

五、已发表的论文(按发表时间先后排序)

崔书德.化湿乙字汤治疗湿热下注型混合痔术后排便困难的临床疗效观察[D].福州:福建中医药大学,2016.

黄晓捷,高献明,吴才贤,等.叶玲运用中医药治疗肛肠病经验介绍[J].新中医,2020,52(12):189,190.

黄晓捷,高献明,吴才贤,等.叶玲运用中医药治疗脱肛病的临床经验[J].中医药通报,2020,19(12):26,27,43.

(叶　玲　高献明)

【参考文献】

［1］叶玲.苦参清热洗剂［Z］.福建中医药大学附属第二人民医院院内制剂申报书,2015.

［2］叶玲.紫苋清解灌肠液［Z］.福建中医药大学附属第二人民医院院内制剂申报书,2015.

［3］叶玲.紫苋油［Z］.福建中医药大学附属第二人民医院院内制剂申报书,2020.

［4］筱原央.汉方制剂乙字汤治疗痔疾的基础研究［J］.国外医学·中医中药分册,1999,21(1):36.

［5］曹站霜.黑柴胡与北柴胡解热、抗炎作用的比较［J］.中国研究,2009,22(10):15-17.

［6］彭智聪,鲁汉兰,易生富.甘草蜜炙后对小鼠的止痛作用［J］.中国中医药杂志,1989,14(8):22,23.

［7］叶玲.化湿乙字颗粒［Z］.福建中医药大学附属第二人民医院院内制剂申报书,2020.

附

福建邓氏痔科流派传承脉络图

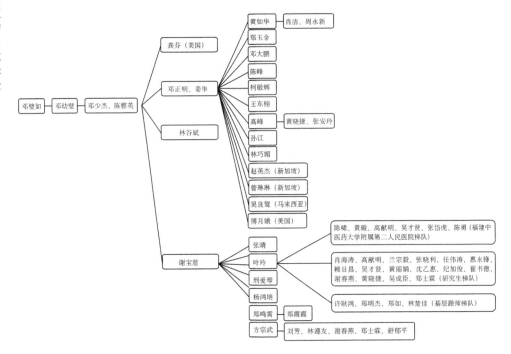

（邓正明、郑玉金提供）